Patrick Meinart

ZURÜCK ZUR BEWEGLICHKEIT

Bibliografische Information der Deutschen Nationalbibliothek
Die Deutsche Nationalbibliothek verzeichnet diese Publikation in der Deutschen Nationalbibliografie. Detaillierte bibliografische Daten sind im Internet über http://d-nb.de abrufbar.

Für Fragen und Anregungen
info@m-vg.de

Wichtiger Hinweis
Dieses Buch ist für Lernzwecke gedacht. Es stellt keinen Ersatz für eine individuelle medizinische Beratung dar und sollte auch nicht als solcher benutzt werden. Wenn Sie medizinischen Rat einholen wollen, konsultieren Sie bitte einen qualifizierten Arzt. Der Verlag und der Autor haften für keine nachteiligen Auswirkungen, die in einem direkten oder indirekten Zusammenhang mit den Informationen stehen, die in diesem Buch enthalten sind. Ausschließlich zum Zweck der besseren Lesbarkeit wurde auf eine genderspezifische Schreibweise sowie eine Mehrfachbezeichnung verzichtet. Alle personenbezogenen Bezeichnungen sind somit geschlechtsneutral zu verstehen.

Originalausgabe
2. Auflage 2024

Türkenstraße 89
80799 München
Tel.: 089 651285-0

Redaktion: Susanne Schneider
Umschlaggestaltung: Catharina Aydemir
Umschlagabbildungen vorn und hinten: Nils Schwarz, www.nilsschwarz.com
Layout: Katja Muggli, www.katjamuggli.de
Model: Annika Lindner von Elace Sportmodels, München
Satz: Satzwerk Huber, Germering, Melika Mahmoudi; Andreas Linnemann, Oberhaching
Druck: COULEURS Print & More, Köln.
Printed in Slovenia

ISBN Print 978-3-7423-1314-0
ISBN E-Book (PDF) 978-3-7453-1010-8
ISBN E-Book (EPUB, Mobi) 978-3-7453-1011-5

Patrick Meinart

ZURÜCK ZUR BEWEGLICHKEIT

MOBILITY-TRAINING FÜR EINSTEIGER

riva

INHALT

Bewegung – mobil ein Leben lang

Der Mensch benötigt viele Jahre, um sich körperlich zu entwickeln. Babys benötigen etwa vier Monate, bevor sie über den Boden rollen können, mit sechs Monaten können sie sich hinsetzen und mit etwa neun bis zwölf Monaten stehen. Mit etwa einem Jahr beginnen Babys zu laufen. Obwohl bereits ein Jahr vergangen ist, steht die körperliche und motorische Entwicklung noch in den Startlöchern. Zu diesem Zeitpunkt besitzen Kleinkinder noch keine eigenen Überlebensmechanismen und sind daher immer auf die Hilfe ihrer Eltern angewiesen. Sie können sich nicht selbst füttern oder versorgen und benötigen mehrere Jahre bis zur Selbstständigkeit. Viele Tiere hingegen entwickeln sich weitaus schneller. Enten können beinahe direkt nach ihrer Geburt schwimmen und Fohlen können nach der Geburt aufstehen und selbstständig laufen. Wieso braucht der Mensch so lange, um sich zu entwickeln?

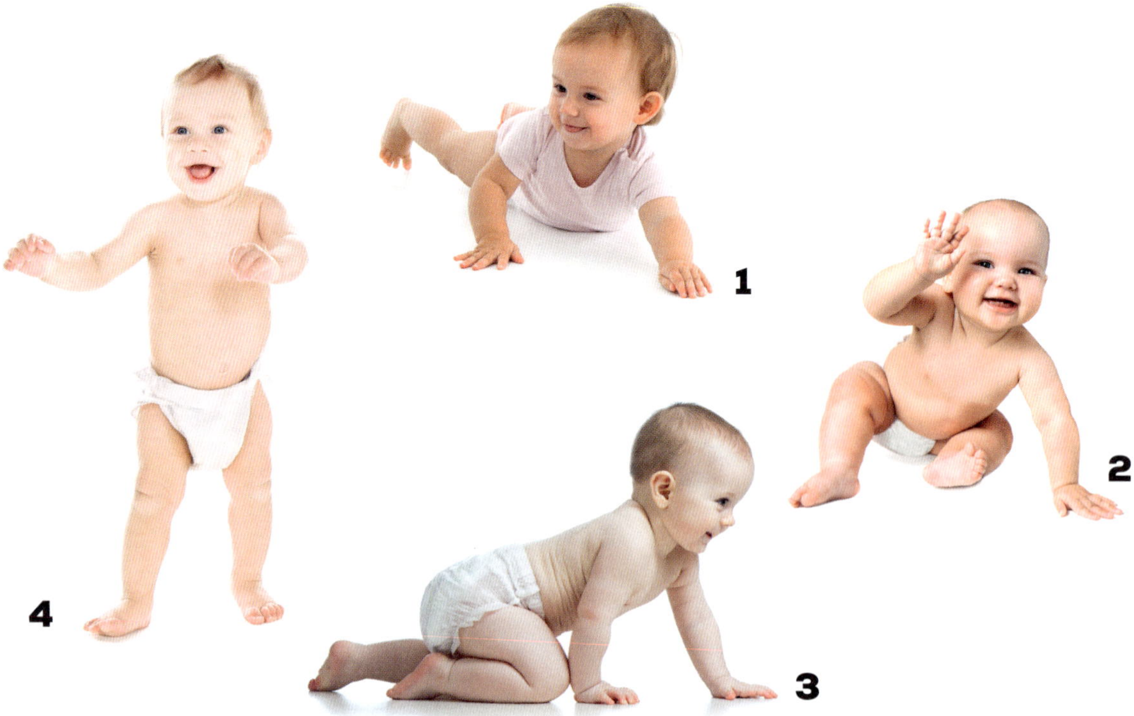

Die frühkindliche Entwicklung läuft in den Schritten Rollen, Aufsetzen und Krabbeln ab. Der Übergang zum Gehen erfolgt über die Standphase, die etwa zwischen dem neunten und dem zwölften Lebensmonat eintritt.

Die Zeit, die der Mensch für seine Entwicklung braucht, ist für eine optimale Entwicklung seines Gehirns notwendig. Die motorischen Fähigkeiten entwickeln sich parallel zu komplexen Systemen im Gehirn, die zur Problemlösung, Kommunikation und sozialen Interaktion notwendig sind. Je länger die Zeit andauert, die ein Kind in diese Entwicklung investiert, desto besser ist die Funktionsweise des Gehirns später. Die lange Zeit, die ein Mensch für seine Entwicklung zur Verfügung hat, ist im Vergleich zu anderen (Säuge-)Tieren ein Luxus. Während viele Tiere nach der Geburt schnell auf den Beinen sein müssen, um möglichen Jägern entkommen zu können, besitzt der Mensch keinen solchen natürlichen Feind. Das Kleinkind kann sich behütet ganz auf seine Entwicklung konzentrieren.

Diese Entwicklung findet unter anderem im präfrontalen Kortex statt, was relevant für die Funktion des Gehirns im späteren Alter ist. Der präfrontale Kortex ist ein Teil des hinter der Stirn gelegenen Frontallappens der Großhirnrinde und steht in Verbindung mit der Integration von Gedächtnisinhalten und Emotionen. Die Entwicklung findet vergleichsweise langsam statt, aber auf lange Sicht ist sie extrem wichtig für die kognitive Entwicklung. Hier entwickeln sich komplexes Denken und die Fähigkeit zur Handlungsplanung. Die langsame Entwicklung unserer Motorik und die kognitiven Fähigkeiten weisen darauf hin, dass beide Mechanismen eng miteinander verbunden sind. Bewegung ist nicht nur wichtig für unser Überleben, sondern auch für Handlungskompetenz und dafür, dass wir überhaupt fähig sind, Probleme zu lösen.

Uns frei bewegen zu können – sowohl körperlich als auch geistig –, ist ein Geschenk. Wir sind nicht so sehr auf bestimmte Eigenschaften spezialisiert wie viele Tiere, sondern sind variabler in unseren körperlichen Fähigkeiten. Es gibt kein Tier auf der Welt, das in seinem Bewegungsrepertoire derart vielfältig ist wie der Mensch. Die Grundlage für unsere Bewegungskompetenz schaffen wir in der frühkindlichen Entwicklung. Wir sind geboren, um zu rennen, zu klettern und Millionen von anderen Dingen zu tun. Als Kind lernen wir dies durch Spielen. Das Spiel ist unser Weg der motorischen Entwicklung, die beste Möglichkeit zu lernen, auf unsere Umwelt zu reagieren, und es bietet uns den optimalen Rahmen, uns in ihr nicht nur zurechtzufinden, sondern uns ihr auch anzupassen. Die Variabilität der Bewegung ermöglicht gleichzeitig Flexibilität in Bezug auf die unmittelbare Umgebung.

Spiele ermöglichen Kindern, sich nicht nur körperlich, sondern auch sozial zu entwickeln. Dies beginnt bereits sehr früh in Kindergruppen und wird bis in den Sportunterricht im Jugendalter fortgesetzt. Leider ist der Sportunterricht die Unterrichtsstunde, die laut Statistik am häufigsten in Deutschland ausfällt. Während Spiel und Bewegung im frühkindlichen Alter noch ganz selbstverständlich zur Entwicklung des Menschen dazugehören, scheint dieser Aspekt nach Erreichen der Selbstständigkeit schnell wieder vergessen zu werden. Daraus resultieren Probleme mit der Gesundheit, die sich bis in das hohe Alter ziehen können.

Dieser Umstand wird begleitet von einer Vielzahl von Erkrankungen auf körperlicher und mentaler Ebene. Chronische Schmerzen und neurodegenerative Erkrankungen wie Alzheimer stehen im deutlichen Zusammenhang mit Bewegungsarmut und sich daraus entwickelndem Übergewicht. Als Lösungen werden neue Fitnesstrends entwickelt, die jedoch nicht unseren natürlichen Spieltrieb berücksichtigen. Diese Ideen und Trends legen den Fokus auf Maschinen, die uns die Arbeit abnehmen, auf sichere Trainingsgeräte, die ein Mindestmaß an motorischen Fähigkeiten erfordern. Auf der anderen Seite entwickelt unsere Kultur immer mehr Athleten, die sich früh einem Sport verschreiben. Frühe Spezialisierung in einer Sportart führt unweigerlich zu Höchstleistungen in der jeweiligen Disziplin, aber gleichzeitig auch zu einer hohen Verletzungsquote und einem frühen Ausscheiden aus dem Profisport. Unsere Spezialisierung geschieht oft auf Kosten unserer Gesundheit.

Doch zwischen Bewegungsmangel und Profisport gibt es viele Zwischenstufen. Das Beweglichkeitstraining ist in seinen Inhalten so umfassend wie das Spielen von Kleinkindern. Ziel ist es, exploratorisch die Grenzen der eigenen körperlichen Fähigkeiten zu erfahren und dabei seine Grenzen auszuloten. Nicht umsonst wird Mobilitätstraining häufig als eine »kontrollierte Gelenkbewegung innerhalb einer möglichst großen Bewegungsamplitude« definiert. Dabei ist Mobilitätstraining nur ein Teilbereich aus dem Beweglichkeitstraining. Beweglichkeitstraining basiert auf der Idee, dass jedes Erlernen oder jede Schulung von Bewegungsabläufen dich beweglicher macht, weil deine gesamte Koordination dadurch besser wird. Neben dem Mobilitätstraining ist das Training der Flexibilität ein weiterer wichtiger Teilbereich. Flexibilitätstraining steigert deine Beweglichkeit im Umfang, während es bei der Mobilität immer auch um Kontrolle geht, also vielmehr um die Qualität der Bewegung. Beweglichkeit ist also eine Kombination aus Flexibilität, Mobilität und koordinierten Bewegungen, und Beweglichkeitstraining bedeutet nicht primär, dass du deine Beweglichkeit quantitativ maximierst, sondern dass du deine koordinative Leistung verbesserst.

Dieses Buch beschäftigt sich mit dem Beweglichkeitstraining im Allgemeinen und dem Mobilitätstraining im Speziellen. Ich zeige dir, dass Mobilität von vielen unterschiedlichen Faktoren abhängig ist, wie von unserer Wahrnehmung und der damit verbundenen sensorischen Leistung – wie unsere Sinne die Welt wahrnehmen –, sowie von unserem aktuellen Stressniveau und sogar von unserer Atmung. Ich möchte dir einen ganzheitlichen Ansatz präsentieren, der über die Ausführung von Mobilitätsübungen hinausgeht und zeigt, dass wir nicht nur als Kleinkind kleine Wunder in Sachen Beweglichkeit sind, sondern dass sie uns ein Leben lang erhalten bleiben und begleiten sollte, als fester Bestandteil unseres Alltags.

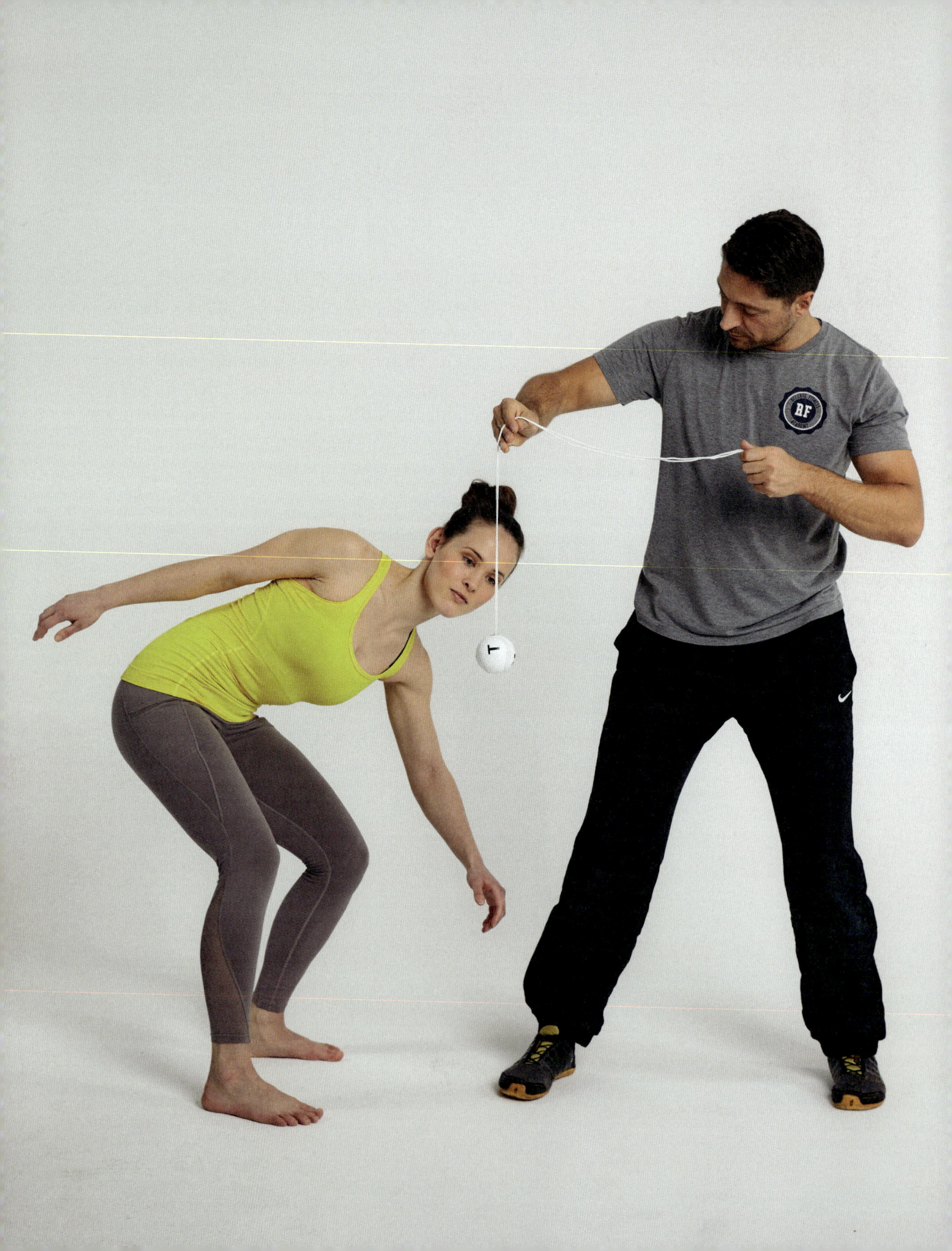

Kapitel 1

Beweglichkeitstraining als Tür zur Gesundheit

*»Es gibt keine falsche Bewegung.
Es gibt jedoch einen Mangel an Vorbereitung
und einen Mangel an Bewusstheit.«*

Ido Portal

Was ist Gesundheit?

Gesundheit wird häufig als die Abwesenheit von Erkrankung definiert. Ist die Erkrankung nicht messbar, liegt objektiv betrachtet auch keine Erkrankung vor. Ich betone dies, da ich in meiner praktischen Arbeit immer wieder die Erfahrung mache, dass Kunden mit Beschwerden und Einschränkungen zu mir kommen, jedoch von ihrem behandelnden Arzt gesagt bekommen haben, ihnen würde nichts fehlen, sie seien kerngesund. Dennoch hat der Patient Beschwerden, die der Arzt jedoch keiner spezifischen Ursache zuordnen kann. Beispielsweise werden Rückenschmerzen ohne klaren Befund häufig als Lendenwirbelsäulensyndrom, kurz LWS-Syndrom, oder als idiopathisch, also als ohne erkennbaren Auslöser entstanden und unabhängig von irgendwelchen Krankheiten, wenn der Arzt keine Ursache feststellt, abgetan. Es ist nachvollziehbar, dass diese Situation für die meisten Patienten frustrierend ist, da sie nicht nur keine spezifische Diagnose erhalten, sondern meistens auch keine adäquate Behandlung bekommen. Diese Diskrepanz wird bei chronischen Schmerzen besonders deutlich (Kapitel 2 ab Seite 21).

Wenn Patienten unter anhaltenden Schmerzen leiden, aber keine Ursache erkennbar ist, wird der Patient häufig mit der Aussage »Ihnen fehlt nichts« abgespeist. Das spiegelt jedoch eher die Unwissenheit des Behandlers wider, als dass die »Diagnose« dem zugrunde liegenden Phänomen näher kommt. Statt wahrheitsgemäß zuzugeben: »Ich habe keine Ahnung, was Ihnen fehlt«, ignoriert oder bestreitet der Arzt ein gesundheitliches Problem einfach. Schmerzentstehung ist als Prozess kompliziert und beruht nicht zwingend auf einer strukturellen Schädigung. Diese Tatsache sollte definitiv bei jeder Anamnese berücksichtigt werden. Leider ist das medizinische Personal häufig überfordert, wenn es um chronische Schmerzen geht.[1]

Gesundheit sollte vielmehr leistungsorientiert definiert werden. Nicht als Abwesenheit von Erkrankung, sondern als Zustand der Fitness, der Leistungsfähigkeit oder der Resilienz, unserer Widerstandsfähigkeit. Doch diese »Zustände« sind nur wenig greifbar und schwer messbar. Da sich Mediziner mit Erkrankungen beschäftigen, nicht jedoch mit Leistungsfähigkeit, ist es auch nachvollziehbar, dass dies keine medizinische Relevanz besitzt. Viele Menschen hingegen definieren Leistung als Gesundheit, nicht die Abwesenheit einer Erkrankung. Es reicht nicht aus, morgens aus dem Bett zu steigen, nicht krank zu sein. Wer sich trotzdem müde und schwerfällig durch den Tag schleppt, fühlt sich weder fit noch gesund. Wir wollen vital ans Werk gehen, morgens ohne Schmerzen aufstehen und zufrieden abends wieder ins Bett fallen können. Wir wollen gesund altern, mit unseren Enkeln im Garten spielen und aktiv am Leben beteiligt sein. Wir werden zwar immer älter, aber wir werden nicht gesund älter. Nicht nur, dass uns oft chronische Erkrankungen lange begleiten, wir werden auch beinahe das ganze Leben von sogenannten muskuloskelettalen Problemen begleitet - das ist alles, was den Stütz- beziehungsweise Haltungs- und Bewegungsapparat betrifft, also alles, was mit den Muskeln und dem Skelett zu tun hat - und von weiteren Dysfunktionen und Bewegungsdefiziten. Doch erst dann einzuschreiten, wenn aus Bewegungsdefiziten ernsthafte Erkrankungen werden, ist zu spät. Wir müssen uns präventiv um unseren Körper kümmern und weniger rehabilitativ. Je mehr Fokus wir auf die Gesunderhaltung und Leistungsfähigkeit unseres Körpers legen, desto weniger sind wir im Alter damit beschäftigt, ein geschädigtes System wiederaufbauen zu müssen.

In diesem Buch lernst du ein Beweglichkeitstraining kennen, das den Schwerpunkt auf das Training der Mobilität legt. Dieser Ansatz soll dir helfen, mehr Bewegung in dein Leben zu bringen, womit du deiner Gesundheit etwas Gutes tust. Mache deinen Körper leistungsfähig und resilient, bevor du irgendwann gezwungen bist, defekte Stellen reparieren zu müssen. Getreu dem Motto »Je mehr du im Training schwitzt, desto weniger musst du im Gefecht bluten«.

Wieso bewegen wir uns?

Mobility-Training hat unter anderem die Aufgabe, uns beweglicher zu machen oder uns zumindest beweglicher zu fühlen. Ein Grund, mit dem Mobility-Training zu beginnen, ist das Gefühl, in der eigenen Beweglichkeit eingeschränkt zu sein. Langes Sitzen oder Stehen reduziert langfristig unsere aktive Beweglichkeit. Wir kommen uns steif und unbeweglich vor, wenn wir nach langem Sitzen aufstehen. Dies ist primär jedoch nur ein Gefühl, das nichts mit unserer tatsächlichen Beweglichkeit oder deren Verlust zu tun haben muss. Der Eindruck, »steif« zu sein, ist nur eine Empfindung, eine Art Symptom und kein festgelegter Zustand. Das Gefühl der Steifigkeit kann teilweise recht schnell geändert werden - je nach Ursache. Beweglichkeitstraining oder Mobilitätstraining kann dir dabei helfen, dass du dich weniger steif und beweglicher fühlst sowie tatsächlich beweglicher wirst.

Dass wir uns steif und »eingerostet« vorkommen, ist häufig der Anlass dafür, dass wir uns übermäßig viel und (zu) häufig dehnen. Man schiebt die schlechte Bewegungsqualität primär auf die Struktur, auf myofasziale Verklebungen, und vermutet, es handele sich um Geweberestriktionen, also um eine Einschränkung der Beweglichkeit eines Gewebes, die man durch häufiges und intensives Dehnen beseitigen könnte. Während Dehnen sicherlich einen psychologischen Effekt hat, scheint es aber eher nutzlos in Bezug auf die Wirkung des myofaszialen Gewebes zu sein (dazu mehr im Abschnitt *Ist Dehnen wirklich sinnvoll?* ab Seite 41). Das Gefühl der Steifigkeit lässt sich häufig auf einen erhöhten Muskeltonus zurückführen, der wenig mit dem faszialen Netz zu tun hat, da der Muskeltonus von kortikalen und subkortikalen Bereichen – Bereiche der Großhirnrinde und unterhalb derselben – gesteuert wird, wie dem Hirnstamm und dem Kleinhirn, also primär von unserem Gehirn.

Fasziales Gewebe besitzt teilweise auch kontraktile Eigenschaften, doch stellt diese Fähigkeit, sich zusammenziehen zu können, keinen wirklichen Vergleich zu den muskulären Eigenschaften der Kontraktion dar. Ein Muskel kann sich anspannen (kontrahieren) und entspannen (relaxieren), fasziales Gewebe kann dies nicht. Bindegewebe kann zum Beispiel bei mangelnder Hydration – der Anreicherung mit Wasser – verkleben. Es wird weniger gleitfähig, was zu einer Bewegungseinschränkung führen kann. Des Weiteren führt Bewegungsarmut zu einem »Verfilzen« des Gewebes, was ebenfalls die Bewegungsqualität herabsetzen kann. Die Tatsache, dass wir uns steif fühlen, kann folgende Ursachen haben:

- Schutzmechanismus aufgrund einer Verletzung
- Triggerpunkte
- Überlastungsverletzung, zum Beispiel Tendinopathie oder Tendopathie (nicht entzündliche Sehnenerkrankung)

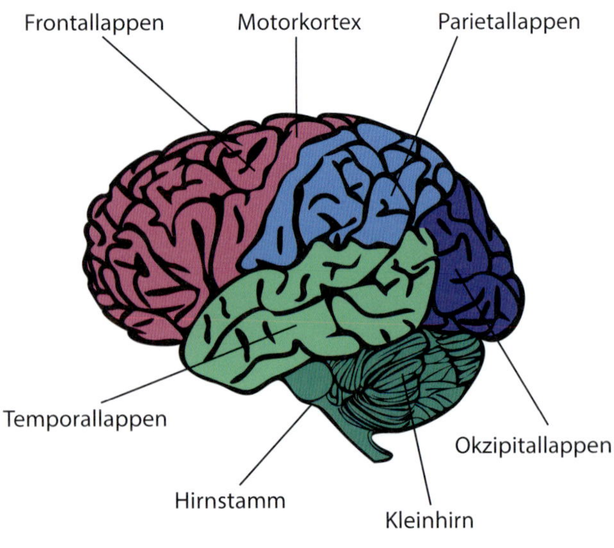

Das Gehirn besteht aus vielen verschiedenen Arealen, die alle für die Steuerung der Motorik mitverantwortlich sind.

Myofasziale Verklebungen

Das Thema Faszien – Bindegewebsstrukturen, die unseren ganzen Körper durchziehen und auch eine Hülle um Muskeln und Muskelfasern bilden – ist in den letzten Jahren immer mehr in den Fokus gerückt. »Myofaszial« (von **myo** = Muskel und **fascia** = Faszie) bedeutet, dass es sowohl den Muskel als auch die Faszien betrifft. Wird dieses Gewebe nicht genügend bewegt, staut sich beispielsweise Lymphflüssigkeit, was wiederum Prozesse auslöst, dass Stoffe entstehen, die wie ein Klebstoff wirken und zu diesen Verklebungen führen, außerdem zu einer erhöhten Spannung der Muskulatur und so zu Einschränkungen der Beweglichkeit und zu Schmerzen. Eine mögliche Erklärung hierfür ist neben der strukturellen Ursache eine verminderte propriozeptive Leistung, die zu den genannten negativen Effekten führt.

- Fibromyalgie
- Mangelnde Gelenkzentrierung
- Fehlerhafte sensorische Wahrnehmung
- Störungen im propriozeptiven (Seite 22), visuellen und vestibulären System, also mit der Wahrnehmung des Körpers in seiner Lage zum Raum, verbunden mit dem Sehen und dem Gleichgewichtssinn (dazu später in Kapitel 5 ab Seite 102, besonders im Abschnitt *Gleichgewichtssinn - zuständig für die Balance* ab Seite 105, mehr)
- Eine erhöhte Aktivität des Sympathikus

Jeder kann sich mal steif vorkommen, unabhängig davon, wie beweglich er tatsächlich ist. In meiner Praxis habe ich bereits eine Vielzahl von Athleten erlebt, die durchaus sehr beweglich waren, aber sich dennoch steif gefühlt haben. Morgens aus dem Bett zu kommen und sich steif zu fühlen, ist völlig normal. Einmal den Körper in Gang gebracht, lässt das Gefühl meist im Laufe des Tages nach. Dazu braucht es noch nicht einmal bestimmte Mobility Drills (Mobilitätsübungen), sondern nur Bewegung an sich, die das Gefühl der Steifigkeit reduziert. Dies ist auch der Grund, wieso wir dazu neigen, uns morgens zu recken und zu strecken – wir haben das Bedürfnis nach Bewegung und Aktivierung. Recken und Strecken aktiviert Rezeptoren in unseren Gelenken, die uns Auskunft über die Gelenkstellung zueinander geben. Es ist wie eine morgendliche Voraktivierung, um das System Körper vor der Belastung des Tages abzuchecken. Akzeptiere daher, dass vor allem das morgendliche Gefühl der Steifigkeit normal ist und nicht deiner tatsächlichen Beweglichkeit entspricht.

Doch ein Eindruck täuscht nicht: Je älter wir werden, desto geringer scheint unsere Beweglichkeit und Mobilität zu werden. Es liegt zum einen an dem Alterungsprozess unseres Gewebes, dass sich die Zellen nicht mehr optimal erneuern können. Hauptsächlich liegt es jedoch am zunehmenden Bewegungsmangel, an unserem zunehmend inaktiveren Lebensstil. Als Kleinkind erkunden wir unsere Umgebung durch Bewegung. Beim Spielen und beim Sport treten wir mit anderen Kindern in Interaktion und lernen, uns zu sozialisieren. Viele Menschen verlieren diese Fähigkeit zur Interaktion durch körperliche Aktivität, wenn sie älter werden, aus dem simplen Grund heraus, dass sie sich viel weniger bewegen. Schauen wir uns ein wenig um, so könnten wir uns fragen: Wieso machen Tiere kein Beweglichkeitstraining? Tiere benötigen keine Faszienrolle, um geschmeidig zu bleiben und ihre Beweglichkeit aufrechtzuerhalten. Sie bewegen sich einfach immer so, wie ihre Umwelt das erfordert, und behalten dadurch ihre natürlichen Fähigkeiten.

Wir funktionieren nach dem simplen »Use it or lose it«-Prinzip. Was wir nicht benutzen, verkümmert langfristig. Wenn wir durch häufiges und langes Sitzen Hüftschmerzen bekommen oder unsere Gesäßmuskulatur nicht mehr optimal ansteuern können, liegt das nicht daran, weil sich unsere Hüftmuskulatur verkürzt, sondern weil wir verlernen, die betreffenden Muskeln adäquat arbeiten zu lassen. Je mehr wir uns bewegen und je mehr wir auf körperlicher Ebene unsere Umwelt erfahren, desto eher erhalten wir auch unsere Mobilität und Beweglichkeit bis ins hohe Alter. Wenn wir jedoch unsere Bewegungen immer weiter reduzieren, werden wir zum Opfer der Zeit und somit auch Opfer der Beschwerden, die mit Bewegungsmangel einhergehen. Doch es ist nie zu spät, um mit dem Training loszulegen.

Ich bin bereits kurz auf die Unterscheidung zwischen Flexibilität und Mobilität eingegangen. Da eine maximale Bewegungsamplitude primär im Flexibilitätstraining

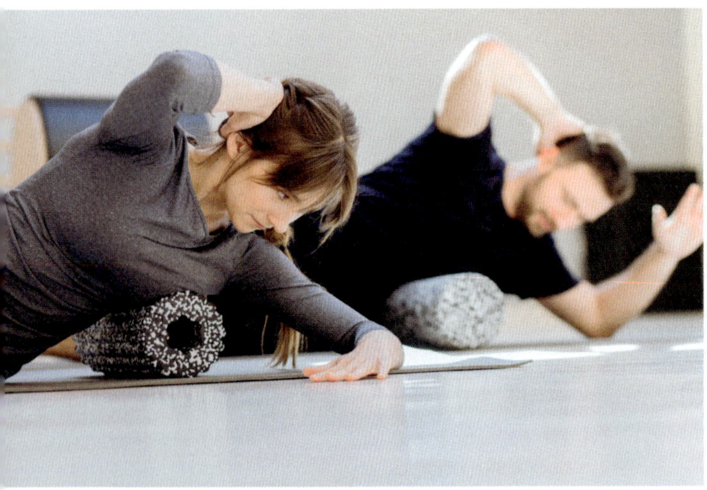

Das Training mit einer Faszienrolle ist eine passive Maßnahme im Beweglichkeitstraning.

relevant ist, möchte ich an dieser Stelle kurz darauf eingehen, wie viel quantitative Beweglichkeit tatsächlich notwendig ist. Häufig werde ich gefragt, welche Bewegungsamplitude (ROM = Range of Motion) normal ist. Dabei finde ich die Suche nach einer »normalen« ROM wenig zweckdienlich, da man sich dadurch höchstens mit dem Durchschnitt vergleichen kann. »Tatsächliche Beweglichkeit« und »das Gefühl der Beweglichkeit« sind individuell und sollten auch so betrachtet werden. Daher sollte sich jeder eher fragen: »Wofür bin ich beweglich?« Die Zielsetzung ist immer wichtiger als der Vergleich mit anderen, erst recht der Vergleich mit dem Durchschnitt der Bevölkerung. Es gibt keine ultimative Beweglichkeit, da diese immer spezifisch ist, also kontextbezogen. Es gibt keine optimalen Werte für die Beweglichkeit der Gelenke. Die Werte, die zum Beispiel in der Physiotherapie benutzt werden, sind nur statistische Messgrößen, basierend auf der Arbeit mit Patienten im therapeutischen Zusammenhang. Wir können nicht pauschal sagen, welcher Mensch welche Beweglichkeit benötigt. Doch je größer unsere Fähigkeit, uns zu bewegen, ist, desto besser kommen wir mit Alltagsbelastungen klar und können besser mit neuen Anforderungen in unserem Leben umgehen.

Ein weiterer guter Grund für das Mobilitätstraining ist die Verletzungsprophylaxe. Dr. Eric Cobb, ein weltweit führender Experte auf dem Gebiet neurologisch ausgerichteter Rehabilitations- und Sportprogramme, sagt: »Ein gestörtes Gelenk führt zu einem gestörten Muskel.« Mobility-Training fördert die Fähigkeit zur Ansteuerung der Muskulatur. Dies wird primär durch die Aktivierung der Rezeptoren in den Gelenken erreicht, die für die Wahrnehmung zuständig sind. Die aktivierten Rezeptoren wirken sich positiv auf die Muskelkontraktion aus. Untersuchungen mit EMG-Messungen (Elektromyografie ist ein Diagnostiktool in der Neurologie, um elektrische Muskelaktivität zu messen) konnten aufzeigen, dass sich die Aktivität von Muskeln durch Mobilisationsübungen der an den Muskeln ansetzenden Gelenke verbessern ließ. Komplexe Bewegungen, wie zum Beispiel dreidimensionale Mobility Drills, fordern zudem die Aktivität des Kleinhirns, das unter anderem für die Feinmotorik zuständig ist. Mobility Drills reduzieren die Verletzungswahrscheinlichkeit, da sie die Koordination unmittelbar verbessern, was zu einem besseren Bewegungsverhalten führen kann, denn eine Koordinationsverbesserung bedeutet direkt eine verbesserte Steuerung der Beweglichkeit.

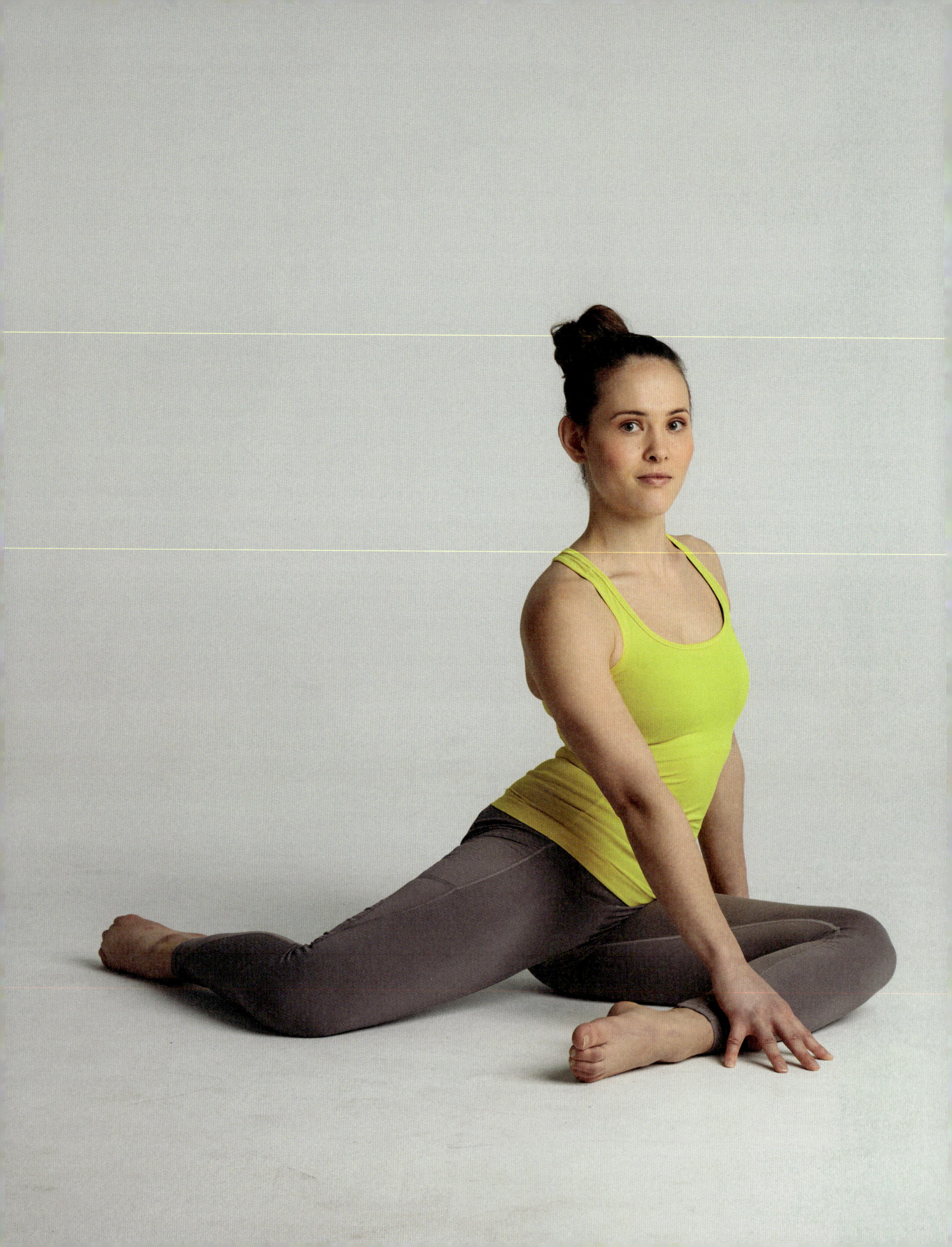

Kapitel 2

Wofür Beweglichkeitstraining gut ist

*»Gesundheit ist nicht alles,
aber ohne Gesundheit ist alles nichts.«*

Arthur Schopenhauer

Mobility als Bestandteil des Aufwärmens

Warum wir unsere Beweglichkeit trainieren sollten, hast du nun erfahren. Nun möchte ich dir zeigen, wann das Mobilitätstraining sinnvoll zum Einsatz kommen kann. Hier steht an erster Stelle der Beginn eines jeden Trainings: das Aufwärmen. Die meisten Aufwärmprotokolle fokussieren sich auf physiologische Effekte, die durch das Warm-up entstehen, wie zum Beispiel ein erhöhter Blutfluss in die Extremitäten, die verstärkte Produktion der Gelenkschmiere oder die Erhöhung der Viskoelastizität der Muskulatur. Doch häufig wird der zentralnervöse Effekt außer Acht gelassen, wie zum Beispiel die verbesserte motorische Leistung, die durch das Aufwärmen entsteht. Denn das Aufwärmen vollzieht sich nicht nur auf der physiologischen Ebene, sondern auch auf der neuronalen. Das Mobility-Training als Bestandteil des Aufwärmens erhöht die kortikale Aktivität, was sich unmittelbar auf die Motorik auswirkt. Daraus ergibt sich ein verbessertes Bewegungsverhalten beziehungsweise eine verbesserte Bewegungssteuerung. Statisches Dehnen führt demgegenüber eher zu einer Reduktion der muskulären Ansteuerung und kann unmittelbar bei sportlichen Aktivitäten die Verletzungswahrscheinlichkeit sogar erhöhen. Außerdem reduziert statisches Dehnen auch die Maximalkraft im Training.

Der Hauptunterschied in der Wirkung basiert auf der aktiven beziehungsweise passiven Bewegung. Eine aktive Bewegung wie Mobilitätstraining aktiviert den Motorkortex stärker, was sich unmittelbar in der bereits erwähnten Verbesserung der Bewegungsqualität zeigt. Passive Bewegungen wie das Dehnen wirken verstärkt auf den Parietallappen, das ist der Teil des Gehirns, der für die Wahrnehmung von sensorischen Informationen zuständig ist. Obwohl sensorische Fähigkeiten selbstverständlich auch wichtig für die Motorik sind, ist der beweglichkeitsfördernde Effekt durch das Mobilitätstraining stärker als bei passivem Beweglichkeitstraining. Diese Unterscheidung ist primär jedoch nur relevant unmittelbar vor der sportlichen Belastung. Grundsätzlich können auch passive Beweglichkeitsmaßnahmen durch ihre sensorische Wirkung einen positiven Effekt auf die Verletzungsprophylaxe beim Sport haben, doch die passiven Maßnahmen sollten nicht unmittelbar vor einem sportlichen Wettkampf erfolgen.

Chronische Schmerzen

Sie sind komplex in ihrer Entstehung und noch komplexer in der Behandlung: chronische Schmerzen. Untersuchungen zeigen, dass Schmerzen zum Verlust von motorischen Fähigkeiten führen können und dass die sensorischen und motorischen Fähigkeiten bei anhaltenden Schmerzen nachlassen. Mobility-Training kann hier gezielt ansetzen, denn es fördert die Funktion unserer Gelenkrezeptoren und trainiert die Motorik. Prinzipiell lässt sich sagen, dass Mobility-Training immer ein propriozeptives Training ist (Kapitel 5, Seite 103). Das propriozeptive Training schult die Wahrnehmung, wie wir unseren Körper im Raum bewegen, und sorgt für eine verbesserte Wahrnehmung unserer Gelenke in Bezug zueinander. Es erstellt für uns eine Art dreidimensionale Karte unsertes Körpers in uns.

Neben der »propriozeptiven Karte« unseres Gelenksystems besitzen wir im Gehirn weitere »Landkarten« von unserem Bewegungsvermögen, sogenannte Body Maps. Diese spiegeln unser gesamtes Bewegungsrepertoire wider, zu dem auch die Wahrnehmung unseres Körpers gehört. Die Body Maps sind quasi Repräsentanten unseres Körpers und seiner Bewegungsfähigkeit auf kortikaler Ebene. Schmerzen führen langfristig zu einem Abbau dieser Body Maps, was wiederum dazu führt, dass wir unseren Körper zunehmend schlechter wahrnehmen. Meist überlagert der Schmerz die Fähigkeit der Körperwahrnehmung, was zu einer reduzierten sensorischen Leistung führt. Uns kommt dadurch mehr oder weniger die Bewegungsempfindung, das Gefühl für Körperteile, die deutliche Wahrnehmung von Kälte oder Hitze abhanden. Manchmal geht der teilweise Verlust sensorischer Leistung so weit, dass wir sogar nicht mehr richtig spüren können, wenn wir be-

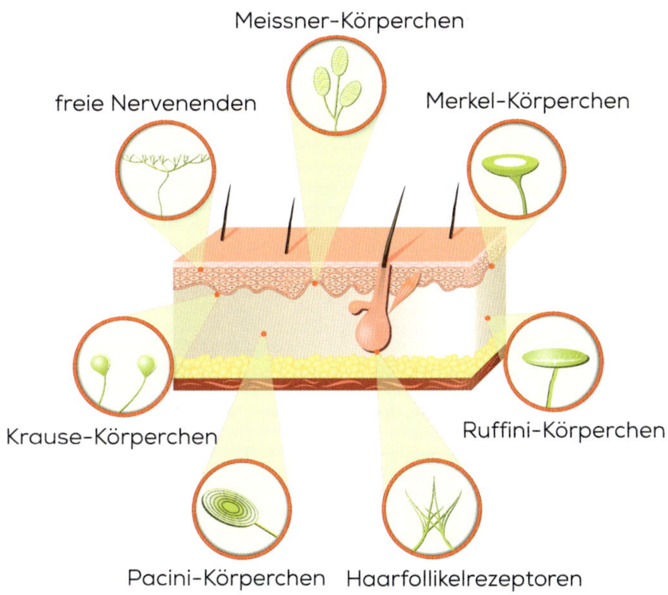

In unserer Haut und im restlichen Körper befinden sich viele Rezeptoren, die unser Gehirn konstant mit Signalen versorgen.

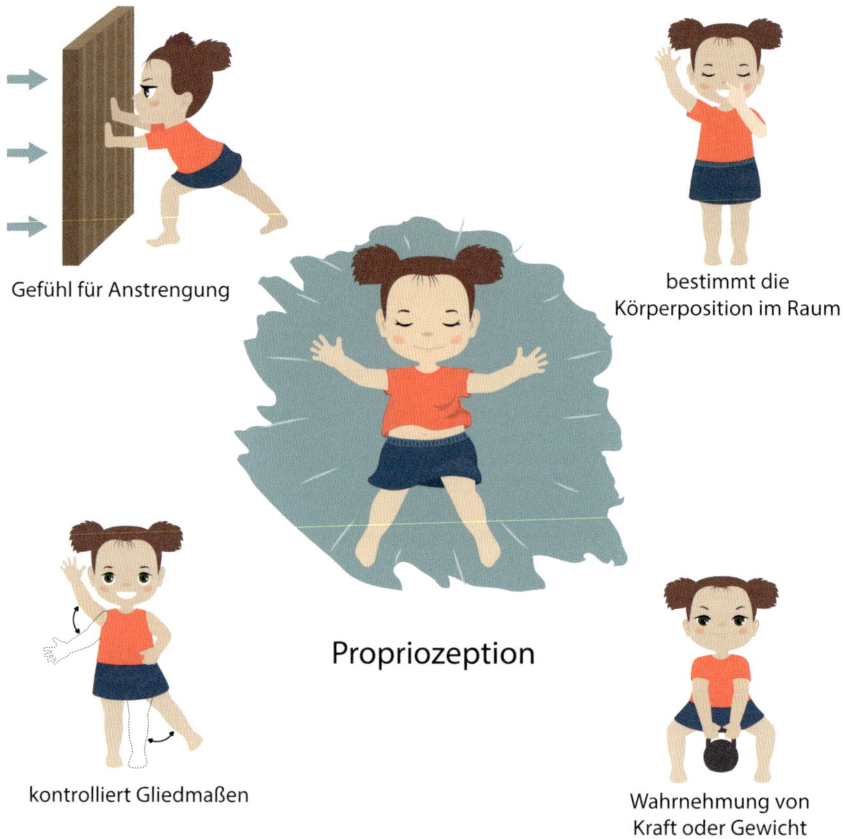
Gefühl für Anstrengung
bestimmt die Körperposition im Raum
Propriozeption
kontrolliert Gliedmaßen
Wahrnehmung von Kraft oder Gewicht

Propriozeption ist ein essenzieller Bestandteil für die Ausführung jeder Bewegung.

Propriozeption

Die Wahrnehmung von Körperbewegung, unserer Haltung und Lage im Raum wird Propriozeption genannt. Der Begriff leitet sich vom lateinischen Wort **proprius** für »eigen« und **recipere** für »aufnehmen« ab. Sie wird auch Tiefensensibilität genannt und bezeichnet also unsere Eigenwahrnehmung. Diese funktioniert über Rezeptoren in Gelenken, Muskeln und Sehnen, die Signale und damit Informationen an das Gehirn weitergeben. Dadurch entsteht so etwas wie eine Landkarte, durch die wir uns verorten.

rührt werden, und uns nur ein diffuses Gefühl von Körperkontakt bleibt. Stattdessen wird der schmerzende Bereich hypersensibel – die Wahrnehmung von Schmerz wird stärker, während andere Empfindungen dumpfer werden, was zu einer reduzierten Beweglichkeit führen kann und dazu, dass wir einen Teil unserer Bewegungsfähigkeit verlieren. An manchen Tagen ist es besser als an anderen – wie eine Welle tritt der chronische Schmerz auf und verabschiedet sich manchmal leise und manchmal laut, kommt aber immer wieder, während das Gefühl für den Körper immer weiter in den Hintergrund rückt.

In diesem Kontext soll Mobility-Training auf eine sanfte Art helfen, das Körpergefühl wiederzuentdecken. Dies erfordert in der Regel Zeit. Ein chronischer Schmerz, der sich im Laufe mehrerer Jahre festgesetzt hat, kann nicht innerhalb kürzester Zeit weggespült werden. Dass dies nicht möglich ist, liegt daran, dass länger andauernde Zustände sich im Körper regelrecht etablieren. Nach etwa sechs Monaten anhaltendem Schmerz sprechen wir von einer Chronifizierung. Es bildet sich ein Schmerzgedächtnis, bei dem sich der Schmerz festsetzt, der sich in der Zukunft immer wieder bemerkbar macht. Um dem Körper zu helfen und einen Zustand der Schmerzfreiheit zurückzuerlangen, muss das Gehirn umlernen. Es muss das Schmerzgedächtnis langfristig löschen, um Platz für neue Bewegungsfähigkeiten zu schaffen oder sie wieder zu aktivieren. Je länger ein Schmerz anhält, desto länger braucht es auch in der Regel, um diesen wieder loszuwerden. Das Gleiche gilt für die Korrektur von Bewegungsfehlern und muskuloskelettalen Dysfunktionen.

Die Vorteile von Beweglichkeitstraining

Mobility-Training wird von Menschen häufig genutzt, um die Leistungsfähigkeit zu verbessern, Schmerzen zu reduzieren oder technische Defizite im Sport und Trainingsalltag zu korrigieren. Daher dient das Training meistens einem bestimmten Zweck, einer damit verbundenen Absicht. Doch nicht jede Mobility-Übung erreicht den gewünschten Nutzen. Das liegt daran, dass unsere Körper und die Ziele sehr unterschiedlich sind. Daher sind Mobility-Übungen immer kontextbezogen, also abhängig von unserem Körper, unserem Ziel und sogar unserem Zentralnervensystem, denn unser Körper und unser Gehirn passen sich genau dem an, was wir tun. Dies wird als »Spezifitätsprinzip« bezeichnet.

Mobility-Training bezieht sich auf die aktive Beweglichkeit in einer möglichst großen Bewegungsamplitude. Sie ist deutlich von der passiven Beweglichkeit zu unterscheiden, die keinen oder kaum einen Bezug zu Alltagsbewegungen oder Bewegungen im Sport schafft und damit keinen Mehrwert für das reale Leben erreicht. Unser Alltag ist selten passiver Natur, daher eignen sich passive Maßnahmen auch nur bedingt, um dem Anspruch, dass das Training den Körper fit für den Alltag macht, gerecht zu werden. Je größer unsere Bewegungsamplitude, desto größer ist unser Bewegungsspielraum, also der dreidimensionale Raum, in dem sich unser Körper sicher und koordiniert bewegen kann. Sichere Bewegungen sind nur in den Bereichen möglich, die wir auch kontrollieren können.

Durch die passive Beweglichkeit geraten wir häufig in Bewegungsbereiche, die sich unserer Kontrolle entziehen, was die Wahrscheinlichkeit für Verletzungen deutlich erhöht. Daher dienen Mobility-Übungen auch der Verletzungsprophylaxe, vor allem dann, wenn sie kontextspezifisch trainiert werden, also im Hinblick auf eine bestimmte Zielsetzung. Schau dir einen Fußballspieler an: Eine der häufigsten Verletzungen im Fußball ist eine äußere Verletzung im Sprunggelenk, die zum Beispiel beim Umknicken des Fußes entsteht. Unter der Last des Körpergewichts schiebt sich das Sprunggelenk dabei leicht in eine passive Position, die nicht mehr willkürlich oder reaktiv kontrolliert werden kann. Die Förderung der aktiven Beweglichkeit im Sprunggelenk kann sich generell positiv auf die motorische Fähigkeit in der Ansteuerung des Sprunggelenks auswirken, was die Verletzungswahrscheinlichkeit dank der besseren Kontrolle minimiert. Durch die verbesserte Ansteuerung und Förderung der aktiven Beweglichkeit reduziert sich im gleichen Maß die passive Beweglichkeit, was die Wahrscheinlichkeit einer Verletzung weiter reduziert.

Da die motorische Qualität immer abhängig von der jeweiligen Struktur ist, also von dem passiven und dem aktiven Bewegungsapparat, muss der Körper immer mit dem Zentralnervensystem (ZNS) zusammenarbeiten. Wenn das ZNS in der Bewegungssteuerung versagt, muss der Körper, also die Struktur, im besten Fall in der Lage sein, die auftretenden Kräfte zu kompensieren. Um eine Analogie aus dem Rennsport zu verwenden: Der beste Rennfahrer kann seine Fähigkeiten in einem schlechten Fahrzeug nicht komplett ausspielen. Daher ist es unsere Aufgabe, eine Synergie zwischen Körper und Gehirn zu schaffen. Die Spezifität bei Mobility-Übungen ergibt sich aus der Kombination von Tempo, Spannung, Bewegungsamplitude und dem Zusammenspiel von mehreren Gelenken während einer Bewegung. Einigen dieser relevanten Variablen wirst du im Laufe des Buchs wiederbegegnen. Durch spezifische Mobility-Übungen streben wir folgende Anpassungen an:

- Zunahme von Sarkomeren, der kleinsten funktionellen Einheiten unserer Muskeln.
- Erhöhte Festigkeit des Kollagengewebes, wenn ausreichend Last beim Mobility-Training angewendet wird (durch die erhöhte Steifigkeit wird mehr Kraft benötigt, um das Gewebe zu verformen, was in mehr Kraft resultiert).
- Aktivierung der an den jeweiligen Gelenken ansetzenden Muskeln.
- Eine bessere Gelenkzentrierung durch Verbesserung der muskulären Synergisten – der zusammenarbeitenden Muskeln (wodurch sich die Stabilität eines Gelenks erhöht).
- Schulung der Koordination (was zu einer besseren motorischen Fähigkeit führt).
- Förderung der Propriozeption, der Wahrnehmung unseres Körpers, im dreidimensionalen Raum (was zu einer Verbesserung der Bewegungsqualität und zu einer Steigerung von Orientierung, Stabilität und Balance führt).

Je nachdem, welches Ziel der Trainierende erreichen will, werden bestimmte Mobility-Übungen ausgewählt. Die Übungen dienen also einem individuellen Ziel, das beispielsweise darin liegen kann, ein bestimmtes (Bewegungs-)Defizit aufzuheben. Mobi-

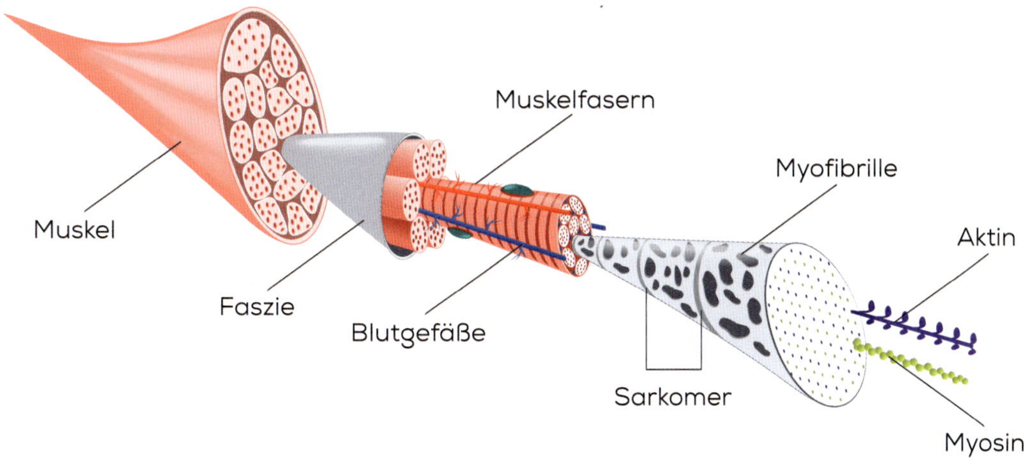

Ein Sarkomer ist ein mikroskopisch kleiner Abschnitt innerhalb der Muskelfaser, der aus kontraktilem Gewebe besteht.

lity-Training ist niemals absolut. Es ist in seinem Nutzen immer relativ. Immer jedoch führt eine hohe Bewegungskompetenz dazu, dass wir uns auch neue und unbekannte Bewegungsmuster besser und schneller aneignen. Je besser beispielsweise unsere koordinative Fähigkeit geschult ist, desto schneller sind wir in der Lage, neue Abläufe zu erlernen. Ein Pianist ist nicht automatisch ein guter Geigenspieler. Doch je mehr Instrumente wir erlernen, desto schneller werden wir beim Erlernen neuer Instrumente. Wir werden geübt darin, neue Instrumente zu beherrschen.

Fest steht, dass sich unser Körper an die im Training geforderten Bewegungsabläufe anpasst. Dabei gibt es Übungen, die wir schnell erlernen können, solche, die wir in einem »normalen« Tempo erlernen, und Fähigkeiten, bei denen wir das Gefühl haben, wir bräuchten ewig, um sie irgendwann zu beherrschen. Dies liegt daran, dass wir uns zwar genau in dem anpassen, was wir tun, diese Anpassung aber von der Funktion unseres Zentralnervensystems und unseres Körpers abhängig ist. Manche Dinge erfordern mehr Zeit als andere, was unter anderem an unseren Vorerfahrungen und Fähigkeiten, die wir mitbringen, liegt.

Haltung ist ein dynamisches System

Wenn wir von Mobilität sprechen, sollten wir uns auch der Haltung widmen. Jede Form der Beweglichkeit bedingt automatisch eine Haltung, die wir einnehmen oder immer wieder verändern. Haltung ist dabei keine starre Körperposition, sondern ein dynamisches Muster auf der Basis reflexiver Mechanismen, Verhaltensweisen und Reaktionen auf Einflüsse, die von außen auf den Körper einwirken und an die wir uns anpassen. Zu diesen Einflüssen gehören unter anderem die Erdanziehung, bestimmte Körperpositionen aus unserem Alltag sowie sportspezifische Bewegungsmuster beziehungsweise sportliche Herausforderungen.

Haltung ist mehr als die Summe ihrer Teile. Sie ist eher ein interaktives Konstrukt, bestehend aus vielen willkürlichen und reaktiven Elementen, die zusammen ununterbrochen mit der Umwelt interagieren und somit für unseren Körper immer wieder eine neue Herausforderung darstellen. Dabei spiegelt unsere Haltung auch einen emotionalen Zustand wider, was zeigt, dass Haltung von psychosozialen Faktoren abhängig ist und zudem einen starken Einfluss auf unser Hormonsystem besitzt. Anhand der

Haltung lässt sich häufig der emotionale Zustand einer Person gut erkennen. Haltung spiegelt genauso interne Prozesse wider, die sich im Laufe von Jahren etabliert haben und über das muskuloskelettale System hinausgehen. Stelle dir einfach vor, wie ein stressiger Tag am PC dazu führt, dass sich deine Schultern verkrampfen und du deinen Arbeitsplatz am Abend mit Nackenschmerzen verlässt.

Wenn wir die Körperhaltung eines Menschen betrachten, liegt der Fokus meistens genau auf nur einem Teil des großen Ganzen: den Muskeln und deren Bezug zu unserer Haltung. Dabei fallen häufig Begriffe wie »Verspannungen« oder »Muskelverkürzungen«, was unter dem Begriff der Disbalance zusammengefasst werden kann. Es gibt jedoch keine echte wissenschaftliche Grundlage dafür, was eine muskuläre Disbalance ist. Die gefühlte Verspannung oder aber auch der objektiv messbare Muskeltonus haben selten etwas mit Kraft oder Leistung zu tun. Es ist nicht die muskuläre Disbalance, die zu Problemen wie Schmerzen oder Bewegungsdysfunktionen führt, sondern es ist das Gehirn, das uns mitteilt, dass ein Problem vorliegt. Was wir als Verspannung, Disbalance oder muskuläre Dysfunktion wahrnehmen, ist also eine Information, die uns das Gehirn sendet. Das Gehirn reagiert auf alles, was wir von unserem Körperinneren wahrnehmen (Interozeption), und auf Einflüsse, die von äußeren Reizen und äußeren Sinneseindrücken kommen (Exterozeption). Darüber hinaus wirkt außerdem die Wahrnehmung unserer Position im Raum ebenfalls auf das Gehirn (Propriozeption). Daher ist der Zustand des Muskels meistens nicht rein körperlich erzeugt, sondern ein Effekt des Zentralnervensystems, spezifische Erkrankungen des muskulären Systems einmal außer Acht gelassen. Wenn es um die Haltung geht, sollte also nicht nur der Bewegungsapparat betrachtet werden, sondern auch psychobiosoziale Komponenten, die unsere Haltung stark beeinflussen können.

Gibt es eine schlechte Haltung?

Führt eine bestimmte Position – das kann eine momentan eingenommene Körperhaltung sein oder eine Körperhaltung, die wir uns über einen längeren Zeitraum angewöhnt haben und die wir automatisch dauerhaft einnehmen – zu physischem Stress, sprechen wir von einer schlechten Haltung. Dabei wird der physische Stress häufig begleitet von endokrinen und psychischen Veränderungen: von psychischem Stress, einem erhöhten Adrenalinspiegel oder einer gesteigerten Produktion des

Stresshormons Cortisol. Wenn sich unser Körper nun unbewusst an äußere Umweltbedingungen anpasst, die uns zumindest scheinbar eine schlechte Körperhaltung abverlangen - wie beispielsweise dauerhaftes Sitzen oder wenn wir, weil wir sehr groß gewachsen sind, einen runden Rücken machen und die Schultern hängen lassen, um uns kleiner zu machen, damit wir nicht alle anderen Menschen in unserem Umfeld überragen -, und wenn wir in einer entsprechend ungesunden Haltung verbleiben, sprechen wir von einer schlechten Haltungskompetenz. Der Mangel an Haltungskompetenz führt langfristig zu einer körperlichen Einschränkung, was bedeutet, dass wir zunehmend die Fähigkeit der Anpassung verlieren. Einseitige Bewegungsmuster können unser Haltungssystem also dahingehend stören, dass der Körper verlernt, wie er einen Ausgleich schaffen und zu einer guten Haltung zurückfinden kann. So kann es sogar dazu kommen, dass neue Bewegungen als Bedrohung wahrgenommen werden.

Haltungskompetenz lässt sich am besten durch regelmäßig geübte neuartige und herausfordernde Bewegungen (wieder) erwerben. Vor allem neue Bewegungsmuster, die wir erst erlernen müssen, schaffen Vielfalt und Bewegungskompetenz. Einfache Bewegungsmuster bewirken kaum eine Anpassung und Veränderung, da sie das aktuelle Bewegungsrepertoire widerspiegeln und den Körper weniger zu einer Veränderung herausfordern. Daher gilt das Sichaneignen neuer und komplexerer Bewegungsmuster als wichtiger Faktor im Rahmen unserer Bewegungskompetenz. Eine gute Haltung und eine gute Haltungskompetenz zeichnen sich also dadurch aus, dass wir unsere Haltung immer wieder neu an verschiedene Situationen anpassen können. Dies erreichen wir, indem wir neue Bewegungsabläufe erlernen und sie angemessen je nach Bedarf ein- und umsetzen.

Unsere Haltung spiegelt in diesem Sinne unsere Bewegungskompetenz - und zeigt auch, dass unser Gehirn auf Effizienz aus ist. Unser Gehirn bemüht sich bei seiner Arbeit und Funktion um maximale Effizienz. Gelingt es uns nicht, unsere Haltung einer Situation effizient und auf eine gesunde Art und Weise anzupassen, bedient es sich verschiedener Kompensationsmechanismen. Dabei haben Kompensationsmuster immer einen Nutzen. Das Gehirn schafft solche Bewegungsmuster, um ein bestimmtes Bewegungsziel zu erreichen. Und hier spielt das jeweilige Vermögen der Person eine Rolle. Effizienz ist niemals absolut, sondern immer relativ zu den Fähigkeiten in Sachen Bewegung und Haltungskontrolle der jeweiligen Person. Unser Gehirn bemüht sich immer darum, eine Lösung für ein Bewegungsziel zu kreieren. Gelingt eine Bewegung nicht so, wie es normalerweise der Fall ist, weil bestimmte Muskeln ihre Arbeit nicht erledigen können, wird es dafür sorgen, dass der Körper die Bewegung kompensiert. Andere Muskeln müssen die mangelnde Funktion übernehmen.

Wir gehen beispielsweise davon aus, dass unser Körper mehr oder weniger symmetrisch ist. Kommt es etwa aufgrund einer Beinlängendifferenz zu Anpassungen im symmetrischen Körpergefüge, während wir gehen, so empfinden wir das als negativ. Es entsteht eine Asymmetrie, die, so meinen wir, Probleme verursachen muss. Doch der menschliche Körper ist selten symmetrisch. In der Tat ist Symmetrie im menschlichen Körper eine Ausnahme, nicht die Regel. Aufgrund unserer Kompensationsfähigkeit ist der Körper dazu in der Lage, Asymmetrien auszugleichen. Untersuchungen zeigen, dass eine Beinlängendifferenz nicht zwingend zu Schmerzen führen muss.[2] Es gibt keine eindeutige Verbindung zwischen der Körperhaltung und Schmerz.[3] Eine schlechte Haltung muss nicht zwingend zu Schmerzen führen und eine gute Haltung nicht zwingend zu Schmerzfreiheit. Der Zusammenhang zwischen Haltung und Schmerz ist komplex und nicht immer führt der Versuch einer Haltungskorrektur zu Schmerzreduktion. Dies bedeutet nicht, dass eine schlechte Haltung keinen Schmerz verursachen *kann*. Dies bedeutet nur, dass eine schlechte Haltung nicht automatisch mit Schmerzen einhergeht.

Haltungsstress und Schmerzen auflösen

Bestimmte Positionen können im Laufe der Zeit zu physischem Stress und somit zu Schmerzen führen. So kann langes Sitzen – auf Dauer keine gute im Sinne von gesunder Körperhaltung – zu einem Gefühl der Verspannung, zu Krämpfen oder zu Schmerzen führen.

Probleme bereiten auch Körperhaltungen, die wir unfreiwillig einnehmen oder die eine bestimmte Situation erfordert, wie etwa die unbequeme Kopfposition beim Versuch, im Flugzeug zu schlafen, oder das ständige Treten des Gaspedals während einer langen Autofahrt. Oder wollen wir etwas sehen und müssen dafür den Kopf in eine unnatürliche Position zwingen, kann das zu einer einseitigen Überlastung führen, was wiederum in Schmerzen und Unwohlsein resultieren kann. Das ständige Heben schwerer Gewichte auf dem Bau in teilweise nicht ergonomischen Positionen, die sich aus den Arbeitsabläufen ergeben, kann ebenfalls ein Grund für Beschwerden sein. Passt sich der Körper dauerhaft und über die situative Anforderung hinaus an eine solche nicht ergonomische Haltung an – sei es, dass er auf die Umgebung reagiert, sei es, weil er etwas kompensiert – und behält diese bei, auch wenn es die veränderte Situation gar nicht mehr erfordert, dann »wird« der Körper selbst regelrecht zur schlechten Haltung. In diesem Fall spielt die Umgebung keine Rolle mehr, da der Körper sich quasi den Stress selbst auferlegt und »freiwillig« in der schlechten Haltung verharrt.

Entgegen der landläufigen Meinung führt langes Sitzen zwar häufig zu Nacken- und Rückenbeschwerden, jedoch zu keiner Verkürzung der Hüftbeuger. Wie kann dann im Umkehrschluss durch langes Dehnen eine bessere strukturelle Beweglichkeit erzeugt werden? Wie schaffen es Balletttänzer und Turner, so beweglich zu werden? Dies scheint auf den ersten Blick paradox. Wenn man sich mehr mit der Trainingswissenschaft beschäftigt, wird es jedoch deutlich: Der Hauptunterschied liegt in der Differenz zwischen der Belastung im Alltag und der Belastung, die im zielgerichteten Training entsteht. Die Belastung im Alltag ist in der Regel zu gering, um eine Anpassung hervorzurufen. Erst durch eine häufige sogenannte Überladung in Frequenz und Intensität passt sich das Gewebe langfristig an. Daher verkürzt der Hüftbeuger nicht durch häufiges Sitzen. Dennoch sind wir in der Lage, durch häufiges und vor allem intensives Dehnen unsere Struktur zu ändern. Daraus kann sich langfristig eine veränderte Körperhaltung ergeben. Doch eine strukturelle Änderung ist nicht alltagstauglich, wenn sie nicht von einer motorischen Anpassung begleitet wird. Daher ist es essenziell, eine strukturelle Anpassung, die zum Beispiel durch Dehnen erzeugt wird, mit einer koordinativen und aktiv ausgeführten Anpassung – wie es im Mobility-Training der Fall ist – zu verknüpfen.

Übungen für eine gute Haltung

Ausrichtung im neutralen Stand – das ideale Alignment

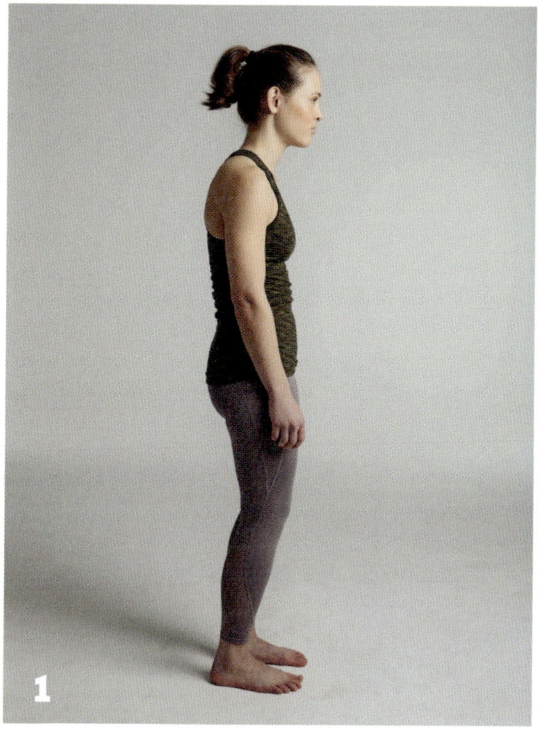
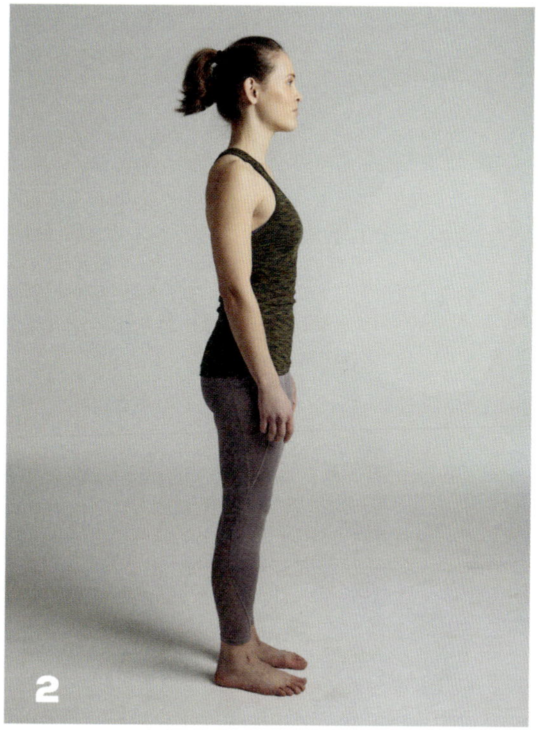

Achte immer wieder darauf, Länge in deiner Wirbelsäule zu erzeugen, auch im Alltag, was zu einer verbesserten Propriozeption und Bewegungssteuerung führt.

1. Nimm als Erstes eine kraftlose Haltung ein, lass dich einmal bewusst hängen, sodass deine Schultern nach vorn fallen, der Rücken sich rundet und dein Becken sich etwas nach vorne schiebt. Auch der Kopf sinkt automatisch nach vorn.
2. Richte dich nun ganz bewusst auf. Verteile dein Gewicht auf Vorderfuß und Ferse, lass deine Knie durchlässig. Das Steißbein sinkt nach unten. Hüfte und Schulterbereich richten sich über den Fersen auf. Rolle deine Schultern leicht nach außen und hinten und schiebe dabei deinen Scheitel Richtung Decke, sodass sich deine Wirbelsäule in der ganzen Länge aufrichtet.

Die Bedeutung von Alignment

Die Ausrichtung der Gelenke zueinander wird auch »Alignment« (englisch für Ausrichtung, Linienführung) genannt. Durch das »Übereinanderstapeln« der Gelenke – Sprunggelenke, Knie, Hüften, Schultern, Schädelbasis – richtest du deinen Körper optimal auf und erreichst so ein gutes Alignment. Ziel ist eine maximale Länge, um Gelenkkompressionen zu vermeiden.

Variante: Körperaufrichtung mit Ball

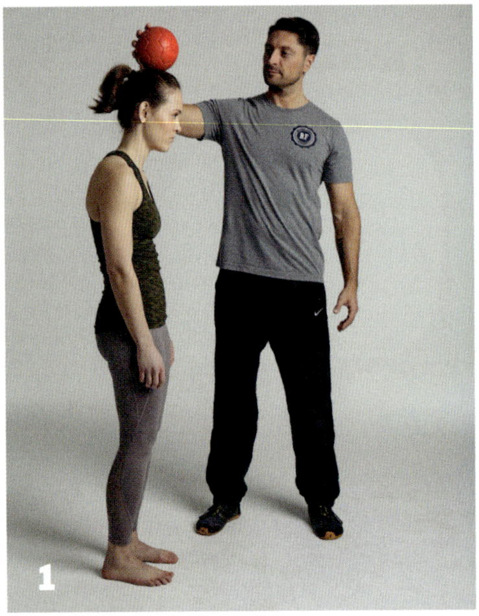

1

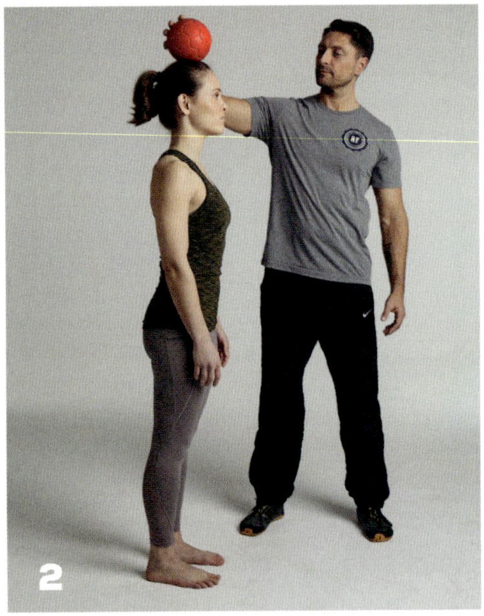

2

Ein kleiner Ball, der von einem Partner auf deinem Kopf abgelegt wird, kann dir einen externen Reiz liefern, der es leichter macht, die Länge in der Wirbelsäule zu spüren.

1. Begib dich, wie soeben beschrieben, in die »schlechte« Körperhaltung, in der du dich hängen lässt. Ein Trainingspartner oder Coach platziert einen Ball auf deinem Kopf, der deinem Körper signalisiert, wo oben ist.
2. Richte dich wie beschrieben auf, indem du versuchst, den Ball mit deinem Scheitel Richtung Decke zu schieben.

Körperaufrichtung mit dem Powerband

Ein Powerband bietet dir einen zusätzlichen Widerstand. Auf das erwähnte Alignment bezogen, wird eine Übung mit einem Hilfsmittel als Loaded Alignment bezeichnet. Es ist das Training der optimalen Ausrichtung der Wirbelsäule unter Verwendung eines externen Widerstands. Manche Personen benötigen einen stärkeren Reiz, um eine Veränderung zu erzielen. Dies ist auch beim Alignment der Fall. Das zusätzliche Band stellt in diesem Kontext einen stärkeren Reiz dar.

1. Lege dir das Powerband unter einen Fuß und über die gegenüberliegende Schulter und stelle dich aufrecht hin.
2. Beuge dann die Knie und schiebe das Gesäß leicht nach hinten.
3. Lasse dein Steißbein nach unten Richtung Fersen sinken, sodass sich das Becken aufrichtet und sich das Gesäß sowie das Schambein leicht nach vorn schieben. Spüre, wie die Wirbelsäule dadurch länger wird. Strecke deine Beine und hebe dein Brustbein ein wenig an. Behalte die Länge in der Wirbelsäule bei. Rolle zusätzlich die Schultern nach hinten.
4. Kehre dann zurück in deine Grundposition und stelle dir beim erneuten Aufrichten vor, dass du das Band mit deinem Körper in die Länge nach oben ausdehnst.

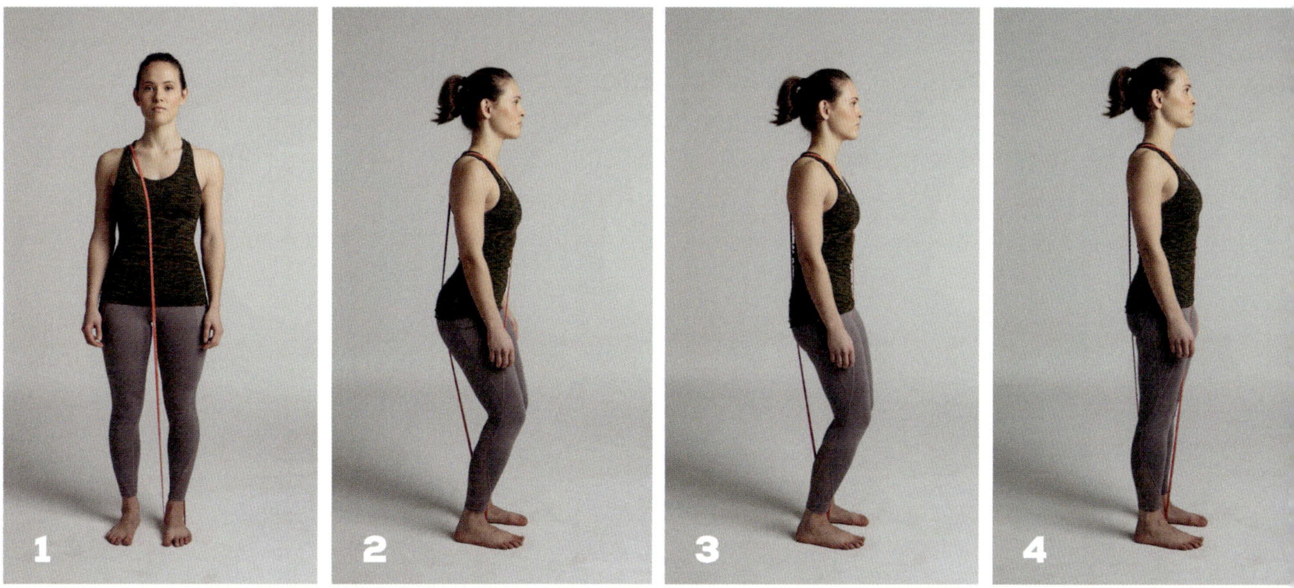

Die optimale Beckenposition finden – mit Partner

Die optimale Beckenposition zu finden, kann für die Vermeidung von Rückenschmerzen und eine erhöhte Stabilität beim Training sinnvoll sein. Die Beckenposition ist jedoch sehr individuell: Bei dem einen ist sie eher gekippt und bei dem anderen eher aufgerichtet. Der folgende Test hilft dir, die für dich beste Beckenposition herauszufinden.

1. Öffne die Füße im Stand schulterbreit, beuge deine Knie und deine Hüften leicht und lehne dich dabei mit langem Oberkörper nach vorn. Achte darauf, dass dein Schienbeinwinkel und Oberkörperwinkel ungefähr gleich sind.
2. Kippe das Becken nun nach vorn. Stelle dir dabei vor, du kippst eine Schüssel Wasser nach vorn aus. Bei dieser Position schiebst du also dein Steißbein nach hinten oben.
3. Kippe jetzt das Becken nach hinten, sodass dein Schambein nach vorn oben zieht. Führe die Beckenkippung im Wechsel ein paarmal fort. Hier spricht man auch von einer Beckenaufrichtung.

4.+5. Lasse dich in beiden Beckenpositionen von jeweils beiden Seiten leicht von einem Partner schieben und prüft gemeinsam, in welcher Beckenposition du am stabilsten bist. Der Partner legt dabei eine Hand an deine Hüfte und die andere an deine Schulter.

Hinweis: Achte darauf, ob du auf einer Seite stabiler bist als auf der anderen Seite. Dies kann unabhängig von deiner Beckenposition sein und deutet auf ein grundlegendes Stabilitätsproblem hin. Wenn du dich leichter in eine bestimmte Richtung schieben lässt, liegt auf dieser Seite ein Stabilitätsdefizit vor. Die Ursache können eine mangelnde reaktive Kontrolle, Schmerzen oder Gleichgewichtsprobleme sein.

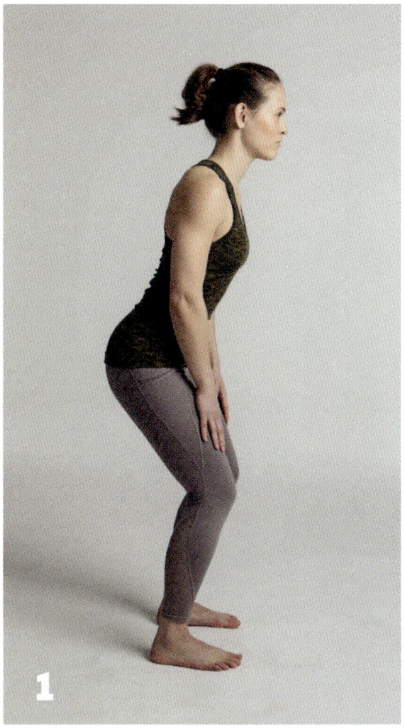
1

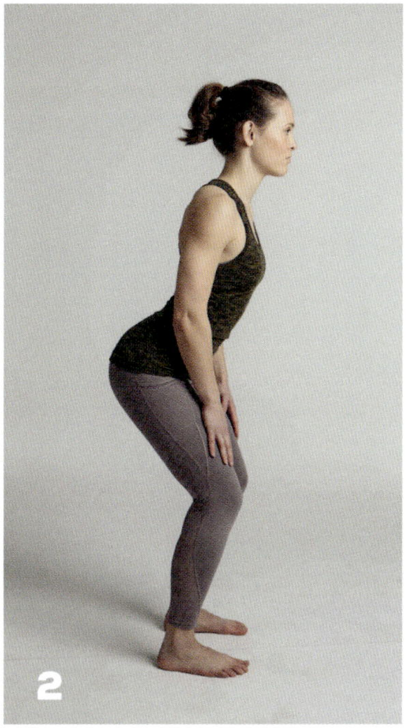
2

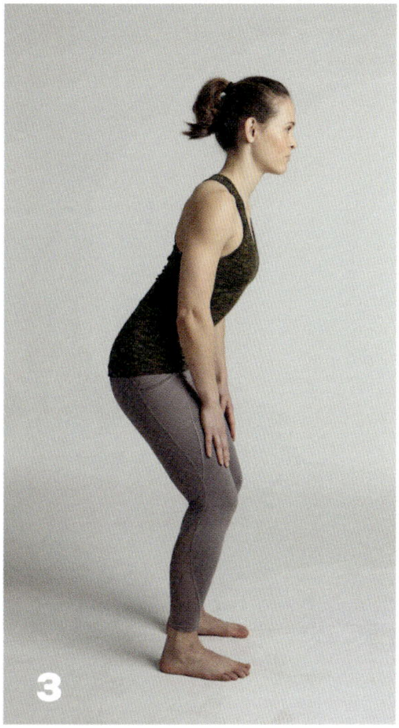
3

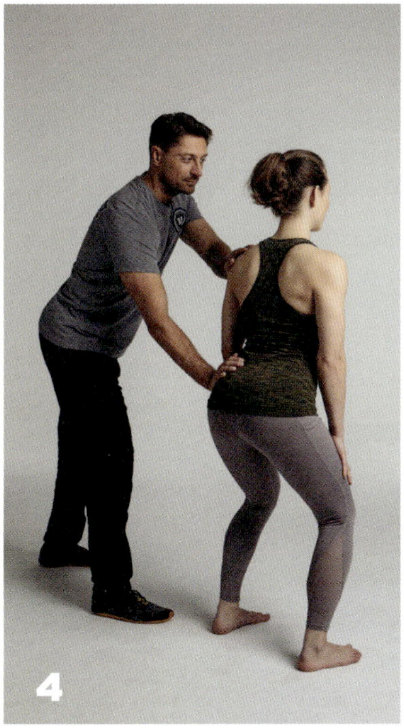
4

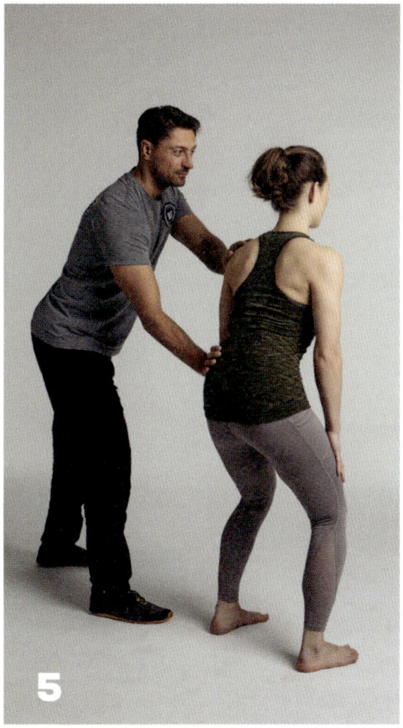
5

Beckenkippen im Stand

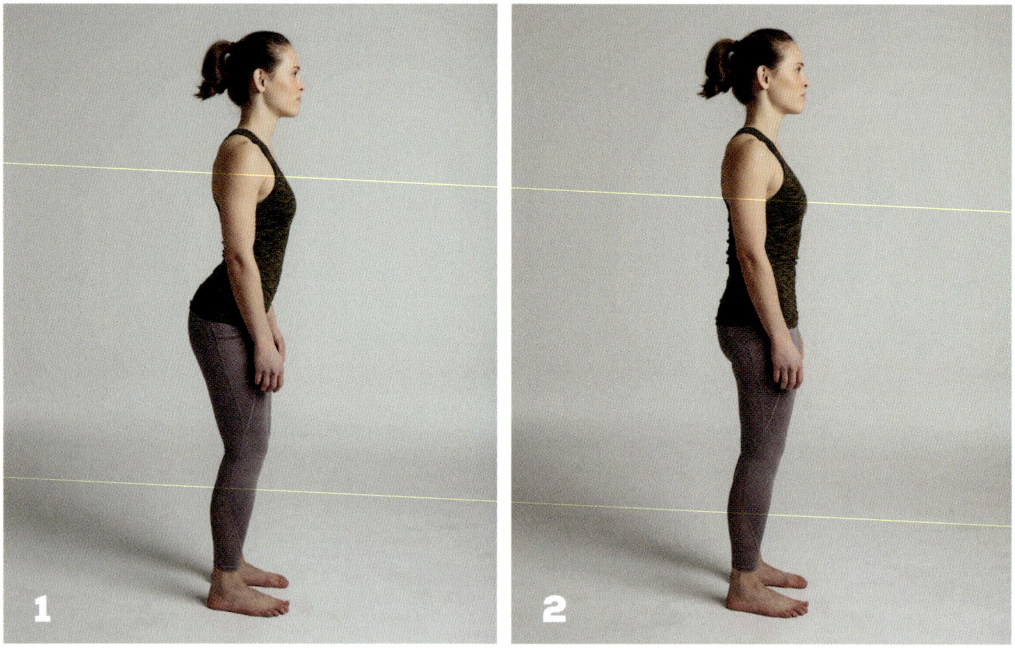

Grundsätzlich entscheidet die Beckenbewegung auch über die Bewegung in deiner unteren Wirbelsäule. Daher sollte Mobilitätstraining im unteren Rücken zuerst auf die Ansteuerung des Beckens fokussiert sein. Übe dafür die Beckenkippung (Abbildung 1) und Beckenaufrichtung (Abbildung 2). Die Beckenkippung geht mit einer Streckung in der unteren Wirbelsäule einher, während die Beckenaufrichtung eine Beugung erzeugt.

1. Stelle dich aufrecht mit hüftbreit geöffneten Füßen hin. Lasse deine Knie entspannt. Die Arme sind zu beiden Seiten am Körper, der Blick ist geradeaus nach vorn gerichtet. Schiebe nun dein Steißbein nach hinten, sodass sich das Gesäß nach hinten schiebt und dein Becken kippt. Dein Rücken ist nun in einem leichten Hohlkreuz.
2. Ziehe dein Schambein nach vorn. Deine Sitzbeinhöcker sinken dabei nach unten Richtung Boden und dein Becken richtet sich auf. Dein Rücken erscheint dabei lang, deine Wirbelsäule gestreckt.

Hinweis: Achte darauf, dass der Oberkörper ruhig bleibt, während du das Becken in beiden Positionen vor und zurück bewegst, und dein Blick geradeaus gerichtet bleibt.

Variante: Beckenkippen im Lunge (Ausfallschrittposition)

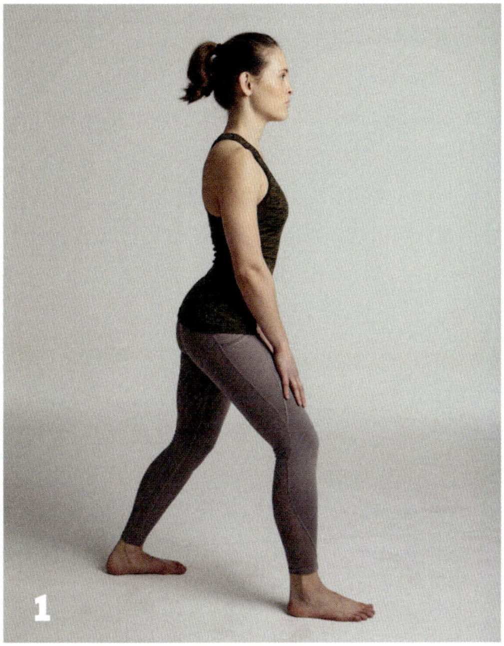

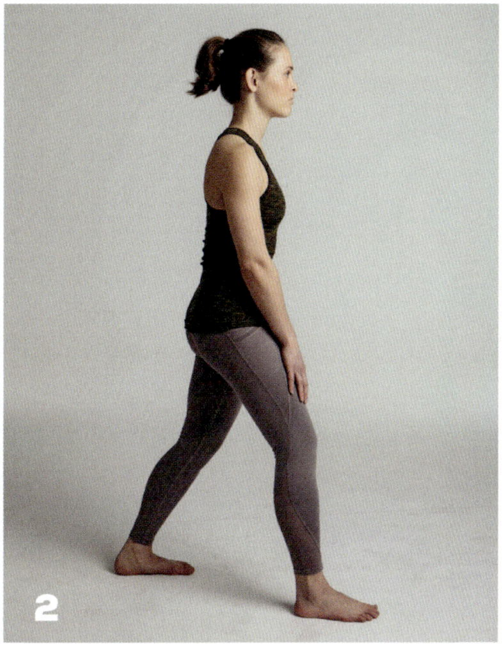

Du kannst die Beckenbewegung auch aus der Lunge-Matrix (Seite 178) heraus machen. Hier habe ich den Anterior Lunge 45 Grad als Beispiel gewählt. Prinzipiell kannst du diese Übung in jeder anderen Fußstellung ausführen. Durch die veränderte Fußposition ist ein einseitiges Bewegungsdefizit im Becken leichter auszumachen.

1. Begib dich in den Anterior Lunge 45 Grad und kippe dein Becken, sodass es sich nach hinten schiebt und ein leichtes Hohlkreuz entsteht.
2. Schiebe dein Schambein nach vorn, sodass sich dein Becken wieder aufrichtet und dein Rücken lang wird.

Kreuzheben

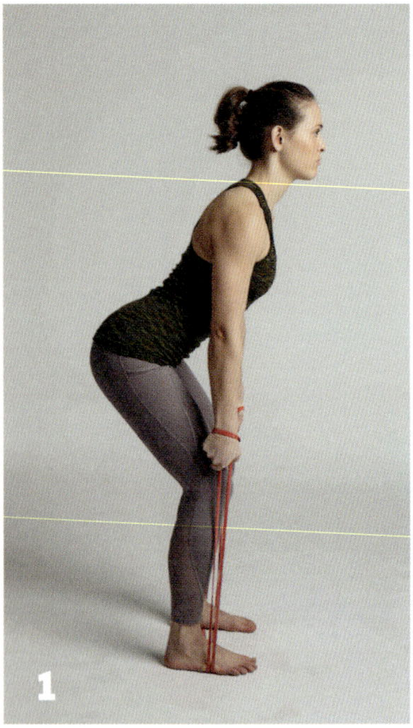

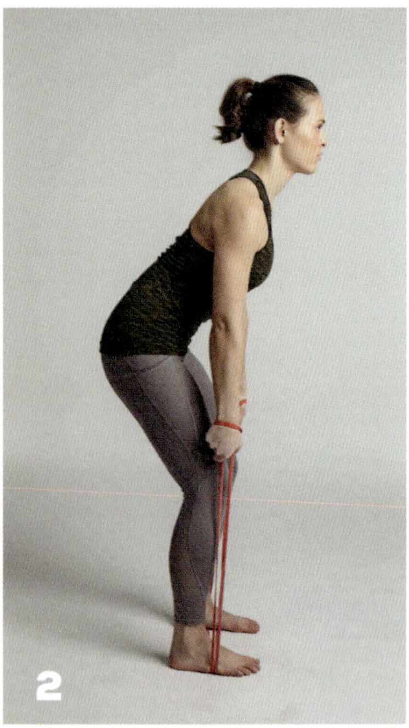

Wenn du mit dem Kippen und Aufrichten des Beckens gespielt und deine optimale Beckenposition gefunden hast, kannst du sie in dein Krafttraining übertragen, zum Beispiel in die Übung Kreuzheben, die ich dir anhand eines Widerstandsbands zeige. Selbstverständlich kannst du auch eine Langhantel nehmen. Nutze die Beckenaufrichtung und Beckenkippung als separate Mobilisationsübung, um die Ansteuerung deines Beckens zu verbessern.

1. Greife ein Powerband an beiden Enden und stelle dich mit beiden Füßen darauf. Beuge die Knie und neige den Oberkörper aus der Hüfte heraus mit langem Rücken nach vorn. Deine Arme sind gestreckt und befinden sich seitlich neben den Oberschenkeln nahe bei den Knien. Rolle die Schultern zurück und halte das Band straff. Schiebe nun das Gesäß zurück. Das Becken kippt dadurch.
2. Ziehe aus dieser Position dein Schambein nach vorn, sodass sich das Becken aufrichtet.

Hinweis: Achte bei dem Wechsel von einer Position in die andere darauf, dass sich nur dein Becken bewegt und vor allem deine Knie und dein Kopf dabei stabil und unbewegt bleiben.

Spinal Wave stehend

Diese Übung ist etwas anspruchsvoller. Sie schult die Beweglichkeit der ganzen Wirbelsäule und bietet eine gute Möglichkeit, Haltungsstress im Rücken zu reduzieren.

1. Stelle dich aufrecht hin, die Füße sind etwa hüftbreit geöffnet.
2. Beuge dich aus der Hüfte mit einem geraden Rücken nach vorn. Lege dafür die Handflächen an deine Oberschenkel, das unterstützt dich dabei, die Länge des Rückens zu spüren und die Schultern zu öffnen.
3. Rolle dich mit einem runden Rücken Wirbel für Wirbel nach oben auf. Wiederhole diese Übung ein paarmal, bevor du mit dem nächsten Schritt weitermachst.
4. Führe den Bewegungsablauf nun wellenförmig durch. Wenn du den Rücken dieses Mal aus der Hüfte lang gestreckt nach vorn absenkst, beuge dabei deine Knie.
5. Rolle dich wieder Wirbel für Wirbel auf, indem du zuerst den unteren Rücken rund machst und die Hüften nach vorn schiebst und sich nach und nach von unten bis oben die ganze Wirbelsäule rundet, bis hinauf zur Halswirbelsäule - senke hier dein Kinn nach unten Richtung Brustbein -, während du den Oberkörper aufrichtest. Dabei zieht eine imaginäre Welle durch deinen ganzen Körper. Stell dir vor, dass die Welle von unten nach oben durch alle Gelenke zieht.
6. Strecke am Ende der Welle deinen Oberkörper und lehne ihn nach hinten, um die Welle zu vervollständigen. Den Kopf hebst du dabei an und schaust nach oben, sodass sich auch Nacken und Hals in die Länge strecken.

7.–9. Ziehe dich mit einer gestreckten Halswirbelsäule wieder zurück nach vorn in die gebeugte Position. Den kompletten Bewegungsablauf findest du auf der nächsten Seite.

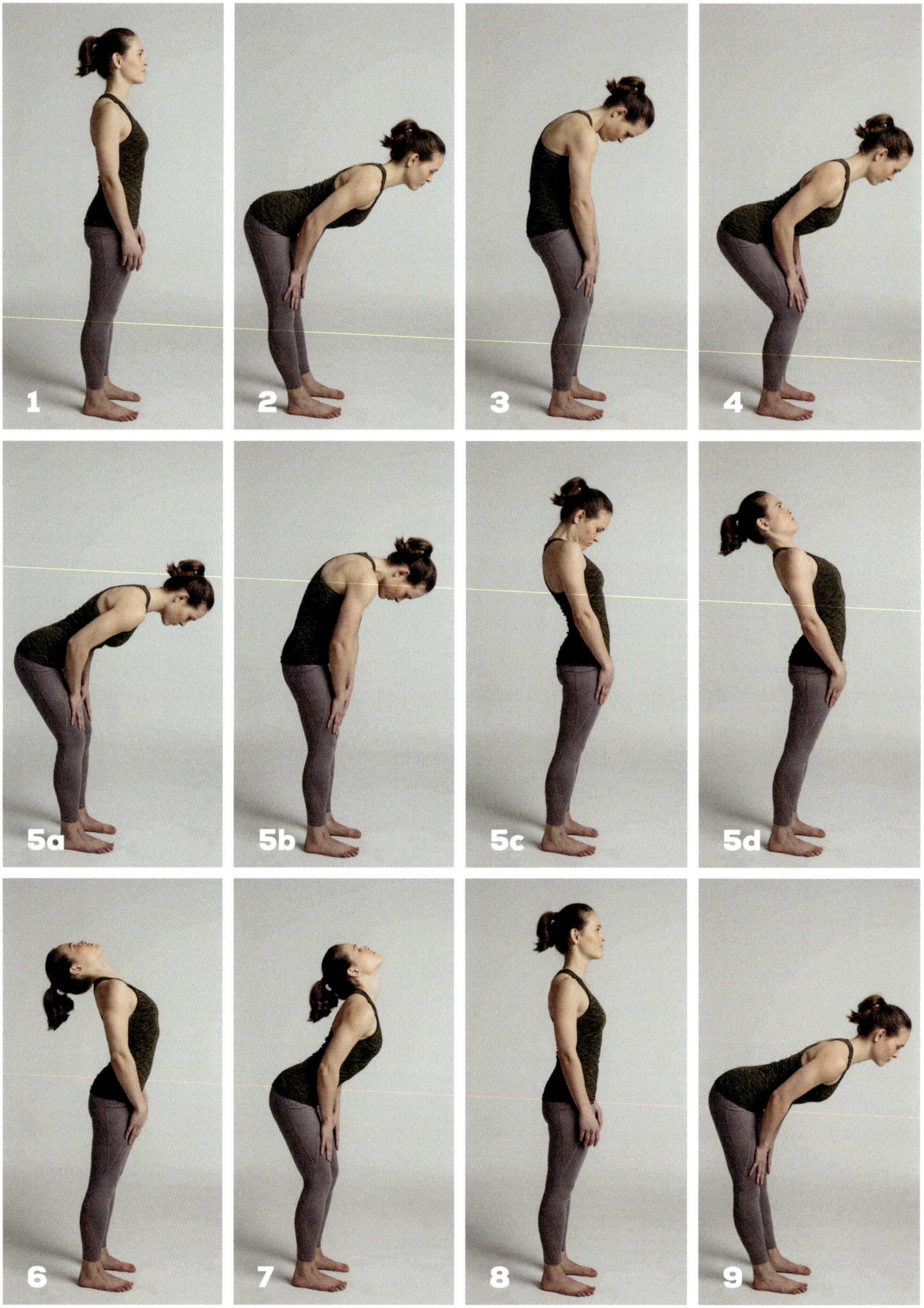
1
2
3
4
5a
5b
5c
5d
6
7
8
9

Ist Dehnen wirklich sinnvoll?

Häufig wird debattiert, ob Stretching (Dehnen) sinnvoll ist oder nicht. Ich bin bereits kurz darauf eingegangen, dass vor allem das statische Dehnen nur eine geringe Alltagsrelevanz hat und nur langfristig, aber nicht unmittelbar zu einer Verletzungsprophylaxe im Sport führen kann (Seite 20). An dieser Stelle möchte ich mich dem Thema Stretching etwas genauer widmen und meine Sichtweise unter Berücksichtigung der aktuellen Studienlage darstellen. Stretching ist nicht grundsätzlich schlecht oder unnötig. Es hängt immer von der Zielsetzung ab, die man damit verfolgt. Daher sollte sich jeder zu Beginn immer die Frage stellen: Wofür dehne ich mich eigentlich? Es gibt verschiedene Gründe, um sich zu dehnen. Im Folgenden findest du einige gängige Gründe, warum Dehnen ausgeführt wird:

- Als Bestandteil des Warm-ups
- Als Verletzungsprophylaxe
- Zur Vorbeugung gegen Muskelkater
- Zur Steigerung der körperlichen Leistungsfähigkeit
- Zur Erhöhung der Flexibilität
- Für ein besseres Wohlbefinden

In manchen Sportarten ist das Dehnen immer noch Bestandteil des Aufwärmens. Mittlerweile sind viele Sportler vom statischen zum dynamischen Dehnen übergegangen. Das liegt vermutlich daran, dass statisches Dehnen die Verletzungswahrscheinlichkeit nicht reduziert, sondern sogar erhöhen kann. Dazu sagt der Laufexperte Bob Cooper des Magazins *Runner's World*: »Meiner Erfahrung nach sind Läufer, die Dehnübungen machen, häufiger verletzt, und wenn sie mit dem Dehnen aufhören, bleiben auch die Verletzungen aus.«[4] Es gilt hier zu berücksichtigen, wie häufig und wie intensiv gedehnt wird. Vielleicht dehnen sich viele Sportler zu intensiv, was im Übermaß zu Verletzungen führen kann. Doch wenn weniger Dehnen zu kaum messbaren Erfolgen führt, gibt es dann so etwas wie einen »Sweet Spot«, wo Stretching zu einem optimalen Ergebnis führt? Dass man durch Dehnen Schaden nehmen kann, ist relativ selten. Dennoch kann festgehalten werden, dass es zumindest nicht die Verletzungswahrscheinlichkeit reduziert. Betrachtet man die Literatur, fällt auf, dass es deutlich mehr kritische Stimmen gegen das Dehnen gibt als dafür. Doch wenn du dich für das Dehnen entscheiden solltest, stelle ich dir im Folgenden ein paar Methoden vor.

Häufig wird die Methode Contract-Relax (CR) als Unterform von PNF (propriozeptive neuromuskuläre Fazilitation) den anderen Dehnmethoden als überlegen dargestellt. Bei dieser Methode wird der Muskel gedehnt und danach in der Dehnposition isometrisch kontrahiert, also angespannt, ohne die Muskellänge zu verändern. Ich selbst verwende gern CRAC (Contract-Relax-Antagonist-Contract) im Alltag und bei meinen Athleten. Es zeigt sich, dass sich dadurch die Ansteuerung der Muskulatur und gleichzeitig die Bewegungsamplitude verbessern lassen. Der Muskel wird 30 Sekunden gedehnt, gefolgt von einer 30-sekündigen Anspannung in der Dehnposition. Danach wird kurz entspannt und versucht, tiefer in die Dehnposition »hineinzugehen«. Dieser Vorgang der Dehnung und Anspannung wird insgesamt dreimal ausgeführt.

Contract-Relax im Z-Sitz

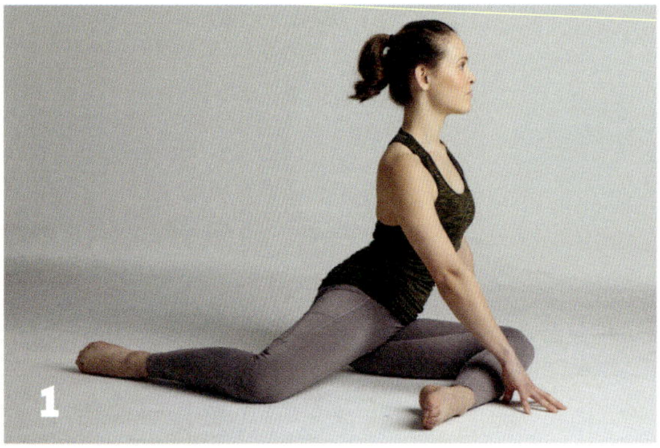

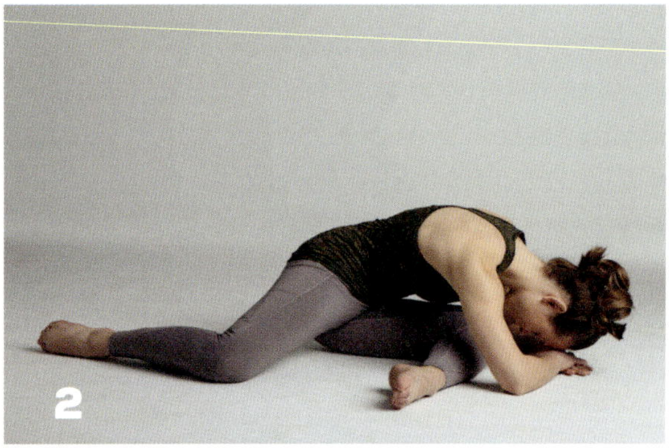

Bei dieser CRAC-Dehnung ist das Ziel, die Beweglichkeit der Hüfte zu verbessern.

1. Setze dich auf den Boden und lege beide Beine in einem 90-Grad-Winkel nach rechts ab. Der Unterschenkel des vorderen linken Beins ist etwa parallel zum rechten Oberschenkel des hinteren Beins.
2. Lehne dich dann so weit wie möglich nach vorn, bis du eine starke Dehnung in der linken Gesäßhälfte spürst. Halte die Dehnung etwa 30 Sekunden. Dann entspannst du dich kurz, jedoch ohne dich aufzurichten. Drücke nun das vordere linke Knie kräftig gegen den Boden, um den vorher gedehnten Muskel anzuspannen. Halte diese Spannung ebenfalls 30 Sekunden. Wiederhole den Vorgang noch zweimal und versuche bei jeder Wiederholung, deinen Bewegungsradius nach und nach zu vergrößern.

Wie Stretching und Foam Rolling wirken

Unabhängig vom subjektiven Gefühl ist die Frage legitim, welchen greifbaren Zweck Stretching hat. In Bezug auf die genannten gängigen Gründe (Seite 41) möchte ich auf den Punkt der körperlichen Leistungsfähigkeit eingehen. Statisches Stretching erhöht die Leistungsfähigkeit nicht, während bei dynamischem Stretching in einigen Untersuchungen zu beobachten war, dass dadurch die Kraft bei Frauen gesteigert werden konnte. Diesen Ergebnissen gegenüber stehen andere Untersuchungen, die aufzeigen, dass Dehnen die Maximalkraft und die Explosivkraft reduzieren kann.

Wie kommen solch unterschiedliche Studienergebnisse zustande? Zum einen aufgrund individueller Unterschiede (Responder versus Non-Responder, das heißt, es gibt Menschen, die auf eine Maßnahme reagieren – das sind die Responder –, und solche, die das nicht tun – die Non-Responder) und darüber hinaus muss auch das jeweilige Studiensetting genauer betrachtet werden. Was im Endeffekt zu einer Reduktion der Leistung führt, ist entweder der Reduktion des Muskeltonus oder der reduzierten neuromuskulären Ansteuerungsfähigkeit geschuldet. Prinzipiell kann man auch davon ausgehen, dass ein gewisses Maß an Stretching die Aktivität des Sympathikus absenkt, was zu einem geringeren Erregungsniveau führt, das die Leistungsfähigkeit negativ beeinflussen kann.

Somit kann Stretching in manchen Fällen einen Vorteil für die Leistung haben und in anderen Fällen eher von Nachteil sein. Da man beinahe immer einen Kraftverlust riskiert, entscheide ich mich meistens dafür, auf Stretching zu verzichten, um das Risiko einer Verletzung oder Leistungsreduktion zu vermeiden. Aus diesem Grund würde ich kein CRAC vor einem intensiven Krafttraining durchführen. Ich wende es aber durchaus vor einem hypertrophieorientierten – auf Muskelwachstum ausgerichteten – Training in Form von sogenannten Movement Preps an. Als Movement Prep (Prep = Preparation, zu Deutsch: Vorbereitung) werden Bewegungsabläufe bezeichnet, die den Körper auf das folgende Training vorbereiten und damit auch Verletzungen vorbeugen. Hier sehe ich in der Tat einen positiven Effekt von CRAC auf das Krafttraining. Sogar das Training mit der Faszienrolle, oft auch Foam Rolling genannt, zeigt vor einer sportlichen Betätigung einen größeren Nutzen als das Stretching. Foam Rolling verbessert – akut – die Flexibilität, ohne die Leistungsfähigkeit einzuschränken.[5] Die Kraftwerte bleiben konstant, während sich das Maß der Flexibilität verbessert. »Akut«

Sympathikus und Parasympathikus

Das vegetative Nervensystem wird auch autonomes Nervensystem genannt und steuert Körperfunktionen, die wir nur bedingt beeinflussen können. Dazu gehören der Herzschlag, der Puls, die Durchblutung, die Magen-Darm-Aktivität und auch die Atmung. Dieses System ist in drei Teile gegliedert: das sympathische und das parasympathische Nervensystem sowie das enterische Nervensystem. Letzteres wird zwar auch von Sympathikus und Parasympathikus beeinflusst, aber wir lassen es hier außer Acht, weil es – den Magen-Darm-Trakt betreffend – an dieser Stelle nicht unser Thema ist.

Der **Sympathikus** ist der Teil, der Prozesse anregt, für Leistungssteigerung verantwortlich ist und uns in Gefahrensituationen kämpfen oder flüchten lässt. Der **Parasympathikus** als sein Gegenspieler hemmt Prozesse. Er spielt in Ruhe- und Entspannungsphasen eine Rolle und ist auch dafür verantwortlich, dass sich der Körper wichtigen Prozessen wie der Verdauung widmen kann und der Blutdruck nach Aufregung oder Stress wieder auf ein Normalmaß sinkt. Die beiden regulieren sich gegenseitig, ohne dass wir darüber nachdenken müssen; die von ihnen gesteuerten Prozesse laufen weitgehend automatisch ab.

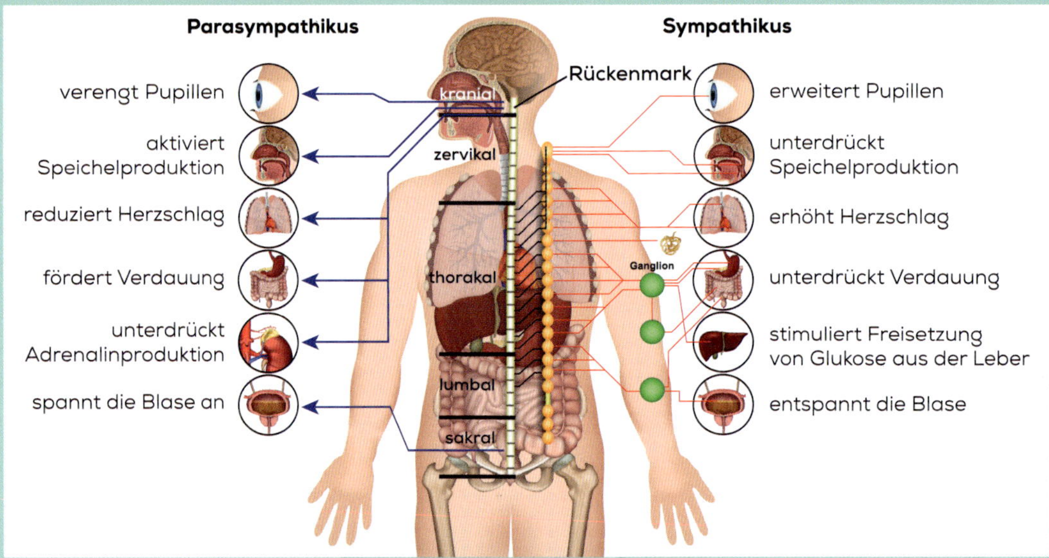

Das autonome Nervensystem steuert unter anderem Herzschlag, Kreislauf, Appetit und Thermoregulation. Es wird aufgeteilt in den Sympathikus und den Parasympathikus.

bedeutet in diesem Kontext, dass sich die Beweglichkeit nur kurzfristig verbessert, es aber keinen anhaltenden Effekt gibt.

Diese Aussage sollte jedoch nicht verwundern, da sich Langzeiteffekte immer nur durch konsequentes und langfristiges Training ergeben. Man sollte niemals nach nur einer oder wenigen Interventionen ein signifikantes und nachhaltiges Ergebnis erwarten. Der Körper muss zuerst adaptieren, das heißt, sich anpassen, was einige Zeit in Anspruch nehmen kann. Foam Rolling besitzt zusätzlich eine sensorische Komponente. Es aktiviert die Rezeptoren der Haut, was meiner Ansicht nach einen der Hauptwirkmechanismen darstellt. Die Haut ist das größte sensorische Organ des Körpers. So ist es nicht verwunderlich, dass eine starke sensorische Aktivierung zu einer verbesserten motorischen Funktion führen kann, da die motorische Fähigkeit immer abhängig von der Verarbeitung sensorischer Reize ist.

Der Sportwissenschaftler Mel Siff hat eine klare Meinung zum Stretching: »Mit anderen Worten: Jede Bewegung sollte so ausgeführt werden, dass Flexibilität, Kraft,

Foam Rolling

Das Foam Rolling ist mit der erhöhten Aufmerksamkeit auf die Faszien zu einem Trend geworden. Wie wir gesehen haben, werden Bindegewebsschichten als Faszien bezeichnet, die sich durch unseren ganzen Körper ziehen und Muskeln und deren Teile, Organe, aber auch Sehnen und Knochen umgeben. Diese Bindegewebsstrukturen können verkleben und somit Spannung auf unsere Muskeln ausüben. Verspannungen, Schmerzen und das Gefühl der Unbeweglichkeit können die Folge sein. Rollen aus Hartschaum – sogenannte Foam Rolls – dienen der Selbstmassage mit dem Ziel, solche Verklebungen zu lösen, wieder Fluss und Flüssigkeitsaustausch in das Gewebe zu bringen und dadurch auch wieder mehr Beweglichkeit zu erreichen. Diese Verklebungen und die aus ihnen resultierenden Bewegungseinschränkungen sind allerdings mehr Theorie als bewiesene Fakten. Eine weitere Theorie besagt, dass das Faszienrollen unser propriozeptives System durch Stimulation der Rezeptoren aktiviert, was wiederum einen positiven Effekt auf unsere Beweglichkeit hat. Hier wird die reduzierte Beweglichkeit nicht auf Verklebungen zurückgeführt, sondern auf eine zu geringe Stimulation. Sicher können wir davon ausgehen, dass es sich umso besser auf unsere Beweglichkeit auswirkt, je mehr wir unseren Körper mit positiven Reizen versorgen.

Schnelligkeit, Kraftausdauer und Bewegungsqualität gesteigert und verbessert werden, sodass gesonderte Stretching-Einheiten weitgehend überflüssig werden.«[6] Beweglichkeitstraining erfolgt demnach optimalerweise aus der athletischen Bewegung heraus. Und Stretching sollte also nicht als eigenständige Trainingsmaßnahme durchgeführt werden, sondern in jedes Training integriert und dort als indirekter Bestandteil einer jeden Bewegung genutzt werden. Dies ergibt Sinn, wenn man berücksichtigt, dass Flexibilität immer kontextspezifisch ist und es selten eine konkrete Vergleichbarkeit von Stretching zu sportartspezifischen Bewegungsmustern gibt. Stretching ist eine erlernte Fähigkeit wie andere Bewegungen auch. Dennoch befürworte ich jegliche Dehnmethoden, wenn es primär darum geht, sich besser zu fühlen und Stress zu reduzieren.

Flexibilität oder die Dehntoleranz verbessern

Jedes Bewegungsmuster benötigt ein spezifisches Maß an motorischer Kontrolle und Flexibilität. Daher bleibt es zweifelhaft, ob unspezifisches Stretching den gewünschten Effekt an erweiterter Flexibilität in der jeweiligen Sportart schafft. Eliud Kipchoge ist der aktuelle Rekordhalter im Marathon und kann in der Vorwärtsbeuge noch nicht einmal seine Füße berühren. Kann man überhaupt mit Stretching die Flexibilität erhöhen? Obwohl Stretching nur langsam die Beweglichkeit erhöht, gibt es dazu eine klare Studienlage: Ja, Stretching erhöht durchaus langfristig die Flexibilität.[7] Die Frage, die man sich stellen sollte, ist vielmehr: Wofür? Wenn Stretching keinen wirklichen Nutzen hat, ist die Frage legitim, was eine höhere Flexibilität bringt.

Meiner Ansicht nach wünschen sich viele mehr Flexibilität nur um der Flexibilität willen. Stretching verbessert das Körpergefühl und man fühlt sich danach weniger steif und eingeschränkt. Das Bewegungsgefühl ist sicherlich ein positiver Effekt des Stretchings, was nicht nur eine positive Wirkung auf das Nervensystem hat, sondern auch Wohlbefinden schafft. Ich zweifle jedoch daran, dass ein gesteigertes Maß an Flexibilität zu einer signifikanten Erhöhung des Wohlbefindens führt: Der Weg – das Stretching an sich – ist demnach das Ziel. In meiner Praxis erlebe ich immer wieder Athleten, die eine gute Beweglichkeit besitzen, sich aber dennoch steif und unbeweglich fühlen. Auch die beweglichsten Athleten können mit einem steifen Rücken aufwachen. Beweglichkeit ist nicht immer objektiv, sondern manchmal einfach nur ein Gefühl (Seite 13).

Wieso verbessert sich eigentlich unsere Flexibilität? Was sind die zugrunde liegenden Mechanismen? Wenn von Stretching gesprochen wird, ist immer eine Verlängerung des myofaszialen Gewebes gemeint, nicht der Muskel allein. Einige Muskeln können zwar verlängert, aber nicht gedehnt werden. Für einige Muskeln gibt es anatomische Grenzen, die Dehnen unmöglich machen. Dazu gehören zum Beispiel kleinere Muskeln wie der *Musculus masseter*, kurz: Masseter, der Kaumuskel, oder die suboccipitale Muskulatur, kleinere Muskeln an der Halswirbelsäule, aber auch größere Muskeln wie der *Musculus pectoralis minor*, der kleine Brustmuskel, oder der *Musculus supraspinatus*, der sogenannte Obergrätenmuskel an der Schulter. Wenn kein adäquater Dehnreiz gesetzt werden kann, kann der betreffende Muskel auch nicht gedehnt werden. Wir sind zwar in der Lage, die Verlängerung des Muskels zu spüren, was aber nicht mit einem signifikanten Dehnreiz gleichzusetzen ist.

Um das Gewebe zu dehnen, muss meist ein starker Reiz gesetzt werden, der das Gewebe zu einer Adaptation zwingt. Doch auch wenn ein Muskel gedehnt werden kann, muss man sich genau anschauen, was genau zu einer Veränderung der Flexibilität beiträgt. Einige Untersuchungen haben ergeben, dass Dehnen zwar die Flexibilität verbessern kann, es aber zu keinerlei Veränderungen im Muskel-Sehnen-Apparat kommt. Entweder sind andere fasziale Bestandteile involviert oder das Dehnen bewirkt primär eine neuronale Veränderung und weniger eine strukturelle.

Eine gängige Theorie besagt, dass Stretching primär die Dehntoleranz erhöht, was zu einer gesteigerten Flexibilität führt.[8] Dies deckt sich mit Untersuchungen, die aufzeigen konnten, dass sich die Flexibilität auch ohne Veränderungen des Gewebes verbessern lässt. Die Dehntoleranz scheint ein wichtiger Faktor beim Stretching zu sein. Durch das konstante Dehnen wird unsere Dehntoleranz erhöht, was es uns ermöglicht, stärker und intensiver in die Dehnposition zu gelangen. Der initiale Dehnschmerz nimmt ab, was zu einer verbesserten Bewegungsamplitude führt. Es scheint tatsächlich so zu sein, dass strukturelle Veränderungen weniger wichtig als neuronale Anpassungen sind.

Um die Dehntoleranz zu verbessern, müssen wir aus der Komfortzone heraustreten und bis zum initialen Dehnschmerz stretchen. Daraus resultiert eine Anpassung an die Belastungsempfindung. Gleichzeitig muss dennoch bedacht werden, dass intensives Stretching die Verletzungsanfälligkeit erhöhen kann (Seite 20). Es gilt also, das geeignete Maß zu finden und sich nicht zu überfordern.

Einige Studien, die Stretching mit Vibrationen kombiniert haben, konnten nachweisen, dass sich dadurch die Flexibilität deutlich erhöhen ließ.[9] Der gedehnte Muskel wurde gleichzeitig mit einem handlichen Vibrationsgerät stimuliert, wobei mit 44 Hertz und einer Amplitude von drei Millimetern gearbeitet wurde – eine interessante Studie, die aufzeigt, dass es sicherlich Verbesserungsmöglichkeiten im Beweglichkeitstraining gibt und man einige Maßnahmen ergänzend nutzen sollte, um noch größere Effekte zu erzielen. Eine verbesserte Beweglichkeitszunahme wurde sogar bei Athleten beobachtet, die bereits eine gute Beweglichkeit besitzen. Stretching kombiniert mit Vibrationen führte zu einem weiteren Anstieg an Flexibilität als Stretching ohne Vibration.

Ich lege den Fokus weiterhin auf gezieltes Mobility-Training und nutze Stretching nur punktuell, sofern es zu der betreffenden Person in die jeweilige Situation passt. Bevor man also dehnt, sollte man sich die primären und essenziellen Fragen stellen: Für wen ist das Training geeignet? Welches Ziel wird damit verfolgt?

Halten wir fest: Mobility-Training ist kein Stretching. Mobility-Training konzentriert sich primär auf eine Reduktion der Dehntoleranz durch komplexe dreidimensionale Bewegungen, die die Funktion des Zentralnervensystems miteinbezieht. Primär geht es um die Verbesserung der Gelenkkoordination innerhalb einer möglichst großen Bewegungsamplitude. Inwieweit sich das Gewebe anpasst, ist unklar. Wahrscheinlich wird dies genauso langsam vonstattengehen wie bei herkömmlichen Dehnmethoden. Doch eine verbesserte Beweglichkeit ist nur eine der möglichen Zielsetzungen beim Mobility-Training. Mobility-Training ist unter anderem dienlich bei der Verletzungsprophylaxe und sinnvoller Bestandteil des Aufwärmens. Außerdem kann es bei chronischen Schmerzen und nach Sportverletzungen hervorragend als Behandlungsmaßnahme eingesetzt werden.

Die Lücke zwischen Beweglichkeit und Mobilität

Jedes Gelenk ist dazu gemacht, sich innerhalb einer spezifischen Bewegungsamplitude zu bewegen. Diese Beweglichkeit wird grundsätzlich in Form einer aktiven und passiven Beweglichkeit unterschieden. »Aktiv« bezieht sich auf die willkürlich ausgeführte und kontrollierte Bewegung, während die passive Bewegung eine von außen geführte Bewegung ist, die keiner neuromuskulären Kontrolle bedarf. Grundsätzlich ist unsere passive Beweglichkeit größer als unsere aktive oder zumindest gleich groß. Jedoch ist die aktive Beweglichkeit nie größer als unsere passive.

Je größer die Lücke zwischen aktiver und passiver Beweglichkeit ist, desto größer ist die Gefahr, dass wir uns verletzen. Wir neigen dazu, uns überwiegend in den Gelenkwinkeln zu verletzen, die wir nicht kontrollieren können. Daher ist beim Beweglichkeitstraining darauf zu achten, dass die aktive und die passive Beweglichkeit einander näher kommen. Ziel ist nicht, eine übermäßig starke passive Beweglichkeit zu schaffen, sondern primär die aktive und die passive Beweglichkeit einander anzunähern. Eine geringe Lücke zwischen aktiver und passiver Beweglichkeit bei gleichzeitig geringem Bewegungsradius schützt eher vor einer Verletzung als eine große Lücke zwischen aktiver und passiver Beweglichkeit bei gleichzeitig großem Bewegungsradius. Daher ist ein möglichst großer Bewegungsradius nicht das vordergründige Ziel beim Beweglichkeitstraining, sondern eine verbesserte neuromuskuläre Kontrolle in dem jeweiligen notwendigen Gelenkwinkel.

Welcher Winkel oder welche Bewegungsamplitude tatsächlich notwendig ist, ist von vielen Faktoren abhängig. Grundsätzlich brauchen wir eine ausreichende Beweglichkeit für tägliche Aufgaben und mögliche Herausforderungen im Alltag. Zusätzlich müssen wir so beweglich sein, wie es die Sportart, die wir betreiben, von uns fordert – und die uns im Sport abverlangte Beweglichkeit unterscheidet sich meist von den Alltagsanforderungen. Als Ergänzung benötigen wir eine Reserve für den Fall der Fälle, falls wir unsere gebräuchlichen Gelenkwinkel aufgrund von unvorhergesehenen Bewegungsmustern wie zum Beispiel Stürzen oder Ähnlichem überschreiten.

Krafttraining als Beweglichkeitstraining

In der öffentlichen Meinung, und teilweise auch bei einigen Trainern und Coaches, gilt immer noch die Ansicht, dass Krafttraining unbeweglich machen würde. Dehnen sei häufig das geeignete Mittel, um beweglicher zu werden. Doch Krafttraining trägt sehr wohl zur Beweglichkeit bei – sofern es bestimmten Regeln folgt und entsprechend der Zielsetzung einer maximalen Bewegungsamplitude (ROM) ausgeführt wird.[10] Interessanterweise sind die meisten, die Krafttraining als Beweglichkeitstraining kritisieren, Personen, die weder das eine noch das andere tun, also selbst weder kräftig noch beweglich sind. Dabei schränkt der Aufbau von Muskulatur erst ab einem gewissen Punkt die Beweglichkeit ein. Viel Muskelmasse führt dann zu einer Weichteilhemmung. Wenn ich aufgrund eines massiven Bizeps Probleme beim Anschnallen im Auto habe, kann ich von einer »massebedingten« Bewegungseinschränkung sprechen. Bis dieses Maß an Masse jedoch erreicht ist, muss viel Mühe und Schweiß aufgewendet werden. Allen anderen Personen, die Probleme damit haben, Muskulatur aufzubauen, sei gesagt: Bis es zu diesem Ausmaß an Weichteilhemmung kommt, muss entsprechend viel Zeit mit Gewichten verbracht werden.

Grundsätzlich schränkt der Aufbau von Muskulatur nicht die Beweglichkeit ein. Probleme in Bezug auf die Beweglichkeit ergeben sich meist nur dann, wenn nicht zielspezifisch trainiert wird. Wird der Fokus beim Krafttraining nur auf die konzentrische Phase, in der ein Muskel gegen einen Widerstand wie beim Stemmen der Langhantel beim Bankdrücken zusammengezogen wird, gelegt oder nur auf bestimmte eindimensionale Bewegungen, die die Freiheitsgrade der Gelenke nicht berücksichtigen, dann kann es durchaus passieren, dass sich die Beweglichkeit des Athleten im Laufe der Zeit einschränkt. Daran ist aber nicht das Krafttraining schuld, sondern ausschließlich die Tatsache, dass nicht beweglichkeitsorientiert trainiert wurde.

Range of Motion: Trainieren in einem effektiven Bewegungsumfang

Wer Krafttraining zur Verbesserung der Beweglichkeit nutzen möchte, muss sich ein wenig mit der Bewegungsamplitude beschäftigen. Die Range of Motion (Seite 17) ist die wichtigste Trainingsvariable, die individuell entsprechend einer Übung und einer

Person abgestimmt werden muss. Die adäquate ROM macht den Unterschied zwischen einer konstanten Muskelspannung während der Übung und einer ROM, die einen potenziellen Schaden zuführt. Eine konstante Muskelspannung liegt nicht automatisch während einer maximalen ROM vor, da die Spannung beziehungsweise Belastung während einer Übung immer unter anderem von dem Widerstandsprofil einer Übung und dem Training gegen die Erdanziehung abhängig ist. So ist zum Beispiel ein im Stehen ausgeführter Bizeps Curl bei maximaler Ellenbogenbeugung (Flexion) im obersten Punkt der Flexion unsinnig, da hier die muskuläre Spannung gegen null geht. Anders sieht dies zum Beispiel bei einem Konzentrations-Curl aus, der im Sitzen und in leichter Vorneigung des Oberkörpers ausgeführt wird und bei dem aufgrund der veränderten Körperlage im Raum die Spannung in der maximalen Ellenbogenflexion am größten ist.

Bei der Bestimmung der jeweiligen Bewegungsamplitude muss also zu Beginn bestimmt werden, welche ROM sinnvoll ist. Jede Kraftübung in der maximalen ROM auszuführen, ist nutzlos, wenn bestimmte Gelenkpositionen ohne Anstrengung beziehungsweise ohne muskuläre Spannung erreicht werden. Kombiniert man jedoch verschiedene Kraftübungen innerhalb eines oder mehrerer Trainingszyklen, schafft die Summe der Bewegungsamplituden ein komplexes Beweglichkeitstraining, das gleichzeitig zu einer strukturellen Anpassung des Gewebes führt. Diese strukturelle Anpassung vollzieht sich nicht nur auf muskulärer, sondern auch auf faszialer Ebene, zu der zum Beispiel Sehnen, Bänder und Gelenkkapseln gehören. Dennoch wird die Anpassung des passiven Bewegungsapparats primär durch Last, also aktive mechanische Beanspruchung, hervorgerufen und weniger durch passive Maßnahmen wie zum Beispiel Foam Rolling. Daher bedeutet ein Krafttraining in einer effektiven ROM immer auch eine strukturelle Anpassung des faszialen Systems, was wiederum der Beweglichkeit im Allgemeinen dienlich ist.

Bevor wir uns dem Thema »Krafttraining als Beweglichkeitstraining« widmen, muss zuerst zwischen Muskeln und Bewegung unterschieden werden. Die ROM eines Muskels bezieht sich immer auf die »Time Under Tension« (TUT), also inwieweit und ob eine ausreichende Muskelspannung innerhalb einer bestimmten Zeitspanne vorliegt. Die ROM einer Bewegung bezieht sich immer auf die Amplitude der vollständigen Bewegung, unabhängig davon, ob die volle ROM auch mit einer durchgehend hohen Muskelspannung gleichzusetzen ist. Zum Beispiel sieht man oft, dass jemand bis zur

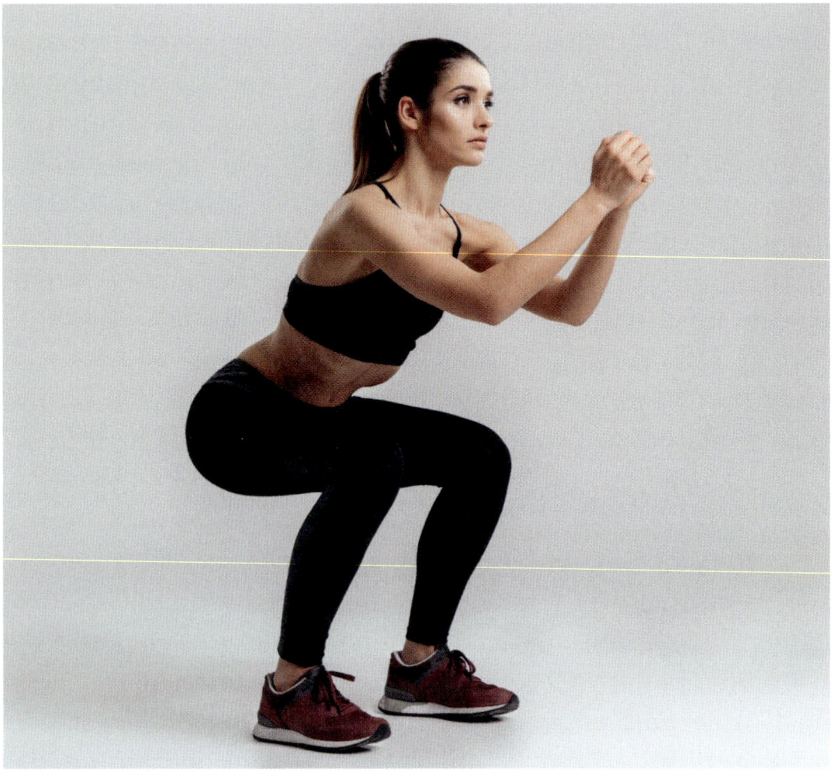

Eine bilaterale Übung wie die Kniebeuge limitiert häufig die maximale Beweglichkeit.

maximalen Hockposition in die Kniebeuge geht, unabhängig davon, ob er die tiefe Position mit einer ausreichenden Muskelspannung kontrollieren kann. In der Aufwärtsbewegung der Kniebeuge reduziert sich bei zunehmender Gelenkstreckung wieder die Spannung, bis die Spannung bei maximaler Streckung der Hüfte gegen null geht. Eine sinnvolle Anpassung kann nur dann erfolgen, wenn die ROM einer Gelenkbewegung durch Kraftübungen vervollständigt wird. Daher ist es immer sinnvoll, Übungen zu streuen beziehungsweise verschiedene Übungen mit unterschiedlichen Bewegungsabläufen zu kombinieren.

Das Training eines Muskels aus verschiedenen Winkeln und Gelenkbereichen ist nicht nur sinnvoll in Bezug auf eine Maximierung der Hypertrophie, sondern auch hinsichtlich der Verbesserung der Koordination und der Beweglichkeit in ebendiesen Bereichen. Betrachten wir zum Beispiel die Beweglichkeit der Hüfte und der Knie, stellt die Kniebeuge mit eine der besten Übungen dar, diese zu trainieren. Die Kniebeuge fordert wie jede Übung eine bestimmte Beweglichkeit, und wenn jemand zum Beispiel durch eine mangelnde Sprunggelenksbeweglichkeit eingeschränkt ist, kann er die Kniebeuge nicht in der vollen ROM ausführen. Die Hüftbeweglichkeit wird in der klassischen Kniebeuge wiederum nicht voll angesprochen, da die Kniebeuge keine Hyperextension, also eine starke Streckung, vorsieht, die zu einer optimalen Hüftbeweglichkeit dazugehört. Um Letztere auch in der Kniebeuge zu trainieren und damit die spezifische ROM innerhalb der Kniebeuge zu erhöhen, können zum Beispiel die Fersen erhöht werden, was unmittelbar die Flexion in den Knien und in der Hüfte erhöht. So erreicht man eine höhere - an die neue Situation angepasste - Flexion. Um jedoch die Hüftstreckung zu trainieren, kann man die Kniebeuge zum Beispiel mit einer Gesäßbrücke (Beckenheben in der Rückenlage) oder einem Hip Thrust (Beckenheben in Rückenlage auf einer Erhöhung wie einer Trainingsbank) kombinieren. Die Kombination und Variation von Übungen schafft und steigert nicht nur einen Hypertrophieeffekt, also den Kraftzuwachs, sondern trägt auch zur Verbesserung der Beweglichkeit bei.

Beweglichkeit sollte also primär unter motorischer Kontrolle in einer möglichst großen ROM trainiert werden. Durch die Kombination von verschiedenen Kraftübungen in unterschiedlichen Gelenkpositionen und Winkeln und durch das Hinzunehmen von externen Gewichten kann die Beweglichkeit spürbar gesteigert werden. Nur weil viele Athleten Krafttraining nicht im Sinne eines solchen bewegungsoptimierenden Trainings ausführen, heißt das noch lange nicht, dass Krafttraining unzureichend oder nicht geeignet für die Erhöhung der Beweglichkeit ist. Ganz im Gegenteil: Ein vielseitiges Krafttraining fördert nicht nur die Beweglichkeit, sondern steigert gleichzeitig auch Stabilität und Kraft innerhalb dieser Beweglichkeit.

Gelenkstabilität im Krafttraining

Wer Krafttraining zur Verbesserung der Beweglichkeit nutzt, tut gleichzeitig auch etwas für die Gelenkstabilität. Krafttraining führt zu einer Gelenkzentrierung - damit ist ein optimales Zusammenspiel der Muskeln, die ein Gelenk zusammenhalten und stabilisieren, gemeint. Ist ein Gelenk nicht optimal zentriert, wird dies die Beweglichkeit reduzieren. Daher ist Stabilität immer eine Grundvoraussetzung von Krafttraining. Dies ist auf der einen Seite gelenkspezifisch zu sehen, das heißt, dass die Beweglichkeit eines Gelenks immer von seiner Position abhängig ist. Arbeiten die zum Gelenk gehörigen Knochen und die Muskeln gut zusammen, so ist auch die

Beweglichkeit optimal. Auf der anderen Seite benötigt die Beweglichkeit der distalen Gelenke, also der Gelenke, die weiter vom Körperzentrum entfernt liegen, gleichzeitig eine proximale – nah an der Körpermitte gelegene – Stabilität. Sie sind also abhängig von der Stabilität der Wirbelsäule. Verbessert sich die Stabilität der Wirbelsäule, führt dies zu einer besseren Mobilität in distalen Gelenken wie Hüfte, Schulter, aber auch Ellenbogen und Knie.

Der Physiotherapeut, Coach und Autor Kelly Starrett hat dies als »spine first« bezeichnet. Die muskuläre Sicherung der Wirbelsäule ist die Grundlage für eine aktive Beweglichkeit der Extremitäten. Und auch Stuart McGill, Professor für Biomechanik und Rückenexperte, sagt, dass eine proximale Stabilität im Allgemeinen notwendig für eine distale Mobilität, also eine Verbesserung der Beweglichkeit der distalen Gelenke, sei.[11] Wir brauchen eine starke Wirbelsäule, da eine instabile Wirbelsäule die Beweglichkeit der genannten distalen Gelenke negativ beeinflussen kann. Daher sind eine Gelenkzentrierung und der Aufbau einer ausreichenden Stabilität, die wir zum Beispiel über Krafttraining erreichen, die Basis für eine optimale Beweglichkeit.

Krafttraining stärkt die Muskulatur von innen

Die kleinsten Einheiten eines Muskels, die Sarkomere, die du bereits in der Illustration auf Seite 25 gesehen hast, werden außerdem durch Krafttraining aktiviert, was ebenfalls zu einer besseren Beweglichkeit führt. Auf eine konzentrische Phase einer Bewegung, die wir gesehen haben (Seite 50), folgt eine exzentrische Phase, in der beispielsweise ein Gewicht kontrolliert herabgelassen wird. Bleiben wir beim Bankdrücken: In Rückenlage senkt der Athlet das hochgestemmte Gewicht kontrolliert Richtung Brust ab. Vor allem solch exzentrisches Krafttraining führt zu der Produktion des Moleküls Titin. Titin ist ein Protein in den eben genannten Sarkomeren der Skelettmuskulatur. Es besteht aus einem elastischen Anteil, der Immunglobulin-Domäne, kurz Ig, die man sich wie eine Feder gefaltet vorstellen kann und die sich aufgrund dieser Struktur ausdehnen kann und elastisch ist, und einem festen Bestandteil, der sogenannten PEVK-Region, die nicht auf diese Weise gefaltet erscheint. Passives Dehnen aktiviert zwar den elastischen, aber nicht den festen Anteil dieses Moleküls. Exzentrisches Krafttraining aktiviert immer beide Segmente. Das Dehnen erfolgt unter Widerstand, weil sich der feste Anteil zuerst an den Dehnreiz anpassen muss. Diese Anpassung führt zu einer kollagenen Verstärkung innerhalb des Muskels. Die Struktur wird dehnbarer, aber gleichzeitig fester, was die Verletzungsanfälligkeit reduziert, die Beweglichkeit steigert und gleichzeitig die muskuläre Leistung erhöht. Ebenso bewirkt exzentrisches Krafttraining eine größere Muskelfaserlänge, was sich ebenfalls positiv auf die Beweglichkeit auswirken kann.

Wird Krafttraining in verschiedenen Winkeln mit einer sinnvollen und möglichst großen ROM betrieben, kann es signifikant zur Beweglichkeit beitragen. Wichtig bleibt hier, das mögliche Bewegungsausmaß im Fokus zu behalten und sich nicht nur auf möglichst schwere Gewichte zu konzentrieren.

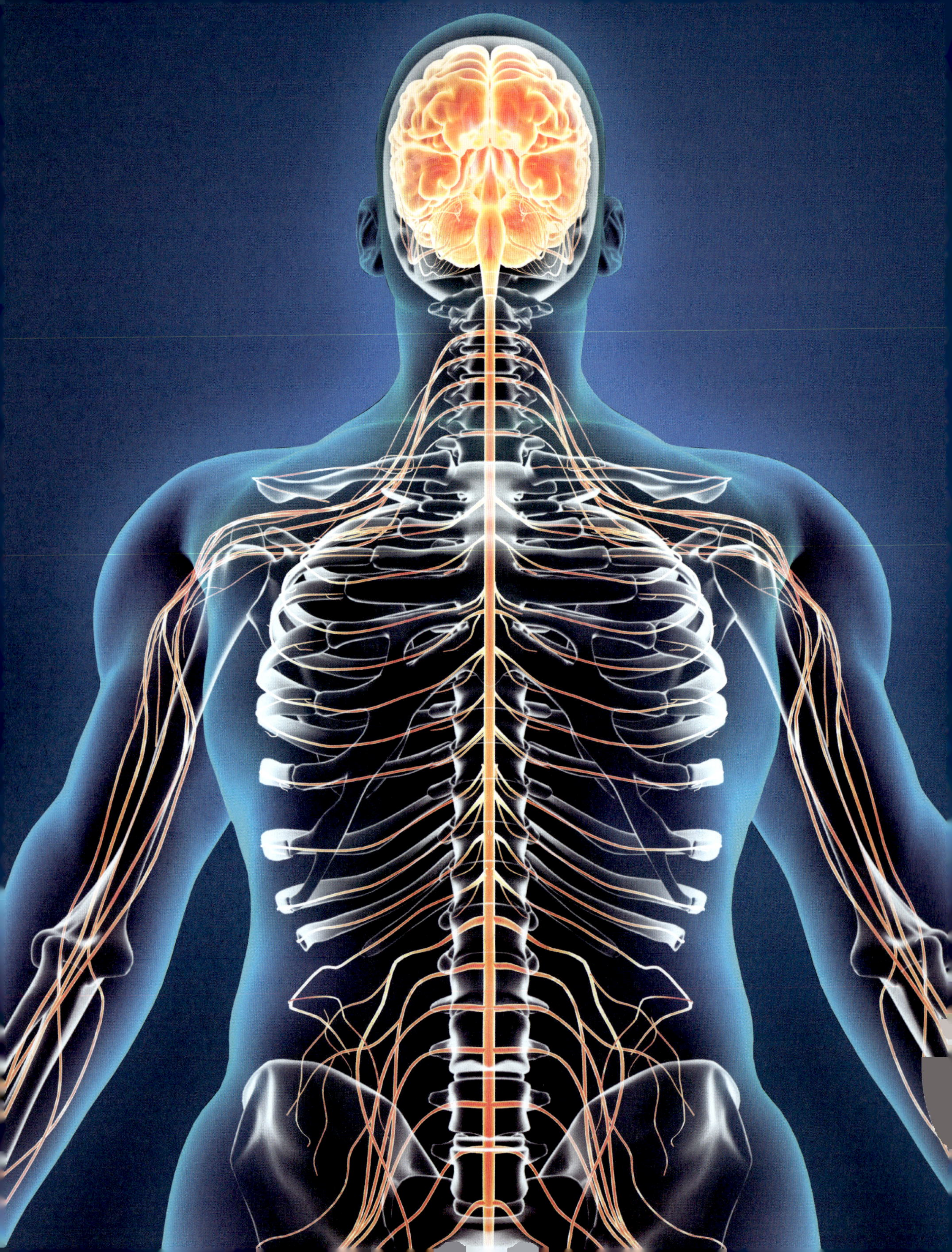

Kapitel 3

Bewegung und unser Gehirn

»The brain is like a muscle.
When it is in use we feel very good.
Understanding is joyous.«

Carl Sagan

Neuroplastizität – Beweglichkeit für lebenslanges Lernen

Das Gehirn ist lernfähig - in jedem Alter. Dabei spielt der Aufbau von Nervenzellen eine große Rolle. Bewegung ist ein wichtiger Faktor, wenn es darum geht, neue Nervenzellen entstehen zu lassen und zusätzlich neue Verbindungen zu schaffen, die Synapsen genannt werden.[12] Das Gehirn verändert sich ständig auf chemischer, funktioneller und struktureller Ebene. Diese Lernfähigkeit beziehungsweise Veränderungen des Gehirns werden als Neuroplastiziät bezeichnet. Der menschliche Körper besitzt etwa 10 bis 100 Milliarden Nervenzellen und jede Nervenzelle geht bis zu 10 000 Verbindungen mit anderen Nervenzellen ein, womit wir auf etwa 100 Trillionen Verbindungen kommen.

Bis in die 1980er-Jahre hinein ist man noch davon ausgegangen, dass wir mit einer festgelegten Anzahl an Nervenzellen geboren werden. Die Tatsache, dass unser Gehirn jedoch immer neue Nervenzellen und Verbindungen zwischen diesen aufbauen kann, ermöglicht es dem Menschen, ein Leben lang zu lernen. Dazu gehören auch neue Bewegungsmuster, was uns befähigt, auch im hohen Alter nicht nur Sport zu betreiben, sondern auch neue Sportarten zu erlernen. Je älter wir werden, desto schwieriger wird es jedoch, neue Bewegungsmuster oder Verhaltensweisen zu erlernen. Muskulär betrachtet liegt dies an der Anzahl der Satellitenzellen, den Stammzellen unserer Muskeln, die wir benötigen, um Muskelfasern wachsen zu lassen. Über Krafttraining können wir diese Satellitenzellen aktivieren, die dann neue Zellkerne schaffen, welche es braucht, damit die Zellen in die Muskelfasern eingebaut werden können. So kommt es zu Muskelwachstum. Fangen wir erst im hohen Alter mit Krafttraining an,

Neurogenese und Synaptogenese

Die Fähigkeit, neue Nervenzellen zu produzieren, wird als Neurogenese bezeichnet; die Fähigkeit, neue Verbindungen zwischen den Nervenzellen zu erzeugen, wird Synaptogenese genannt.

wird es schwieriger, aus den Satellitenzellen neue Zellkerne zu schaffen. Je früher wir also mit dem Krafttraining beginnen, desto besser. Ähnlich verhält es sich auch mit der neuronalen Entwicklung. Das Gehirn ist in jungen Jahren lernfähiger. Dennoch bleiben unser Körper und unser Nervensystem ein Leben lang lernfähig. Dies ist das Prinzip der Neuroplastizität. Sie richtet sich nach der jeweiligen Anforderung. Das Gehirn lernt nach dem Spezifitätsprinzip: Es passt sich exakt dem an, was wir erlernen. Das Ziel beim Beweglichkeitstraining ist nicht nur das Training der Gelenke und Muskeln und die Neurogenese (Kasten links), sondern vor allem die optimale Verknüpfung zwischen Gehirn und Körper. Nur wenn das Nervensystem mit unserem Körper optimal kommuniziert und interagiert, sind Lernen und Leistung möglich.

Use it or lose it

Wie bereits in der Einführung beschrieben, funktioniert unser Körper, aber auch unser Gehirn nach dem »Use it or lose it«-Prinzip. Was wir nicht trainieren oder benutzen, verkümmert im Laufe der Zeit. Um also etwas zu lernen, müssen wir es tun. Je häufiger und zielgerichteter (Spezifitätsprinzip) wir etwas tun, desto besser lernen wir. Dabei spielt beim Lernvorgang nicht nur die Handlung des Lernens eine wichtige Rolle, sondern zum Beispiel auch die Umgebung oder das soziale Umfeld. Aufgrund der Lernfähigkeit und Strukturierbarkeit des Nervensystems sind wir auch in der Lage, neurodegenerative Erkrankungen nicht nur zu behandeln, sondern sogar zu vermeiden.

Zwei der wichtigsten Gehirnareale für die Neuroplastizität sind der Hippocampus und das Kleinhirn. Der Hippocampus ist eine Art Schaltstelle zwischen unserem Kurzzeit- und unserem Langzeitgedächtnis und er beeinflusst auch unsere räumliche Wahrnehmung, die wiederum für unser Beweglichkeitstraining in Bezug auf unsere Umgebung relevant ist. Unser Kleinhirn ist verantwortlich für koordinierte Bewegungen und an der Verarbeitung von Emotionen und der Sprachsteuerung beteiligt. In diesen beiden Strukturen ist die Neurogenese am aktivsten. Das bedeutet, dass Lernen und die Möglichkeit, neue koordinative Fähigkeiten zu schaffen, für unser Nervensystem besonders wichtig sind. Das Erlernen von Bewegungen scheint daher evolutionsbiologisch in uns verankert zu sein. Bewegung ist eine primäre Kernkompetenz unseres Gehirns.

Wenn wir das Prinzip der Neuroplastizität verstehen, fällt es uns auch leichter, neue Bewegungen zu trainieren. Dabei helfen die folgenden Punkte, das Lernen zu optimieren. Werde dir zuerst über deine Ziele klar, damit du deine Möglichkeiten durch das Erlernen neuer Bewegungsmuster maximal nutzt und über diesen Weg neue Kompetenzen erwirbst. Damit es dir leichter fällt, dir über deine Ziele klar zu werden, beantworte für dich die folgenden Fragen im Hinblick auf das Beweglichkeitstraining und definiere, was du damit erreichen möchtest.

- Welches Verhalten möchtest du ändern?
- Was möchtest du Neues erlernen?
- Welcher größten Herausforderung musst du dich dabei stellen?
- Auf welche Errungenschaft bist du am meisten stolz?

Mit der Beantwortung dieser Fragen schaffst du dir eine bessere Grundlage zum Erlernen neuer Bewegungen beziehungsweise Bewegungsmuster. Die Bewegungen bis hin zu komplexen Bewegungsmustern, die ich dir in diesem Buch vorstelle, kombinieren teilweise propriozeptive, visuelle und akustische Aspekte miteinander. Die gleichzeitige Stimulation dieser Bereiche ist für das Gehirn ein regelrechtes Ganzkörpertraining und hilft dir, effizienter zu lernen. Sie bedeutet, dass sich dein Gehirn besser an die neue Situation, die neuen Bewegungsmuster anpassen wird. Merke: Ohne Anpassung des Gehirns wirst du nichts Neues erlernen können.

Betrachte das Erlernen der hier vorgestellten Übungen als Achtsamkeitstraining. Je stärker dein Fokus auf das Neue ausgerichtet ist, desto stärker arbeiten dein Frontallappen und dein Hippocampus, was dich im Lernprozess unterstützt. Achtsamkeitstraining in diesem Kontext ist nichts anderes als zielgerichtetes und bewusstes Lernen. Fokussiere dich dabei nicht nur auf die Dinge, die du bereits kannst, sondern vor allem auf die Dinge, die du (noch) nicht kannst. Zu häufig erlebe ich frustrierte Athleten, die ob einer Bewegung, die sie nicht auf Anhieb schaffen, schnell die Motivation verlieren. Lernen heißt auch, auf dem Weg zur Meisterschaft erst einmal zu versagen. Mit anderen Worten: Erfolg am Ende beinhaltet immer Versagen am Anfang. Lass dich von anfänglichen Misserfolgen also nicht unterkriegen, sondern leiten. Behalte dein Ziel im Fokus und erfahre dich immer wieder neu.

Bewegung ist Treibstoff für das Gehirn

Die primäre Aufgabe unseres Gehirns ist, unser Überleben zu sichern. Dies geschieht erst einmal durch Bewegung. Bewegung bedeutet das Erjagen der Beute und gleichzeitig Schutz vor natürlichen Feinden. Bewegung ist essenziell für unser Überleben, auch wenn wir heute in der Tat nicht mehr darauf angewiesen sind, seit es Lieferservices und das Pizza-Taxi gibt. Dennoch sind wir evolutionsbiologisch dazu bestimmt, uns zu bewegen. Betrachtet man den Aufbau unseres Gehirns, fällt auf, dass viele Areale auf Bewegung ausgerichtet sind. Ohne die Fähigkeit der Bewegung würde unser Gehirn deutlich spartanischer aussehen. Dabei spielt vor allem die Feinmotorik eine wichtige Rolle. Feinmotorik, wie durch die Verwendung unserer Hände, spiegelt die Komplexität unseres Bewegungsrepertoires genauso wider wie die Fähigkeit zum abstrakten Denken und die Fähigkeit, komplexe Sachverhalte zu verstehen. Der Neurowissenschaftler Daniel Holpert hat dies in einem TED Talk »The real reason for brains« 2011 sehr anschaulich dargestellt.[13] Wir haben ein Gehirn, damit wir uns bewegen können. Es dient primär zur Erzeugung von komplexen Bewegungen, dank derer wir mit unserer Umwelt erfolgreich interagieren können, zum Beispiel durch Mimik, Gestik oder soziale Interaktionen wie Tanzen oder Ähnliches.

Gerade die Fähigkeit der komplexen Bewegung und die Anpassungsfähigkeit ist etwas, was uns von anderen Lebewesen unterscheidet. Kein Tier ist so anpassungsfähig wie der Mensch. Keine Maschine kann auch nur im Ansatz mit unserer Bewegungskompetenz mithalten. Das ist Grund genug, gerade diese Bewegungskompetenz und Bewegungsvielfalt ins Mobility-Training zu übertragen, um sie zu erhalten. Die beste Möglichkeit, diese Komplexität zu nutzen, ist nicht, bewegungsrestriktiv, also Bewegungen einschränkend, sondern bewegungsfrei zu denken. Das bedeutet, dass Mobility-Training einen spielerischen Ansatz benötigt und weniger einen Ansatz, der Barrieren aufstellt. Mögliche Barrieren könnten festgelegte Vorgaben sein, in welchen Ebenen und Dimensionen man sich bewegen sollte. Vorgaben sollten hier immer nur als Richtungsanweisungen verstanden werden. Bewegung sollte Kreativität und Improvisationsvermögen als höchstes Ziel haben (Seite 97). Es kann sein, dass es Bewegungsvorgaben oder Empfehlungen gibt, die du an deine individuelle Biomechanik anpassen musst.

Achte darauf, dass du bei deinem Training immer wieder einen »persönlichen Rekord« oder eine Höchstleistung vollbringst. Mache eine neue Erfahrung. Ob dies deine neue persönliche Höchstleistung ist oder eine neue Fähigkeit, ist primär nicht relevant. Dein Gehirn profitiert grundsätzlich von neuen Erfahrungen oder von dem Erlernen neuer Bewegungsmuster. Das Neue ist, wonach das Gehirn strebt. Daher beeinflusst das Erlernen von neuen Bewegungsmustern die Gesundheit des Gehirns. Bleibst du dagegen immer in einer bestimmten Routine, ist das auf Dauer für unser menschliches Gehirn kontraproduktiv. Routine bewirkt ein automatisiertes Verhalten, was zwar in unserem Alltag in manchen Bereichen sinnvoll sein mag und effizient ist, doch wenn es um Bewegung geht, sollten wir aus Routinen ausbrechen.

Mobility-Training kann zwar komplex sein, sollte aber auch frei immer an die eigenen Fähigkeiten angepasst werden. Es gibt nicht den besten Weg oder die beste Übung. Die Bewegung, die der jeweiligen Person guttut und dem Körper hilft, beweglicher sowie stress- und schmerzfreier durch den Alltag zu kommen, ist die richtige und gute Bewegung. Bewegungsqualität und Bewegungsvariationen fördern und erweitern nach und nach unser Bewegungsrepertoire und unsere koordinativen Fähigkeiten. Über diesen Weg und das Zusammenspiel von Körper und Hirn wirkt sich unsere erweiterte Bewegungskompetenz dank der Neuroplastizität auch positiv auf unsere kognitiven Fähigkeiten aus. Dank dieses Sachverhalts ist es uns sogar möglich, neurodegenerative Erkrankungen mithilfe von Bewegung zu heilen.[14]

Mit Bewegung den Wachstumsfaktor BDNF erhöhen und Krankheiten vorbeugen

Es war bereits von Neurogenese und Synapsen die Rede (Seite 58) und dass Bewegung die Bildung neuer Nervenzellen und die Verschaltung dieser im Nervensystem fördert. Dabei spielt unter anderem der Wachstumsfaktor BDNF eine wichtige Rolle. BDNF (brain-derived neurotrophic factor, zu Deutsch: vom Gehirn stammender neurotropher Faktor) ist ein Protein, das für das Wachstum von Nerven im Gehirn mitverantwortlich ist. BDNF verstärkt die Myelinschicht der Nervenzellen, was zu einer besseren Reizübertragung im Gehirn führt. Vor allem bei Erkrankungen wie Alzheimer kommt es zu einem Abbau der Myelinschicht und damit verbunden zu einer Beeinträchtigung kognitiven Verhaltens und des Gedächtnisses. Gleichzeitig übt BDNF einen Schutz der Nervenzellen aus und verhindert deren Abbau, wie es bei neurodegenerativen Erkrankungen und bei entzündlichen Prozessen im Gehirn der Fall ist.

BDNF ist in Zentren, die mit Kognition und Gedächtnisleistung zu tun haben, besonders stark präsent. Ein Mangel an BDNF wird mit Depressionen, Alzheimer und Demenz in Verbindung gebracht. Den Abbau zu verhindern und die Produktion von BDNF zu fördern, ist daher ein sinnvoller Schritt, um das Gehirn vor einem Abbau von Nervenzellen zu schützen. Bewegung ist dabei ein einfaches und probates Mittel, um dies zu tun. Somit ist Bewegung nicht nur für den Erhalt körperlicher Funktionen sinnvoll, sondern auch geeignet, kognitive Fähigkeiten im Alter zu schützen.

Studien haben gezeigt, dass es kaum Unterschiede in der Wirkung diverser sportlicher Betätigungen im Hinblick auf die Produktion von BDNF gibt. Obwohl Intervalltraining in einigen Studien als besonders sinnvoll erachtet wird,[15] zeigt sich, dass Bewegung und Sport generell eine optimale Wirkung auf den BDNF-Spiegel haben. Da BDNF durch Muskelaktionen produziert wird, scheint es ausreichend zu sein, seine Muskeln regelmäßig arbeiten zu lassen. Intervalltraining ist dabei eine Möglichkeit, um die Bildung von BDNF anzukurbeln, Krafttraining eine andere. Grundsätzlich ist daher der regelmäßige Gebrauch unserer Muskulatur sinnvoll. Dabei sollte die Bewegung als solche im Fokus stehen – und eine, die wir gern machen. Je häufiger wir uns bewegen, desto besser. Dabei gilt generell, etwas zu tun, das uns Spaß macht. Das beste Bewegungsprogramm ist sinnlos, wenn es nicht umgesetzt wird. Daher spielt die Art der Bewegung weniger eine Rolle, Hauptsache, wir finden etwas, das uns regelmäßig zur Bewegung animiert. Und innerhalb dessen gilt es, das Neue und das Unerwartete zu integrieren.

Klassisches Intervalltraining wie Laufen oder Radfahren kann zwar sinnvoll sein, meistens sind dies aber automatisierte Prozesse, die routiniert ablaufen und somit nur eine halbe Wirkung haben. Es empfiehlt sich daher, ein Bewegungsprogramm zu schaffen, das nicht nur regelmäßig ausgeführt werden kann und unsere Muskulatur adäquat beansprucht, sondern das uns gleichzeitig die Möglichkeit bietet, neue Erfahrungen zu machen, Bewegungen zu variieren und Bewegung spielerisch zu ergründen. Komplexe Bewegungen, die ein (Er-)Lernen beinhalten, scheinen daher für die Gesunderhaltung des Gehirns am sinnvollsten zu sein. Der Psychiater John Ratey von der Harvard Medical School sagt dazu: »Je komplexer die Bewegung, desto komplexer sind die synaptischen Verbindungen.«[16] Beweglichkeitstraining, wie es hier vorgestellt wird, erfüllt genau diese Ansprüche.

BDNF benötigt Stress und Erholung zugleich

Um BDNF zu produzieren, muss der Körper gestresst werden. Stress ist daher notwendig, um das schützende Protein zu produzieren. Wichtig ist hier, dass nur akuter Stress gemeint ist, wie er beispielsweise durch das Training hervorgerufen wird. Chronischer Stress und Übertraining führen wiederum zu einem Abbau von BDNF. Daneben gilt jedoch auch, die Erholung als Gegenspieler zum Stress zu betrachten. Die biologische Wirkung von BDNF wird durch Serotonin ergänzt - einen Neurotransmitter, der vor allem bei Ruhe und Entspannung ausgeschüttet wird. Ohne Serotonin ist unser Körper nicht in der Lage, das Schlafhormon Melatonin zu produzieren. Melatonin ist wiederum wichtig für einen erholsamen Schlaf, wobei hier vor allem in Tiefschlafphasen wichtige Reparaturprozesse des Körpers stattfinden. Ein guter Schlaf ist umgekehrt auch ein guter Indikator für eine ausreichende Serotoninproduktion, was die Wirkung von BDNF unterstützt. Es gilt also, den Körper regelmäßig zu stressen und ihm das passende Maß an Erholung zu schenken. Ein Gleichgewicht zwischen akutem Stress und Erholung ist die beste Voraussetzung, um BDNF zu produzieren.

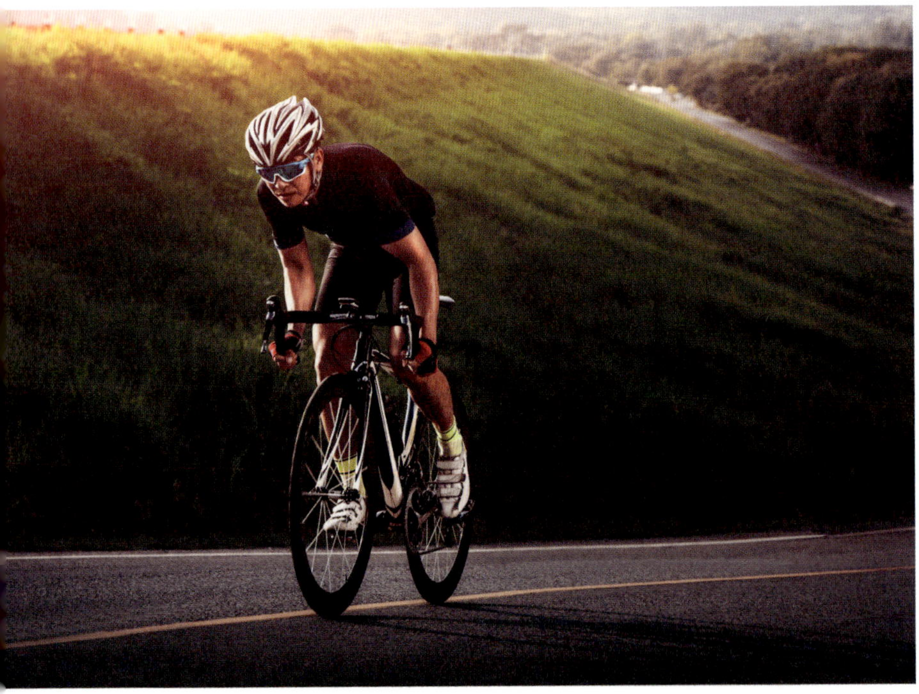

Intensives Radfahren ist eine hervorragende Möglichkeit, um den BDNF zu steigern.

Etwa zehn Minuten intensive körperliche Aktivität am Tag genügen bereits, um BDNF zu produzieren. Dabei spielt regelmäßige Bewegung, wie bereits erwähnt, eine wichtige Rolle. Jeden Tag ein wenig Bewegung ist wirkungsvoller als nur einmal in der Woche eine längere körperliche Herausforderung. Mit Bewegung ist in diesem Kontext eine zielgerichtete sportliche Betätigung gemeint. Am Arbeitsplatz von A nach B zu laufen oder regelmäßig vom Schreibtisch aufzustehen, zählt nicht dazu. Bewegung muss den bereits erwähnten Kriterien folgen: Sie gestaltet sich abwechslungsreich, liegt außerhalb der Komfortzone und wirkt ausreichend als Stressor. BDNF braucht also Intensität. Eine zu geringe Belastung reicht nicht aus, um signifikante BDNF-Werte zu produzieren. Es muss schon etwas mehr sein.

Neben der Produktion von BDNF unterstützt Bewegung auch die Produktion von Dopamin, einem Neurotransmitter, der neben Serotonin für eine positive Stimmung sorgt, vor Depressionen schützt und Motivation und Antrieb fördert. Bewegung fördert darüber hinaus auch den Blutfluss in das Gehirn. Ein geringer Blutfluss ist einer der Hauptgründe für die Entwicklung neurodegenerativer Erkrankungen. Atemübungen (Seite 144–149) können beispielsweise den Blutfluss zum Gehirn verbessern.

Trainiere abwechslungsreich – gehirngerechte Tipps für mehr Beweglichkeit

Eine an der Universität Yale durchgeführte Studie zeigte, wie das Gehirn Unsicherheit zum Lernen nutzt.[17] Wir benötigen zwar Stabilität und Sicherheit als Basis in unserem Leben, damit sich das Gehirn jedoch entwickeln und verändern kann, bedarf es immer eines gewissen Maßes an Unsicherheit. Die Unsicherheit ist es, die unserem plastischen Gehirn hilft, sich weiterzuentwickeln – eine notwendige Fähigkeit, wenn man nicht nur seine Mobilität weiterentwickeln möchte, sondern grundsätzlich alle motorischen und kognitiven Fähigkeiten. Die Studie konnte aufzeigen, dass es im präfrontalen Kortex mehr Aktivität gibt, wenn eine Situation schwer einzuschätzen oder vorherzusagen ist. Eine neue Bewegung, die erst ergründet werden muss, ist in ihrem Ablauf und ihrem Ergebnis weniger vorhersagbar als eine Bewegung, die bereits erlernt worden ist. Dieses Maß an Unsicherheit hilft der Entwicklung des präfrontalen

Kortex, was unter anderem unser Lernvermögen, aber auch unsere Dopaminausschüttung verbessert.

Eine stabile und unveränderliche Umgebung fordert dich nicht heraus. Wenn du dazulernen und sowohl deine kognitiven wie deine körperlichen Fähigkeiten erhalten und steigern willst, schaffe dir immer wieder eine neue Umgebung oder neue Bedingungen, an die du dich anpassen musst. In einem dynamischen Umfeld lernst du besser als in einem stabilen. Im Folgenden gebe ich dir einige Tipps, wie du dir ein dynamisches Umfeld schaffst.

Variiere deine Übungen

Der verstorbene Strength Coach Charles Poliquin sagte einst: »Variation ist der Schlüssel zum Erfolg.« Intuitiv hat er erkannt, dass der Wechsel von Bewegungsabläufen sinnvoll ist, um Ziele besser zu erreichen. Das gilt auch für das Beweglichkeitstraining. Routine schränkt unseren Fortschritt ein, was nicht bedeutet, dass man zwingend immer neue Bewegungsabläufe ausführen muss, sondern vielmehr, dass wir versuchen, Bewegungen immer wieder anders auszuführen. Daher macht es Sinn, einzelne Übungen quasi jedes Mal aufs Neue zu ergründen oder auch die Übungen selbst zu wechseln. »Variiere deine Übungen« ist die Aufforderung, eine komplett neue Übung auszuführen oder eine bestehende Übung, die man bereits beherrscht, ein wenig abzuändern, sodass eine neue Variation entsteht. Nehmen wir die Kniebeuge als Beispiel. Eine Kniebeuge kann in enger oder breiter Fußstellung ausgeführt werden. Jede Veränderung der Standbreite führt zu einer Variation.

Grundsätzlich stellt jede Wiederholung einer Bewegung eine gewisse Variation dar. Wir sind nicht in der Lage, jede Wiederholung auf die exakt gleiche Art und Weise auszuführen. Jede weitere Wiederholung unterscheidet sich immer etwas von der vorherigen, auch wenn das Bewegungsergebnis das gleiche ist. Stellen wir uns vor, ein Dartspieler wirft dreimal hintereinander auf das Bulls Eye und trifft jedes Mal ins Schwarze. Ein Beobachter geht zunächst davon aus, dass jeder Treffer exakt dieselbe Bewegung erfordert, da das jeweilige Ergebnis immer exakt identisch ist. Doch es gibt immer kleine Abweichungen, da wir ein biologisches, adaptives System und keine Maschine sind. Die Absicht, der Anspruch ist, gerade trotz dieser minimalen möglichen Abweichungen dasselbe Ziel zu erreichen. Dreimal hintereinander dasselbe Ziel zu treffen, ist, als würde man dreimal hintereinander dieselben Störsignale ausblenden. Dabei ist zwar von außen betrachtet jeder Dartwurf exakt identisch, motorisch betrachtet gibt es jedoch immer eine kleine Variation, sodass jeder Wurf automatisch eine neue Bewegung darstellt. Diese Variabilität ist kein Fehler, sondern ein Merkmal dynamischer biologischer Systeme. Ähnlich wie bei der Herzfrequenzvariabilität, bei der eine größere Variabilität im Herzschlag ein Indikator für kardiovaskuläre Gesundheit ist. Variation ist daher nicht nur der Schlüssel zum Erfolg, Variabilität ist auch ein Marker für körperliche Gesundheit.

Mein Tipp: Konzentriere dich zu Beginn deines Trainings auf eine Übung, die du bisher noch nicht oder schon lange nicht mehr gemacht hast. Suche dir für dein Warm-up immer eine neue Übung aus. Beim CrossFit gibt es immer ein sogenanntes Workout of the Day (WOD). Dieses findet man auf der offiziellen CrossFit-Internetseite, doch jede CrossFit-Box hat auch ihr eigenes WOD. Das Training bleibt somit immer ein Stück weit unvorhersehbar.

Schaffe dir eine dynamische Umgebung

Es gibt bestimmte Umgebungen, die mehr zu einer Veränderung einladen als andere. Fitnessstudios mit festen Trainingszirkeln, bei denen die Reihenfolge und die Bewegungsabläufe festgelegt sind, sind alles andere als dynamisch. Meistens handelt es sich um Zirkel, bei denen die Übungszeit und vielleicht sogar das Bewegungstempo streng getaktet sind. Die Dynamik in solchen Übungszirkeln ist beinahe gleich null und sicherlich nur sinnvoll für motorisch stark eingeschränkte Personen oder Kunden, denen man nicht viel Aufmerksamkeit auf der Trainingsfläche schenken möchte. Dahingegen ist ein leerer Raum mit einer sogenannten Monkey Bar, einer Art Klettergerüst, ein paar Ringen und Kleingeräten wie Trainingsbändern viel dynamischer, da er mehr Variationsmöglichkeiten zulässt. Je variabler eine Trainingsumgebung in Bezug auf die Trainingsmöglichkeiten ist, desto dynamischer kann das Training erfolgen. Dabei braucht es gar nicht viel, um eine adäquate Trainingsumgebung zu schaffen. Je minimalistischer die Umgebung ist, desto mehr zwingt es den Lernenden zu freien Bewegungen, weg von den gesteuerten und geführten Bewegungen klassischer Trainingsgeräte.

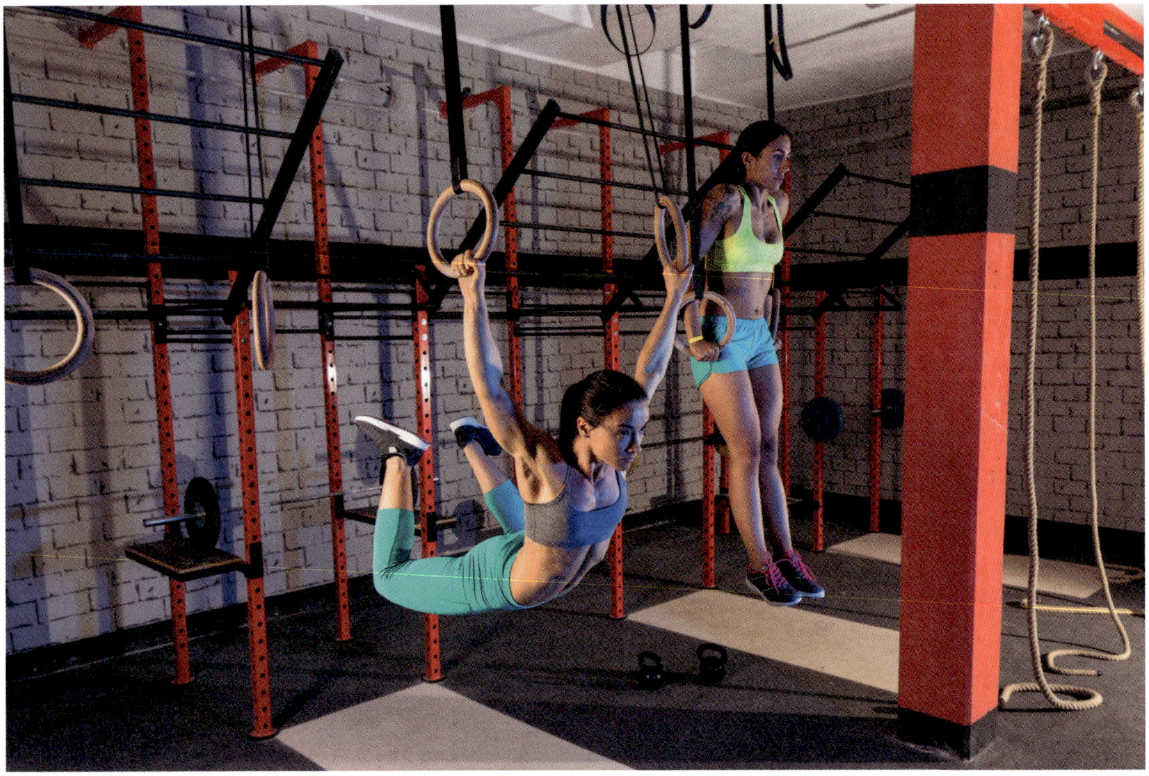

Das Training an Ringen ist zwar für Fortgeschrittene, bietet aber viel Variationsmöglichkeiten.

Mein Tipp: Nutze Geräte, die du bisher nicht genutzt hast. Wenn du nur Mobility ohne Kleingeräte gemacht hast, nutze nun Powerbands (elastische Widerstandsbänder) zur Unterstützung. Hast du schon mit Powerbands trainiert, versuche, dein Beweglichkeitstraining an Ringen auszuführen.

Trainiere mit einem Partner

Durch das Training mit einem (neuen) Partner schaffst du Momente, die du nicht so gut vorhersagen kannst. Wenn du allein trainierst, hast du meist deine Routine, deinen festgefahrenen Ablauf. Das Training mit einem (neuen) Partner oder sogar wechselnden Partnern zwingt dich zu einer stärkeren Anpassung und damit zu mehr Variabilität. Du musst dich auf deinen Partner einstellen, denn er verfügt wahrscheinlich über eine andere Bewegungskompetenz, vielleicht sogar über einen anderen Zugang zum Beweglichkeitstraining, was mehr Abwechslung bringt und dein eigenes Training bereichert. Du musst dich ein Stück weit an ihn anpassen. Diese Anpassung – auf beiden Seiten, denn auch er muss sich auf dich einstellen – schafft eine dynamische Trainingssituation, die dich aus deiner Komfortzone bringt.

Mein Tipp: Trainiere regelmäßig mit Freunden oder suche dir einen Trainingspartner. Nimm Kontakt mit anderen Personen auf, die ähnliche Ziele haben wie du. Es gibt genug Gruppen in den sozialen Medien, mit denen du dich zusammenschließen kannst. Sprich mit anderen Mitgliedern in deinem Fitnessstudio oder schließe dich einem Verein an. Damit erwirkst du nicht nur eine größere Bewegungsvielfalt, sondern du schaffst auch die Grundlage für eine stärkere soziale Interaktion mit anderen, was deine Trainingsmotivation ebenfalls nachhaltig verbessern kann.

Schaffe dir Meilensteine

Ein Ziel zu erreichen, ist nicht nur harte Arbeit und Disziplin. Wenn man weiß, wie das Gehirn Produktivität steuert, können wir nicht nur unsere Ziele im Training, sondern auch im Alltag und im Beruf besser steuern. Hier gilt: Je erfolgreicher wir bei dem sind, was wir tun, desto besser speichert unser Gehirn die Informationen, wie wir dahin gekommen sind. Jedes Mal wenn wir ein Ziel erreicht haben, produziert unser Gehirn Dopamin, was den sogenannten dopaminergen Pfad (auf Dopamin reagierenden Pfad) aktiviert, was wiederum zu einer besseren Gedächtnisleistung und Motivation für die Zukunft führt. Dopamin ist ein chemischer Botenstoff in unserem Gehirn und wichtig für Antrieb und zielgerichtetes Handeln. Ist genügend Dopamin vorhanden, steigt unsere Konzentration, wir können uns besser fokussieren und wir sind gewillt, diese Erfahrung in Zukunft wieder zu machen. Wir lernen besser durch Erfolg und durch kleine kurzfristige Ziele erreichen wir sicherer unser langfristiges Ziel. Dabei steht nicht nur die Zielerreichung als solche im Vordergrund, sondern im besten Fall auch eine unerwartete Zielerreichung. Je unerwarteter der Erfolg oder das Erlebnis ist, desto stärker ist die Dopaminausschüttung.

Stellen wir uns vor, dass du ins Gym gehst und dabei nur wenig motiviert bist, deine Leistungsbereitschaft nicht gerade sonderlich hoch ist. Dennoch läuft dein Training gut und du stellst sogar einen persönlichen Rekord auf. Da dieses Ergebnis unerwartet kommt, ist die Belohnung in Form einer stärkeren Dopaminausschüttung größer, als ursprünglich vorauszusehen war. Denn Dopamin ist nicht nur an Erfolg gebunden, sondern primär an das Erleben eines unerwarteten Ereignisses. Vielleicht hast du zwar auf ein solches Erfolgserlebnis gehofft, aber in dem Beispiel eines unerwarteten persönlichen Rekords (PR) ist das Erleben der Leistung eine neue Situation. Ein PR führt zu einer konstanten und dauerhaften Produktion von Dopamin und zum Wunsch, dieses Gefühl immer wieder zu erlangen. Umgekehrt ist Misserfolg maßgeblich ursächlich für hohe Drop-out-Quoten in kommerziellen Fitnessstudios, also dafür, dass

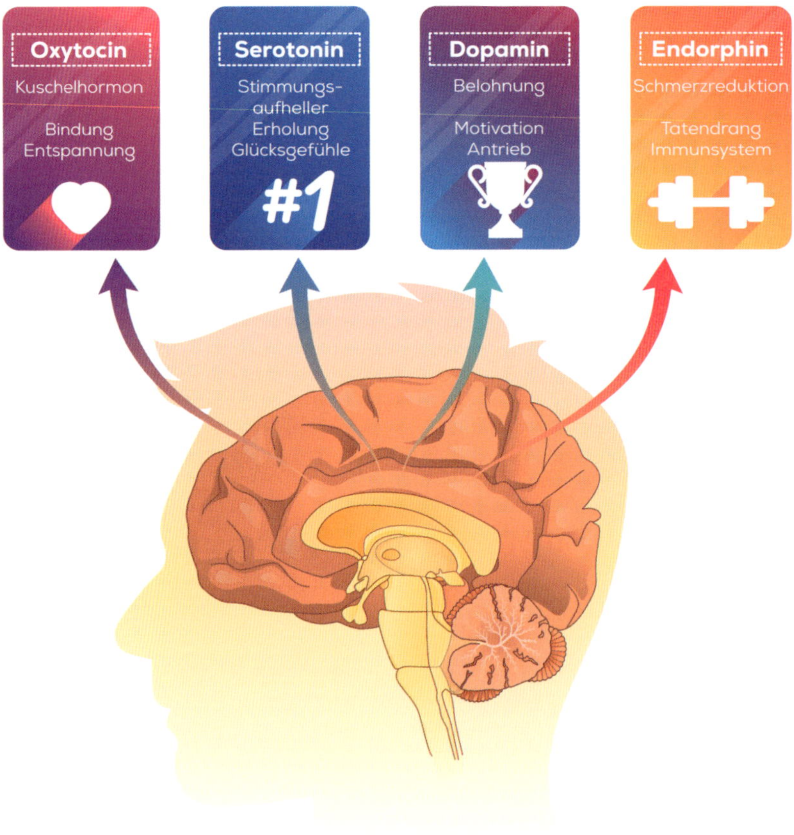

Dopamin zählt zu den Endorphinen und ist für Motivation und Antrieb verantwortlich.

Mitglieder kündigen. Während in den CrossFit-Boxen die Community gelebt wird, PR angepriesen und die Erfolge sogar gemeinsam gefeiert werden, sucht man in den meisten klassischen Fitnessstudios leider vergeblich danach.

Das langfristige Training funktioniert am besten mit einer konkreten Zielsetzung. Diese sollte in kleine Schritte aufgespalten werden, um die größtmögliche Erfolgswahrscheinlichkeit bieten zu können. Kleine Ziele sorgen für eine konstante Dopaminausschüttung. Dies verbessert unseren Lernprozess, hält uns motiviert und vereinfacht die Erreichung des großen langfristigen Ziels. Dabei ist es sinnvoll, eine Vision zu haben oder eine klare Vorstellung von dem langfristigen Ziel. Hierfür benötigen wir Meilensteine, die uns auf dem Weg helfen. Diese schaffen wir uns am besten mit einer guten Programmplanung oder Periodisierung. Eine solche Programmplanung richtet sich daher nicht nur an die Adaptation des muskuloskelettalen Systems, sondern auch an die Physiologie unseres Gehirns. Eine Periodisierung umfasst eine Vielzahl kleiner Ziele, die zusammengenommen zu dem übergeordneten Ziel führen.

Baue dein Training periodisch auf. Jeden Zyklus solltest du dabei ähnlich wie bei einer Blockperiodisierung mit mindestens einem Ziel versehen. Schaffe dir innerhalb des Zyklus Meilensteine. Diese können in Form von sogenannten Benchmarks vorliegen. Benchmarks helfen dir, eine Struktur in deinem Training zu finden und dich Schritt für Schritt deinem Ziel zu nähern. Benchmarks sind Meilensteine, die dafür sorgen, dass du konstante Erfolge verzeichnest und nicht die Motivation verlierst. Gleichzeitig zeigen sie dir einen Weg für dein übergeordnetes Ziel auf.

Wenn sich dein Umfeld ändert, muss sich das Gehirn anpassen und Neues lernen. Neue Situationen stimulieren das Gehirn stärker als gewohnte Situationen und Umgebungen. Daher braucht es immer ein gewisses Maß an Veränderung, um neue Bewegungsmuster zu erlernen oder aus den alten Mustern auszubrechen. Dabei musst du nicht alles über den Haufen werfen. Lernen erfolgt schrittweise. So ähnlich, wie du ein festgefahrenes Verhalten selten von einem Tag auf den anderen ändern kannst, solltest du dir auch für das Bewegungslernen Zeit nehmen und nicht versuchen, alles auf einmal zu verändern.

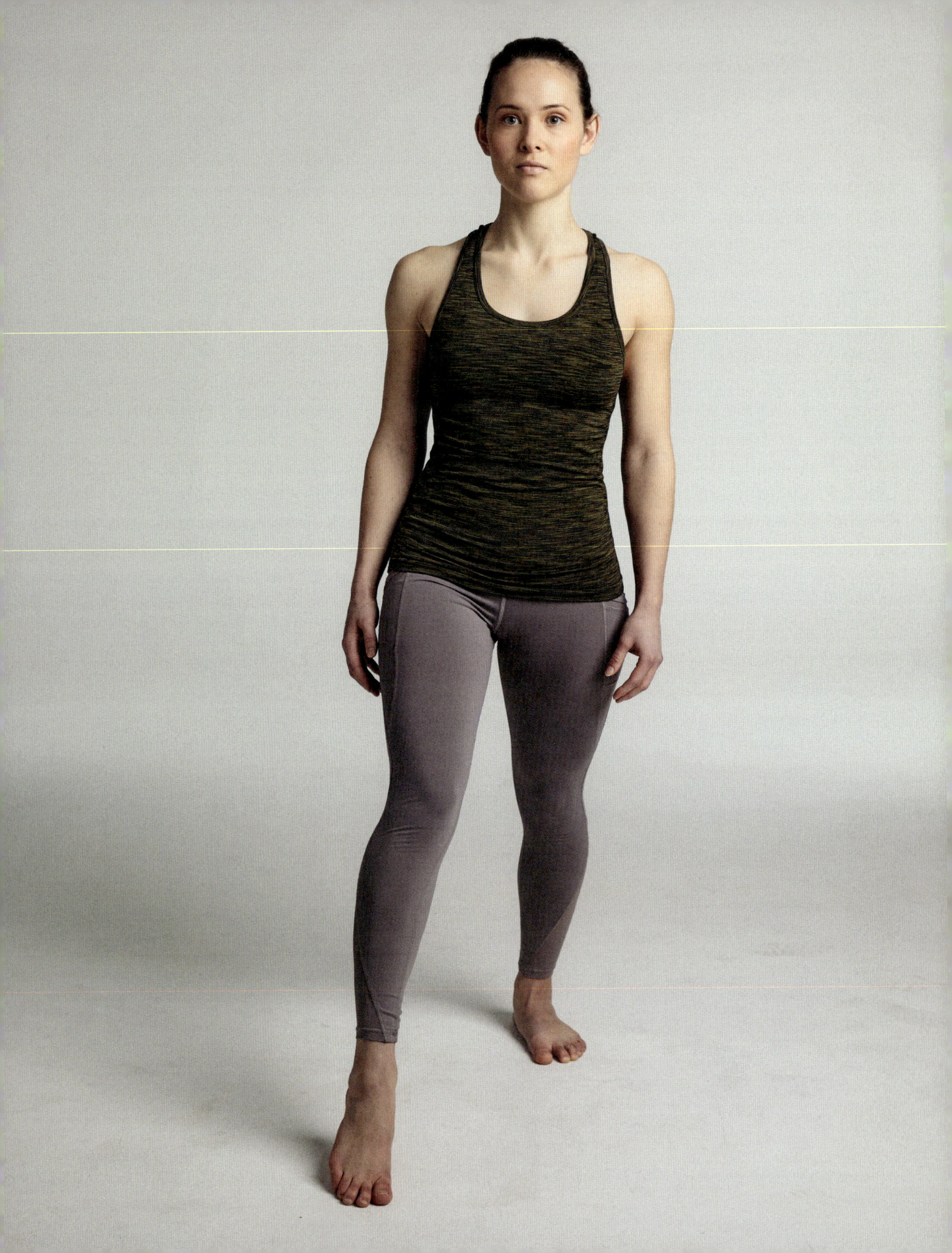

Kapitel **4**

Dein Training – die Grundlagen

»Speed is not your friend if you don´t know what you are doing. Don´t hide your inadequacies with speed.«

Dan Inosanto

Welche Parameter dich weiterbringen

Um dein Mobility-Training sinnvoll planen zu können, benötigst du mehr als nur die Auswahl der für dich relevanten Übungen. In der Trainingslehre gibt es neben der Wahl der Übung auch weitere Variablen, die dir helfen, dein Training zu steuern. Die Trainingsvariablen helfen, das Training zu strukturieren, zu variieren und die optimale Belastung entsprechend der jeweiligen Anforderung zu finden. Im Beweglichkeitstraining sind Kontrolle und Tempo sowie Häufigkeit am wichtigsten.

Wie schnell du trainieren solltest – Kontrolle und Tempo

Mobility bezieht sich auf das Ausmaß oder die Fähigkeit der Kontrolle einer Bewegung in einer möglichst großen Bewegungsamplitude. Dabei ist vor allem die Koordination am Ende der Bewegungsamplitude das entscheidende Kriterium. Je höher das Bewegungsausmaß in den Gelenken, desto stärker ist die Mobilität. Koordination und Kontrolle sind an dieser Stelle synonym zu verstehen. Die Koordination bezieht sich auf eine effiziente Bewegungsabfolge oder Bewegungsausführung, während Kontrolle sich auf die Aufrechterhaltung der Bewegungsabfolge konzentriert. Der primäre Faktor für eine optimale Mobilität ist die Qualität der Bewegung, direkt gefolgt von der Quantität. Wie der US-amerikanische Strength Coach Mike Boyle, der einen sehr funktionellen Ansatz im Krafttraining hat, zu sagen pflegt: »Bewege dich erst gut und dann viel.« Stelle Quantität niemals über die Qualität. Quantität ohne Qualität beinhaltet vielleicht eine große Bewegungsamplitude, jedoch ohne optimale Kontrolle. Das Fehlen der Kontrolle dagegen erhöht unter anderem die Verletzungswahrscheinlichkeit - und das kannst du vermeiden.

Kontrolle zeigt sich im Tempo einer Bewegung und du kannst sie an der Kraft, die eine Bewegung erfordert, ermessen. Je langsamer eine Bewegung ausgeführt wird, desto schwieriger ist sie zu kontrollieren. Häufig wird davon ausgegangen, dass eine schnelle Bewegung gleichzusetzen ist mit mehr Qualität - das stimmt aber nicht. Schnelle Bewegungen überdecken nicht selten Bewegungsfehler, die erst bei einer langsamen Durchführung auffallen. Wir stoßen in diesem Zusammenhang auch auf sogenannte Sticking Points, kleine Bewegungsfehler, die die Bewegung »unrund« wirken lassen, wie einen stotternden Motor. Die Fehler treten jedoch häufig nur innerhalb eines bestimmten Winkels einer Gelenkbewegung auf. Schnelle Bewegungen überdecken solche Bewegungsfehler und Defizite. Übe deshalb zunächst einmal, eine Bewegung langsam auszuführen. Kraft setzt Kontrolle voraus. Wenn in einem bestimmten Gelenkwinkel keine Kraft aufgebracht werden kann, bedeutet dies im Umkehrschluss, dass keine Kontrolle in dieser Gelenkstellung vorhanden ist. Die Bewegung ist vielleicht quantitativ groß, aber qualitativ nicht hochwertig. Mobility möchte beides und Kontrolle ist hierbei das A und O. Vielen Athleten ist oft nicht bewusst, eine Bewegung kontrolliert auszuführen, sie möchten möglichst sofort eine große Bewegungsamplitude erreichen. In diesem Fall frage ich gern: »Was ist dein Ziel?« Wenn jemand einen Spagat erlernen möchte, hat dies weniger mit Mobilität als vielmehr mit Flexibilität zu tun und die Frage nach der Zielsetzung stellt sich.

Viele Athleten gehen davon aus, dass ein hohes Maß an Beweglichkeit mit einem geringeren Gefühl von Steifigkeit gleichzusetzen ist. Sie glauben, Flexibilität und Mobilität würden dieses Problem beheben und sie würden sich beweglicher fühlen, wenn sie flexibler geworden sind. Das ist jedoch nicht unbedingt so, denn das aktuelle Bewegungsausmaß hat nicht zwingend etwas mit der Empfindung der Bewegungsqualität zu tun (Seite 13). Daher stellt sich die Frage: Wie viel Bewegungsausmaß braucht man wirklich und wofür? Diese Frage lässt sich im Kontext einer bestimmten Sportart relativ einfach beantworten. Ein Athlet benötigt so viel Mobilität, wie es für seinen jeweiligen Sport und vielleicht für eine bestimmte Spielposition relevant ist. Mehr Beweglichkeit bedeutet nicht zwingend mehr Leistung und nicht zwingend eine geringere Verletzungswahrscheinlichkeit.

Selbstverständlich kann Mobilitätstraining auch einem Selbstzweck unterliegen. Es macht Spaß, du fühlst dich dadurch grundsätzlich besser. Doch viele Freizeitsportler führen es nur deshalb aus, weil es erforderlich ist: gut für den Körper, notwendig für den Sport oder das Training oder sinnvoll bei vorliegenden Schmerzen. Was das Tempo angeht, unterscheide ich grundsätzlich folgende Tempovorgaben:

- **Super Slow Motion Speed:** eine Bewegung in Zeitlupe, fördert die motorische Kontrolle und die Neuroplastizität.
- **Slow Motion Speed:** langsame und bewusste Bewegungen, die je nach Übung und Gelenk drei bis zehn Sekunden dauern können.

- **Standard Speed:** das häufigste Tempo, das viele intuitiv ausführen; meist sind dies etwa ein bis fünf Sekunden in einer kontrollierten Bewegung.
- **Athletic Speed:** explosiv, so schnell wie möglich; hier liegt die größte Übertragbarkeit zu vielen sportartspezifischen Bewegungen.

Die Tempovorgaben überlappen sich und stellen nur eine ungefähre Einordnung dar. Ziel sollte es sein, das komplette Spektrum an Tempi bei jedem Drill durchführen zu können. Nur so schaffst du Variationen und gibst neue Impulse. Langsame Bewegungen fördern die Neuroplastizität, explosive Drills sind eine optimale Brücke zu vielen schnellkräftigen Sportarten wie Fußball, Handball und dem olympischen Gewichtheben. Das Tempo sollte genauso variiert werden wie die anderen trainingsrelevanten Variablen. Erinnerst du dich? Variation ist der Schlüssel zum Erfolg.

Die in diesem Buch vorgestellten Mobility-Übungen (Drills) werden ohne zusätzliche Last ausgeführt. Drills, die mit einem externen Gewicht ausgeführt werden, werden auch als Loaded Drills bezeichnet. Sie sind quasi der Übergang vom Beweglichkeitstraining zum Krafttraining. Doch du hast bereits in Kapitel 2 erfahren, dass sogar klassisches Krafttraining sinnvoll ist, um die Beweglichkeit zu steigern. Loaded Drills sind daher primär eine Methode, die gängigen Mobility-Übungen durch mehr Gewicht zu »überladen«, was auf der einen Seite eine Variation darstellt und auf der anderen Seite eine stärkere Anpassung des Bewegungsapparats erfordert. »Loaded« bezieht sich daher immer auf ergänzenden Widerstand, zum Beispiel durch die Nutzung von Bändern oder durch zusätzliche Gewichte.

Im Laufe der Zeit gewöhnst du dich an die Drills, sodass es sinnvoll sein kann, zusätzliche Lasten zu nehmen. Damit sich dein Körper und dein Gehirn an die neuen Herausforderungen anpassen können, sollten dein Körper und dein Nervensystem stetig herausgefordert werden, um einen signifikanten Effekt zu erzeugen. Wenn dein Körper stärker werden soll, musst du nach und nach eine höhere Belastung wählen. Eine höhere Belastung erreichst du, indem du häufiger trainierst (Volumen und Frequenz) oder die Intensität beziehungsweise Spannung steigerst. Daher ist es sinnvoll, nach einiger Zeit beispielsweise das Gewicht zu erhöhen, damit sich der Körper weiter anpassen kann. Tust du das nicht, werden die Drills weniger wirkungsvoll als zu Beginn deines Trainings, da du auf einem bereits erreichten Niveau stagnierst.

Mobility-Übungen werden langsam ausgeführt

In der Regel bewegen wir uns immer in einem Tempo, das uns angenehm ist. Je nach Bewegung kann das schneller oder langsamer sein. Eine Abweichung nach oben (schneller) oder unten (langsamer) führt meistens zu einer Verschlechterung der Koordination. Im Sport werden schnelle Bewegungen sehr oft unsauber und wirken tollpatschig oder überstürzt. Die Verletzungswahrscheinlichkeit ist bei schnellen Wiederholungen höher als bei langsamen, kontrollierten Bewegungen. Bewegen wir uns langsamer als gewohnt, kann jedoch ebenfalls die Bewegungsqualität leiden - die Bewegungen wirken abgehackter, es fehlt ein konsistenter Bewegungsfluss. Der Fokus auf langsamen Bewegungen kann diese koordinativen Lücken schließen und zu einer Verbesserung der Bewegungsqualität führen.

Langsame Bewegungen schärfen das Bewusstsein für die spezifische Kraftaufwendung in dem jeweiligen Gelenkwinkel. Der Faktor Langsamkeit ermöglicht es, konstant die propriozeptiven Signale, die die Bewegung anstoßen, zu verarbeiten und sich bewusst an die Kraftsteuerung anzupassen. Hier hast du Zeit zur Korrektur. Langsame Bewegungen trainieren also die Bewegungseffizienz und die Steuerung der Kraftleistung innerhalb der Bewegung. Das führt zu einer verbesserten Koordination, was zu einer höheren Fähigkeit zur Relaxation innerhalb der Bewegung führt.

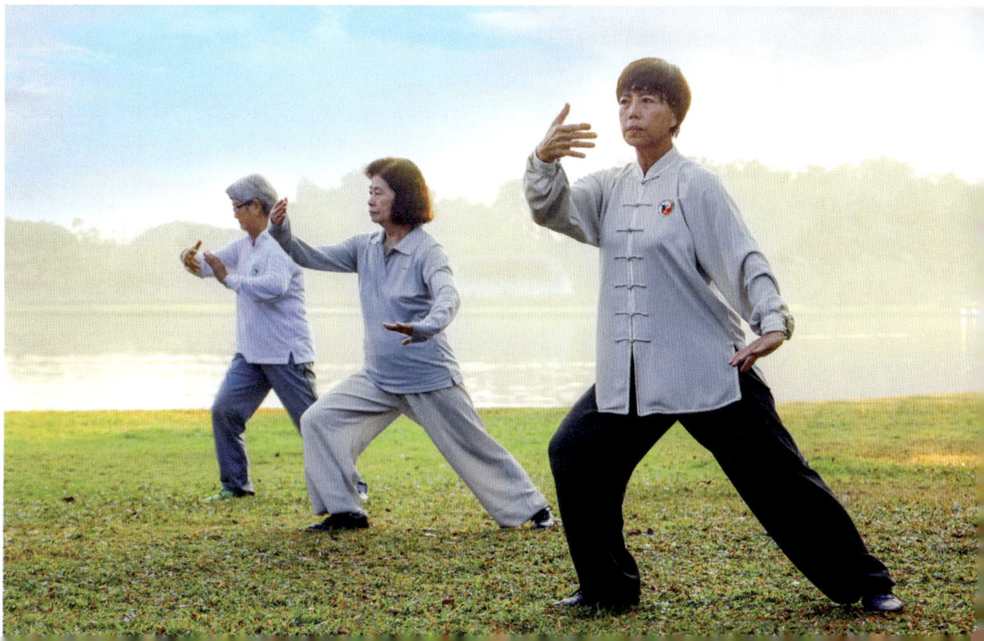

Tai-Chi ist ein Beispiel für eine kontrollierte und langsame Bewegung mit einem starken Fokus auf die Bewegungsqualität.

Das langsame Tempo verbessert die Wahrnehmung und die Muskeln lassen sich besser bewusst ansteuern. Somit wird die kortikale Aktivität erhöht, was wiederum zu einem stärkeren Lerneffekt führt. Langsame Bewegungen wirken also stärker auf die Neuroplastizität als schnelle Bewegungen.

Schnelle Bewegungen hingegen sind oft zielgerichtet, während langsame Bewegungen ein höheres Maß an Propriozeption und Interozeption ermöglichen und so den explorativen Aspekt fördern. Die Aufmerksamkeit ist bei interozeptiven Übungen also stärker auf das Fühlen und Erleben gerichtet und sie fördern über die Konzentration gleichzeitig die Entspannungsfähigkeit. Langsame Bewegungen wie im Tai-Chi erinnern in diesem Sinne deshalb stark an Achtsamkeitsübungen.

Wie oft du trainieren solltest – Dauer und Intensität

Ähnlich wie beim klassischen Krafttraining gibt es einige relevante Trainingsvariablen, nach denen du dich richten kannst, was die Häufigkeit und den Umfang des Trainings betrifft. Die Variablen heißen Volumen, Intensität und Frequenz.

Das **Volumen** bezieht sich auf die Anzahl an Wiederholungen innerhalb einer Trainingseinheit. Werden zum Beispiel 15 Wiederholungen am Stück ausgeführt, bestimmt dies das Volumen dieser Übung. So wird das Volumen für jede einzelne Übung festgelegt. Sollen mehrere Durchgänge mit 15 Wiederholungen durchgeführt werden, spricht man von Trainingssätzen. Die Berechnung mehrerer Trainingssätze multipliziert mit der Anzahl der jeweiligen Wiederholungen einer Übung beschreibt das Gesamtvolumen. Im Mobility-Training lässt sich statt mit Wiederholungen auch mit Zeit rechnen. Ich empfehle meinen Kunden oft ein bestimmtes »zeitliches Volumen«, sodass sie sich mehr auf die Ausführung als auf die korrekte Anzahl der Wiederholungen konzentrieren können. Die Konzentration auf eine konkrete Wiederholungsvorgabe kann den Fokus weg von der Übungsqualität auf einen äußerlichen Faktor lenken, was die Ergebnisse schmälern kann. Ein Trainingsreiz sollte etwa 30 bis 60 Sekunden dauern, um im Hinblick auf die Neuroplastizität langfristig eine zentralnervöse Anpassung zu erzeugen.

Die **Intensität** ist als subjektiv empfundenes Maß der Anstrengung zu verstehen. Je größer die Anstrengung empfunden wird, desto höher ist auch die Intensität. Dabei

Borg-Skala	
0	Ruhe
1	sehr leicht
2	leicht
3	moderat
4	schon härter
5–6	hart
7–8	sehr hart
9	wirklich sehr hart
10	maximal, mehr geht nicht

geht es nicht um die Komplexität oder eine zusätzliche Last bei einer Übung, die diese erschwert, sondern tatsächlich nur um das Anstrengungsgefühl. Diese subjektive Variable ist wichtig, da sie die einzige ist, die das Gefühl während des Trainings mitberücksichtigt. Gemessen wird dieses Gefühl anhand der sogenannten Borg-Skala des schwedischen Physiologen Gunnar Borg. Die Intensität bewegt sich dabei auf einer Skala von 1 bis 10, wobei 1 als »überhaupt nicht intensiv« und 10 als »maximal intensiv« wahrgenommen wird. Ein Trainingseffekt stellt sich in der Regel dann ein, wenn bei einer Intensität zwischen 6 und 10 trainiert wird. Eine 5 könnte man als zügigen Spaziergang im Park bezeichnen. Alles unter 5 ist nicht trainingsrelevant, da es ein unterschwelliger Reiz ist, der zu keiner langfristigen Anpassung führt.

Hierbei ist wichtig zu beobachten, wie sich das subjektive Belastungsempfinden durch die Wiederholung entwickelt. Ziel sollte es sein, dass eine Übung im Laufe der Zeit einfacher wird. Diese Entwicklung wird als »Adaptation« oder »Progression« bezeichnet. Je stärker das Maß der Progression ausfällt, desto besser passen sich der Körper und das Nervensystem an die jeweilige Belastung an.

Die **Frequenz** wird durch die Anzahl der Trainingseinheiten im Laufe einer bestimmten Zeiteinheit bestimmt, meistens in Tagen gerechnet. Wenn du eine bestimmte Mobility-Übung an drei verschiedenen Tagen pro Woche ausführst, so entspricht dies der Frequenz von drei Trainingseinheiten innerhalb eines Wochenzyklus. Natürlich kennen der Körper und das Gehirn keine zeitliche Einordnung in Wochen, sie erleichtert jedoch die Strukturierung und Planung des Trainings.

Du hast nun die drei relevanten Variablen für das Training kennengelernt. Nun sehen wir uns an, wie wir sie für ein optimales Trainingsergebnis miteinander kombinieren können. Die Strukturierung hängt stark von dir und deiner Zielsetzung ab. Grundsätzlich solltest du als Anfänger zu Beginn Übungen wählen, die besonders förderlich für dein Wohlbefinden und deine Gesundheit sind, und diese dann so häufig wie möglich ausführen. Es kommt nicht selten vor, dass ich meinen Kunden empfehle, drei wesentliche Übungen, die den stärksten individuellen Nutzen haben, täglich und sogar stündlich auszuführen. »Führe die Übungen jeden Tag, jede Stunde für etwa drei Minuten durch« lautet eine meiner häufigsten Aussagen in Bezug auf die Trainingshäufigkeit. Was es damit auf sich hat?

Das Gehirn benötigt viele Wiederholungen, eine entsprechende Intensität und manchmal auch einfach Zeit, um sich an Neues anzupassen. Während Muskeln durch Krafttraining stärker werden, wächst unser Gehirn mit den Anforderungen, die wir an es stellen. Das häufige Ausführen von biopositiven Übungen führt zu einer nachhaltigen Anpassung des Gehirns und schafft durch das hohe Maß an Wiederholungen ein schnelles Umlernen. Dabei zeigt sich, dass ein häufiges Ausführen (hohe Frequenz) sinnvoller ist als wenige Trainingseinheiten pro Woche (niedrige Frequenz). Durch die Häufigkeit darf das Volumen relativ gering ausfallen, etwa drei Minuten reichen schon aus. Wähle dafür eine mittlere Intensität von etwa 5 bis 7 auf der Borg-Skala. Dabei gilt stets die einfache Regel: Je höher das Volumen, desto geringer die Intensität. Warum? Das lange Ausführen einer Übung ist schlicht nicht konstant mit einer hohen Intensität zu halten.

Nur drei Minuten für deine Gesundheit

Selbstverständlich ist es nicht immer leicht, jeden Tag, jede Stunde sich etwa drei Minuten Zeit für seine Übungen zu nehmen. Leidest du jedoch unter chronischen Schmerzen, empfehle ich dir, deine Übungen wirklich so oft auszuführen. Chronische Schmerzen oder andere Dysfunktionen deuten bereits auf ein länger bestehendes Problem hin, das sich quasi im Körper und im Gehirn festgesetzt hat. Ich habe es bereits angesprochen: Je länger ein Problem besteht, desto länger wird es dauern, es loszuwerden. Die häufige Ausführung ist daher die beste Möglichkeit, ein bestehendes Problem zu lösen. Dies gilt vor allem dann, wenn dein Alltag Belastungen mit sich bringt, die die Effekte des Trainings aufheben.

Eine Woche hat 168 Stunden. Wenn du während dieser Zeit etwa zweimal für eine Stunde trainierst, hast du zwei Stunden, in denen dein Körper und dein Nervensystem bereit sind umzulernen. Die restlichen 166 Stunden befindest du dich jedoch wieder in deinem alten Muster, das zu deinem Problem beigetragen hat. Wenn du die positiven

Einflüsse deiner Trainingsphase durch einen schlechten Lifestyle torpedierst, brauchst du dich nicht zu wundern, wenn langfristige positive Ergebnisse ausbleiben. Alles steht in Relation zueinander. Drei Stunden Training können 165 Stunden schlechte Bewegung, Schmerzen und eine schlechte Körperhaltung nicht kompensieren. Dies gilt besonders für länger bestehende körperliche Beschwerden.

Viele meiner Kunden kommen nach jahrelangen Schmerzen zu mir und sind oftmals ratlos, da sie ihre Beschwerden nicht loswerden. Eine Stunde Training mit mir reicht selten aus, um das Problem zu beheben. Ich kann meinen Kunden nur die Tür und den Weg zeigen, aber jeder muss seine eigenen Hausaufgaben machen. Das Ziel eines jeden Coaches sollte es sein, dass seine Kunden so schnell wie möglich unabhängig werden. Eine konstante und regelmäßige Bindung halte ich für unangebracht, da der Kunde in keinem Abhängigkeitsverhältnis zu seinem Trainer stehen sollte. Im besten Fall sehe ich meine Kunden nur alle paar Wochen. In der Zwischenzeit helfe ich ihnen, ihre Probleme anhand einer strukturierten Vorgehensweise selbst in den Griff zu bekommen.

Immer wieder einmal hört man auch von schnellen Lösungen. Ein Patient kommt mit jahrelangen Schmerzen im Gepäck zu einem Therapeuten. Nach einer Behandlung ist das Problem jedoch fast oder völlig beseitigt. Wie kann es sein, dass in der Praxis jahrelange Beschwerden manchmal doch mit einer einzigen Behandlung gelöst werden können? Es gibt diese Fälle. Dennoch darf man sich als Kunde nicht darauf verlassen, dass die Probleme plötzlich nach einer einzigen Behandlung verschwinden, auch wenn dies passieren kann. Dennoch besteht mein Ziel darin, Probleme und Defizite so schnell wie möglich zu beseitigen und den Kunden so weit zu bringen, dass er sich am Ende einer Trainingsstunde besser fühlt als am Anfang. Je gesünder das Gehirn ist, desto schneller und besser reagiert es auf passende physiotherapeutische Behandlungen oder auf das Eigentraining. Genau vorhersagen lässt sich hier jedoch nichts. Häufig ist die Kombination von mehreren Maßnahmen nötig, um einen gewünschten Effekt zu erzielen. Beherzige deshalb Folgendes: Finde durch Ausprobieren so viele Übungen und Drills wie möglich, die dir guttun. Die Kombination verschiedener Übungen wird dich langfristig zum Erfolg führen.

Mein Tipp: Wie schaffst du es nun, dir jede Stunde etwa drei Minuten Zeit für deine Gesundheit zu nehmen? Wähle zunächst Übungen, die kein Sportequipment erfordern und die du quasi zwischen Tür und Angel machen kannst, vor allem aber solltest du sie allein ausführen können. Für Übungen, die eine passende Bekleidung erfordern, in der du dich frei bewegen kannst, oder die du mit einem Partner machst, der dir bei den Übungen assistiert, nimmst du dir später gesondert Zeit. Das lohnt sich, denn Beweglichkeitstraining macht vor allem dann Spaß, wenn du es mit jemandem teilst. Wähle dabei immer Übungen aus, die du gut in deinen Alltag einbinden kannst. Beginne einfach! Erst später gehst du die komplexeren Übungen an. Entscheidend ist, dass du regelmäßig trainierst!

Nutze das Microbreaking

Wenn möglich, übe deine Drills täglich. Wenn du immer wieder einen Drill als Maßnahme für zwischendurch – sogenanntes Microbreaking – in deinen Alltag einbaust, wird dir das bestimmt guttun. Der Autor und Massagetherapeut Paul Ingraham von Painscience.com bezeichnet Microbreaking als »Überlebensstrategie für an den Bürostuhl gebundene Arbeiter.[18] Mobilisationsübungen zwischendurch befreien vom Dauersitzen und der einseitigen Belastung des Büroalltags. Selbstverständlich ist das Microbreaking auch für andere Tätigkeiten, die von Einseitigkeit geprägt sind, wie etwa der Job eines Fliesenlegers oder Taxifahrers, empfehlenswert. Jede einseitige Belastung kann zu Problemen führen. Hier brechen wir auch mit der Vorstellung, es gäbe eine ideale Sitzposition. Diese Vorstellung ist schlicht irreführend. Jede Position, die wir dauerhaft einnehmen, bewirkt Dysfunktionen und Probleme. Stell dir vor, du müsstest die ganze Zeit im Bett liegen. So bequem es auf den ersten Blick scheint – sicherlich möchtest du nicht stunden- oder tagelang ans Bett »gefesselt« bleiben. Letztlich gibt es wohl keine absolut ideale Position. Die ideale Position beinhaltet vielmehr den Wechsel von einer Bewegung in die andere.

Beim Microbreaking geht es nicht nur darum, in Bewegung zu kommen, wie vom Stuhl aufzustehen und auf die Toilette zu gehen, sondern gezielt Übungen auszuführen, die dem Körper eine kurze Pause oder Abwechslung gönnen. Wenn du dich auf die Übungen konzentrierst, lenkst du auch deinen Fokus weg von der Arbeit und hin zu Achtsamkeit mit dir selbst. Es geht darum, dem Körper durch den Drill eine Art Massage in Form einer gezielt eingesetzten Bewegung zu geben. Welche Drills du wählst, orientiert sich an deinen Bedürfnissen. Während des Arbeitsalltags sind solche Übungen am besten, die du am Platz machen kannst, zum Beispiel Atemübungen im Sitzen oder Fuß-Drills, die ohne Schuhe im Stehen ausgeführt werden. Viele der Mobilisationsübungen für die Brustwirbelsäule kannst du auch im Sitzen machen, wobei ich immer empfehle, vom Bürostuhl aufzustehen, wenn es möglich ist. Neben Mobility Drills kannst du selbstverständlich auch Körpergewichtsübungen in deinen Tagesablauf einbauen. Wieso nicht pro Stunde fünf Liegestütze während der Arbeit absolvieren? Wenn du eigentlich keine Zeit für Sport hast, kommen so bei einem Achtstundentag immerhin satte 40 Liegestütze zusammen – und das quasi nebenbei!

Wo du trainieren solltest – das Wolf-Prinzip

Bis hierher hast du bereits viele Tipps zum Training bekommen. Wenn du mehr als nur Microbreaking machen willst, empfehle ich dir, nach dem Wolf-Prinzip vorzugehen beziehungsweise dir den Wolf als Vorbild zu nehmen. Der Wolf ist ein Rudeltier und lebt mit seinen Artgenossen in seinem Territorium. So wie er suche dir Kontakte. Vielleicht hast du das ja schon getan, indem du dir einen Trainingspartner gesucht hast (Seite 69). Jetzt heißt es, die optimale Umgebung für dein Training zu finden. Hier geht es weniger um deine materielle Umgebung als vielmehr um dein persönliches soziales Umfeld. Dein soziales Umfeld beeinflusst deine Handlungen und dein Verhalten. Man sagt, man sei der Durchschnitt aus den fünf Menschen, mit denen man am meisten zu tun hat oder mit denen man am meisten interagiert. Schaffe dir daher ein soziales Umfeld, das für deine Zielsetzung förderlich ist, dich mehr zu bewegen. Die Anmeldung in einem geeigneten Gym kann der erste Schritt dazu sein, aber es hilft noch mehr, wenn du Freunde hast, die dieselben oder zumindest ähnliche Ziele verfolgen.

Die Auswahl des optimalen Gyms ist in der Regel der erste Schritt. Selbstverständlich steht es dir frei, auch viele Übungen zu Hause durchzuführen, aber ein Ort der Zusammenkunft, an dem du Gleichgesinnte triffst und dich im besten Fall eine optimale Beratung erwartet, ist immer sinnvoller, als allein zu Hause zu trainieren – zumal die gewohnte häusliche Umgebung viele auf Dauer nicht optimal motiviert, da man viel zu sehr von alltäglichen Aufgaben oder anderen Dingen abgelenkt wird. Als ergänzende Maßnahme ist das Training zu Hause dennoch sicher sinnvoll. Vielleicht besitzt du sogar einen Raum, der nur für diesen Zweck reserviert ist, mit dem du nichts anderes assoziierst als dein Training oder deine Gesundheit? Wenn du dir ein Gym suchst, in dem du trainieren möchtest, stelle dir folgende Fragen:

- Ist es optimal auf Bewegungstraining ausgelegt?
- Gibt es einen offenen Trainingsbereich mit Matten, wo du dein Mobility-Training ausführen kannst? Damit meine ich nicht einen Haufen von kleinen Liegematten, sondern einen durchgängigen Weichmattenboden, der fest ausgelegt ist.
- Gibt es ein Rack oder Ähnliches, an dem du Zugübungen trainieren oder an das du dich zumindest passiv dranhängen kannst?

Optimal sind auch Kurse, die ein Mobility-Angebot beinhalten. Es gibt immer mehr Trainer und Coaches für Mobility-Training und kaum ein guter Trainer hat sich nicht mit diesem Thema beschäftigt. Manche Studios haben auch spezielle Trainingszirkel wie den Five-Trainingszirkel, der einen guten Einstieg in das Thema des Beweglichkeitstrainings bietet.

Traktion, Kompression und Zentrierung

Für ein gesundes Gelenksystem ist es wichtig, dass Gelenke Zug (Traktion) und Druck (Kompression) aushalten. Traktion findet immer dann statt, wenn das Gelenk »herausgezogen« wird, entweder willkürlich durch muskuläre Ansteuerung oder passiv durch externe Kräfte, zum Beispiel durch ein Gewicht oder ein Widerstandsband. Kompression ist eine der Traktion entgegengesetzte Bewegung: Ein Knochen wird in die Gelenkfläche gedrückt. Das Gelenk wird dadurch zentriert und die Muskeln kontrahieren, um das Gelenk zu sichern. Mit den folgenden Übungen trainierst du diese beiden Funktionen, die im Alltag immer wieder gebraucht werden.

Passive Traktion und Kompression am Schultergelenk

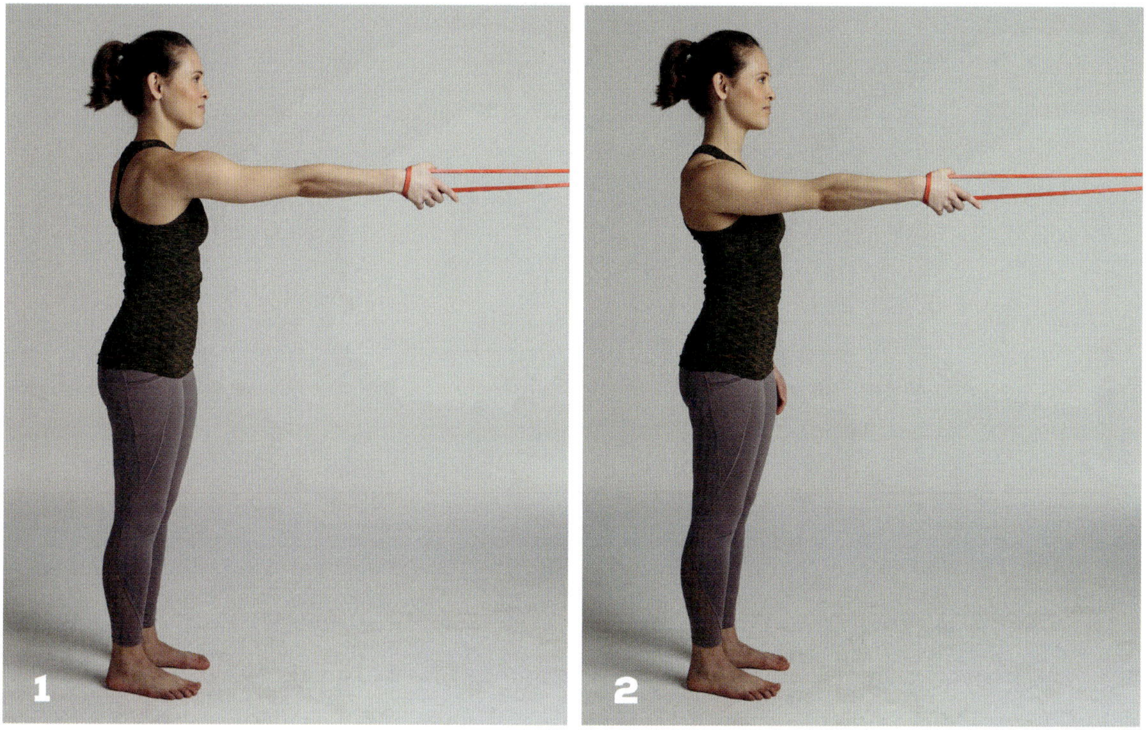

Mithilfe eines Widerstandsbands lässt sich das Prinzip der Traktion sehr gut demonstrieren und spüren.

1. Befestige ein elastisches Band auf Schulterhöhe an einem fixierten Gegenstand. Strecke den Arm dafür lang aus und nimm das Band auf Zugspannung. Lasse zu, dass dein Arm von dem Band nach vorn und damit aus dem Schultergelenk gezogen wird. Das ist die Traktion.
2. Ziehe nun bewusst die Schulter zurück, sodass dein nach vorn gestreckter Oberarm wie eine Schublade nach hinten in das Schultergelenk »eingefahren« wird – das ist die Kompression.

Schulterblattkreise

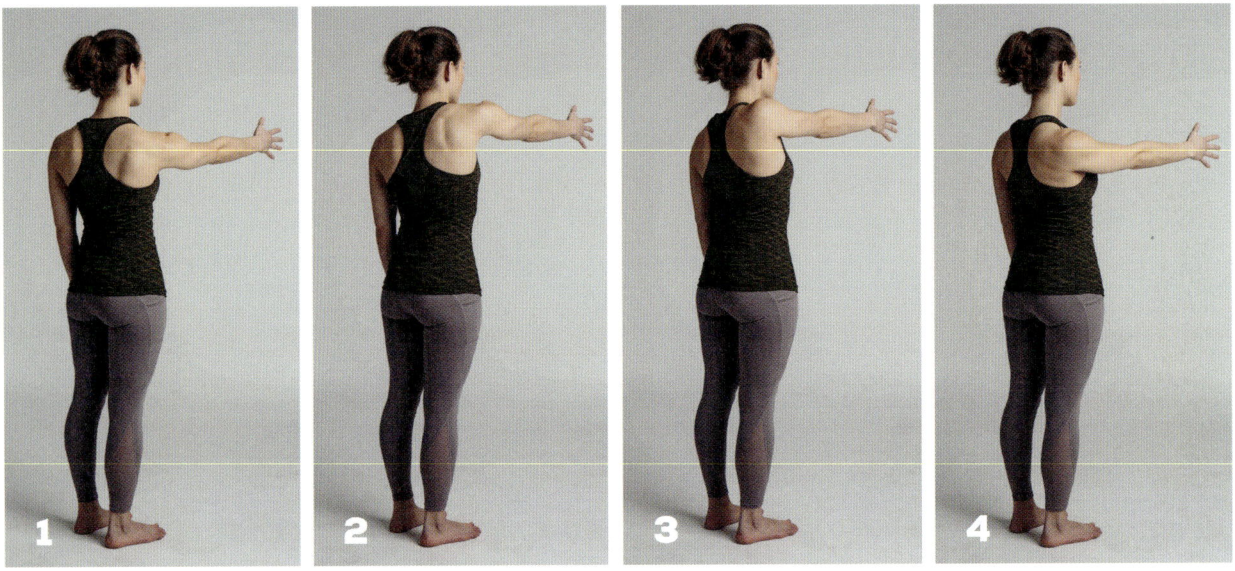

Traktion und Kompression sind gleichermaßen relevant für ein gesundes Gelenksystem. Du kannst sie gezielt durch Mobilisationsübungen trainieren, was ich anhand der Schulterblattkreise verdeutlichen möchte. Probiere es doch gleich einmal aus!

1. Strecke einen Arm nach vorn (Schub nach vorn) – das ist anatomisch eine Protraktion.
2. Ziehe nun den Arm samt Schulter nach oben.
3. Ziehst du die Schulter wieder wie eine Schublade zurück, ist das die in der vorhergehenden Übung erläuterte Kompression.
4. Senke die Schulter schließlich nach unten in eine »geschlossene Position« ab.

Hang an einer Stange

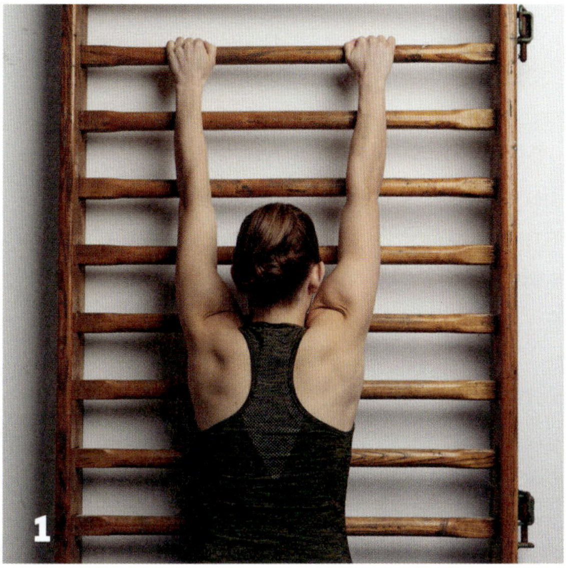

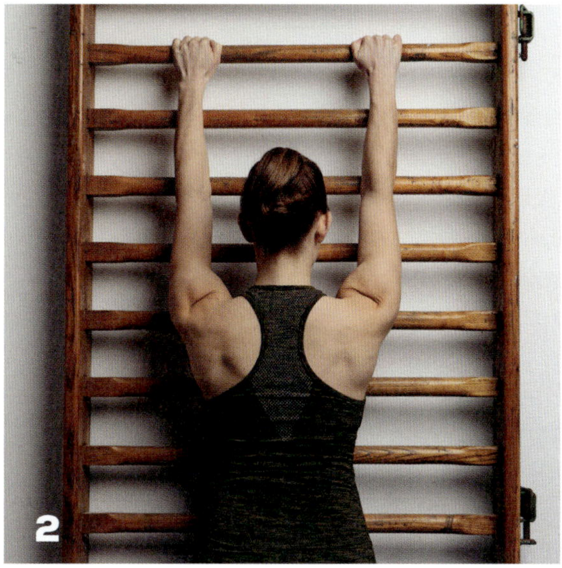

Traktion und Kompression erfahren Gelenke auch, wenn wir uns passiv an eine Stange hängen. Das kann in der Natur auch ein Baumstamm sein, ein Klettergerüst oder Ähnliches. Es ist die Ausgangsposition, um sich beispielsweise an einem Ast entlanghangeln zu können.

1. Greife eine Stange - beispielsweise an einem Klettergerüst - oder einen stabilen Ast an einem Baum und lasse dich einfach hängen. Das ist der passive Hang, der eine Traktion im Schultergelenk bewirkt.
2. Wenn du die Schulterblätter nach unten ziehst, und dadurch dein Körper ein paar Zentimeter aufsteigt, hast du eine Kompression bewirkt - im aktiven Hang. In diesem Fall wird diese Form der Kompression auch als Zentrierung bezeichnet, da mehrere Muskeln aktiv an der Gelenksicherung beteiligt sind.

In Alltag und Sport finden immer wieder Traktionen und Kompressionen statt, beispielsweise wenn wir nach einem Gegenstand greifen und ihn zum Körper heranziehen oder wenn ein Turner nach den Ringen greift und sich daran hochzieht. Im Judo werden Hebel eingesetzt, die Traktion und Kompression erfordern, und auch wenn ein Fußballer den Ball kickt, ist das eine Traktion. Traktion und Kompression sind also Bestandteile von natürlichen Bewegungen. Du hast schon gelernt, dass Körper und Gehirn immer zusammenarbeiten, und so muss auch hier das Zentralnervensystem diese Bewegungen optimal kontrollieren können. Dabei ist die Traktionstoleranz – der jeweils mögliche Bewegungsumfang und die für den Körper herstellbare Abweichung aus der zentrierten Position – Teil der aktiven Gelenkstabilität.

Häufig werde ich gefragt, wieso passives Hängen denn sinnvoll sei, da eine aktive Sicherung des Gelenks durch eine Zentrierung erfolgt, also durch eine Kompression und nicht durch eine Traktion. Zentrierung stellt eine dreidimensionale neuromuskuläre Sicherung eines Gelenks dar, indem alle beteiligten Muskeln synergistisch zusammenarbeiten, um eine Gelenkstabilität erzeugen zu können. Diese Zentrierung ist ein dynamischer Prozess. Ein Gelenk sollte auch während einer Traktion und Kompression nicht die Zentrierung verlieren. Sie stellt sicher, dass zwei gegenüberliegende Knochen eine optimale Position zueinander haben.

Durch Traktion wird andersherum aber kein Gelenk dezentriert, wie manche vielleicht fürchten. Eine Dezentrierung entsteht erst, wenn bestimmte Muskeln, die für eine optimale Gelenkstabilität wichtig sind, nicht optimal angesteuert werden können, einen zu niedrigen (Hypotonus) oder einen zu hohen Muskeltonus (Hypertonus) haben. Passives Hängen ermöglicht das Training der neuromuskulären Kontrolle aus einer Traktion, um zu lernen, auch aus einer ungünstigen Gelenkposition heraus Kraft zu entwickeln. Daher ist es sinnvoll zu trainieren, aus einer Traktionsbewegung wie dem passiven Hang mit einer aktiven Kontraktion wieder herauszukommen: aus dem passiven Hang in den aktiven Hang. Wenn du das übst, achte darauf, dass du deine individuelle Traktionstoleranz nicht übersteigst. Dies spürst du, wenn der Zug auf das Gelenk schmerzhaft wird oder wenn du es aus der Traktion nicht wieder in die Zentrierung zurückbringen kannst.

Kompression erleben wir ebenfalls im Alltag, vor allem jedoch im Krafttraining. Die Kniebeuge oder das Schulterdrücken sind hervorragende Beispiele für eine axiale

Kompression, die die Gelenke aushalten müssen. Daher gehört auch die Kompressionstoleranz zu einer wichtigen Fähigkeit unseres Gelenksystems, das von unserem Zentralnervensystem in seiner Funktion unterstützt wird. Eine Störung des Gelenksystems kann daher zu einer geringen Traktions- und Kompressionstoleranz führen. Scherkräfte in Kombination mit Traktion stellen dabei die größte Gefahr für das Gelenk dar. Dabei sind Scherkräfte grundsätzlich nichts Negatives. Im Gegenteil, denn Bewegungen sind ohne Scherkräfte nicht möglich. Dabei ist genau wie bei einer Traktion und Kompression darauf zu achten, dass die auf das Gelenk einwirkenden Kräfte die individuelle Toleranz nicht übersteigen. Eine übermäßige Krafteinwirkung kann somit zu einer Dislokation im Gelenksystem führen, zu einer Verschiebung der Knochen gegeneinander. Dies geschieht jedoch nur bei hohen Kräften, die nicht ausreichend kompensiert werden können.

Gerade aufgrund dieser Gefahr ist es wichtig, Kompression und Traktion zielführend in das Training einzubauen. Kraftathleten haben häufig Traktionsdefizite, während die meisten Ausdauerathleten eher Kompressionsdefizite haben. Der einfachste Zugang ist es, Traktion und Kompression in die tägliche Mobility-Routine einzubauen. Mobility-Übungen erzeugen immer ein gewisses Maß an Traktion und Kompression und fördern durch den positiven Effekt der Propriozeption eine verbesserte Gelenkzentrierung. Denn das neuromuskuläre Zusammenspiel der Gelenksicherung wird vom Nervensystem überwacht, das auf die Signalübertrag der Propriozeption angewiesen ist (Seite 25).

Muskelfunktionstest für die Halswirbelsäule

In der Praxis überprüfe ich häufig die individuelle Wirkung von Traktion und Kompression auf die Gelenke über manuelle Muskelfunktionstests. Dabei kombiniere ich zum Beispiel entweder Kompression (Abbildung A) oder Traktion der Halswirbelsäule (Abbildung B) gleichzeitig mit einem Muskelfunktionstest der Schultermuskulatur. Mithilfe dieses Tests kann ich feststellen, wie eine Person auf eine Kompression der Halswirbelsäule reagiert. Hat sie mehr Kraft, um dagegenzuhalten, wird die Kompression als positiv empfunden, hat die Person weniger Kraft, dann wird die Traktion als negativ empfunden.

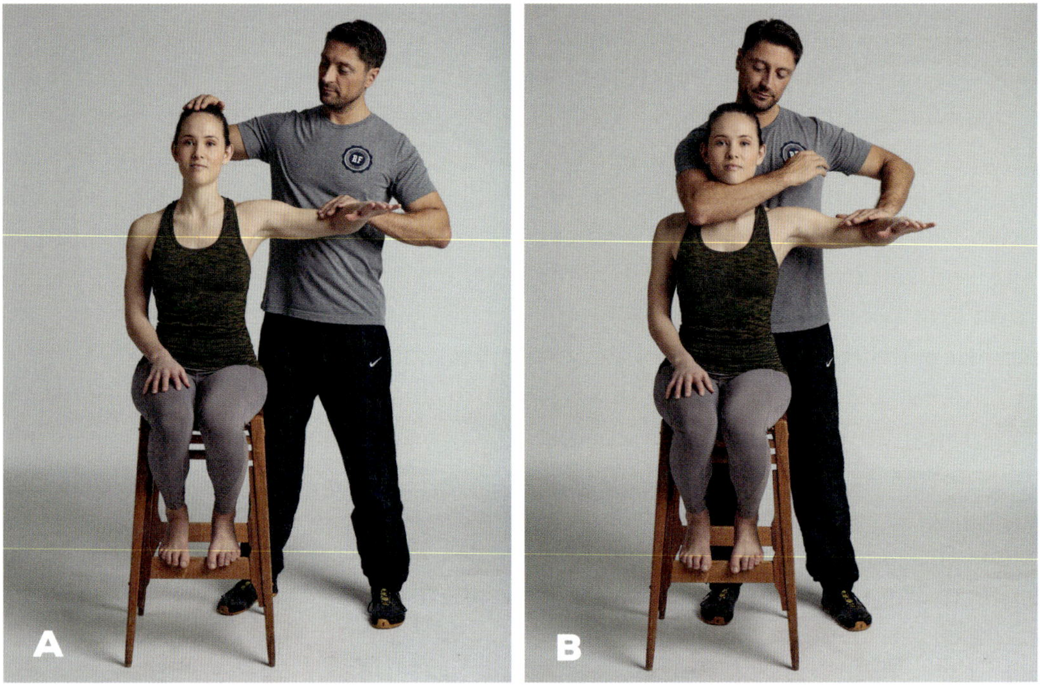

A Für die Kompression lege ich eine Hand auf den Kopf des Athleten und übe gleichzeitig Druck auf dessen Arm aus, den er seitlich angewinkelt auf Schulterhöhe hält. Ich teste hier, wie leicht sich der Arm nach unten drücken lässt beziehungsweise wie stark der Athlet seinen Arm dagegenhalten kann, wenn ein Gewicht auf die Halswirbelsäule einwirkt.

B Im zweiten Schritt lege ich, während ich den gleichen Druck auf den angewinkelten Arm ausübe, meinen zweiten Arm um den Kopf des Athleten, um diesen damit sanft mit etwas Zug nach oben aufzurichten.

Je nachdem, in welcher Situation der Muskel am stärksten ist, also besser meinem Druck auf den Arm standhält, weiß ich, worin das Gelenk besser ist: Wenn die Reaktion auf die Kompression positiv ausfällt, braucht es primär Krafttraining, um die Gelenke zu stabilisieren; fällt die Reaktion auf die Traktion positiv aus, sind mehr Mobilisation, Beweglichkeitsübungen und das Arbeiten an einem größeren Bewegungsradius (ROM) empfehlenswert. Die Position mit der höchsten Kraft im Muskelfunktionstest ist gleichzeitig ein Indikator für die optimale Haltung der Halswirbelsäule.

Isolation, Integration und Improvisation

Isolation, Integration und Improvisation sind drei essenzielle Konzepte im Bewegungstraining, die auf den Gedanken des Trainers und Coaches Ido Portal basieren. Im Prinzip handelt es sich dabei um eine Art Pacing-Strategie, indem Bewegungen zuerst isoliert ausgeführt werden, also mit dem Fokus auf beispielsweise eingelenkige Bewegungen in einer Ebene.

Die **Isolation** meint die bewusste Herabsetzung der Bewegungsvielfalt auf die Ausführung in einer oder wenigen Ebenen mit einem oder wenigen Gelenken. Je mehr Gelenke in mehreren Ebenen bewegt werden, desto weniger kann von einer isolierten Bewegung gesprochen werden. Diese ist nicht mit einem isolierten Muskeltraining zu verwechseln. Beim isolierten Muskeltraining steht ein Muskel unabhängig von anderen Muskeln wie Antagonisten und Synergisten im Vordergrund. Das isolierte Muskeltraining kann mehrere Ebenen und Gelenke umfassen, sofern der spezifische Muskel diese Funktionen und Gelenkbewegungen beinhaltet. Isolation im Sinne der Bewegung bedeutet im stärksten Maße, ein Gelenk in nur einer Ebene zu bewegen.

Die **Integration** bezieht sich auf die gleichzeitige Bewegung von mehreren Gelenken in mehreren Ebenen. Durch das Zusammenspiel aus Isolation und Integration ergibt sich ein Bewegungskontinuum, also eine Bandbreite aus verschiedenen Gelenkbewegungen in mehreren Ebenen. Einfach ausgedrückt sind isolierte Bewegungen meist sehr klein, während integrierte Bewegungen in der Regel sehr groß sind.

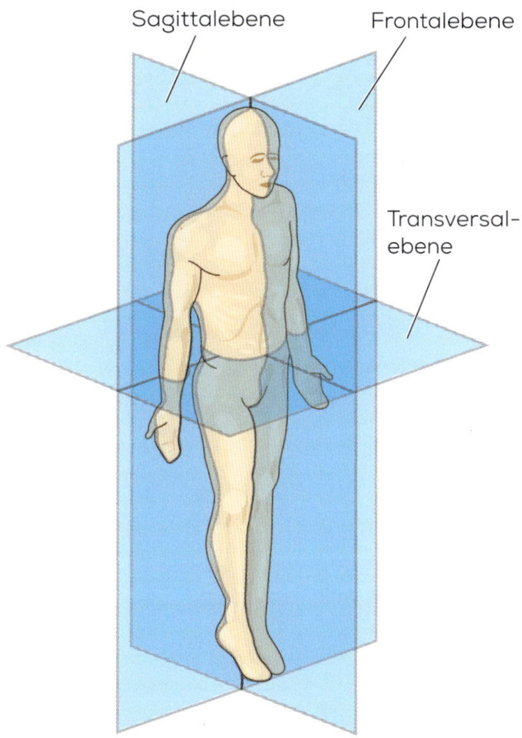

Der Körper wird funktionell in mehrere Ebenen dreidimensional unterteilt.

Bei der Erweiterung deiner Bewegungskompetenz gilt daher, dass du Bewegungen zuerst isoliert ausführen solltest, bevor du sie in Form komplexerer Übungen integrierst. Isolierte Bewegungen zu üben, ist sinnvoll, denn es schafft Bewegungskompetenz. Stelle dir ein Orchester vor, in dem jeder Musiker zuerst sein Instrument (das Gelenk) und seine Noten (die Bewegung) beherrschen muss, bevor alle Musiker im Zusammenspiel einer Symphonie (das Bewegungsmuster) vereint werden. Aus diesem Zusammenspiel entstehen integrierte Bewegungen. Integrierte Bewegungen sind folglich die Summe aus isolierten Bewegungen. Jedes Teil muss intakt sein. Das kann man am besten anhand der Isolation überprüfen. Baut man alles zusammen und integriert die einzelnen Teile in ein großes Ganzes, erfüllen sie plötzlich eine Funktion, die mehr ist als die Summe ihrer Teile. Isolierte Bewegungen machen Bewegungsdefizite jedoch leichter bemerkbar als integrierte. Besuchst du ein Symphoniekonzert, fällt es dir vielleicht bei den vielen Musikern nicht leicht, den Musiker zu entlarven, der nicht oder schlecht spielt. Je mehr Musiker spielen, desto schwieriger ist es, das fehlerhafte Instrument auszumachen. Das Gleiche gilt für unseren Körper.

Unser Körper verfügt über eine Vielzahl von redundanten Systemen, die unabhängig voneinander arbeiten und auch Aufgaben anderer Systeme erfüllen können, falls diese einmal ausfallen, sodass manche Aufgaben oder Funktionen mehrfach »besetzt« sind. Diese Fähigkeit des Körpers, Bewegungsdefizite zu tolerieren und auszugleichen, wird als Kompensation bezeichnet. Bestimmte Muskeln können die Arbeit anderer Muskeln übernehmen, um die Funktionsfähigkeit des Körpers zu garantieren. Das ist eine gute und sinnvolle Eigenschaft unseres Körpers. Würden wir nicht kompensieren können, würde unser System Körper bereits bei kleinen Problemen zusammenbrechen. Schauen wir uns noch einmal das Symphonieorchester an: Die guten und fehlerfreien Musiker überdecken quasi das schlechte Spiel anderer Musiker. Im besten Fall fällt dies dem laienhaften Zuhörer nicht auf. Doch wie viel Kompensation ist gut und sinnvoll? Diese Frage ist kaum zu beantworten, da die Antwort sehr individuell ist. Je mehr Musiker jedoch nicht in der Lage sind, ihre Noten adäquat zu spielen, desto schlechter wird die Aufführung der Symphonie.

Kompensation ist gut, solange sie funktioniert und nicht zu Problemen führt. Schmerzen sind ein Beispiel dafür, dass wahrscheinlich die Kompensationsfähigkeit an ihre Grenzen gerät oder gar versagt hat. Das Gleiche gilt für viele Verletzungen wie beispielsweise für einen Ermüdungsbruch. Das Problem war bereits vorhanden und dann führt ein relativ geringer Auslöser wie lockeres Joggen oder Seilspringen dazu, dass der Knochen bricht. Dieser geringe Auslöser ist wie der berühmte Tropfen, der das Fass zum Überlaufen bringt.

Zurück zum Training: An isolierten Bewegungen kann man beobachten, ob alle einzelnen Systeme gut zusammenarbeiten und ihre Arbeit optimal verrichten. Betrachtet man nur komplexe Bewegungen, fällt es häufig schwer, Defizite in den kleinen Einzelbausteinen zu erkennen. Erst wenn man das System »auseinandernimmt«, werden Defizite in der Bewegungsqualität sichtbar. Daher ist es sinnvoll, Bewegungseinheiten in Einzelschritte zu isolieren, bevor sie in die Gesamtbewegung integriert werden.

Kleine einzelne Gelenkbewegungen nennt man normalerweise »isoliert«, aber je nach Zusammenhang kann auch ein spezifisches Bewegungsmuster in diesem Sinne als isoliert gelten. Die Beugung oder Streckung des Kniegelenks ist beispielsweise eine isolierte Bewegung, hier betrachte ich das Kniegelenk getrennt von anderen Gelenken. Doch auch eine Kniebeuge kann in einem komplexeren Bewegungssetting isoliert betrachtet werden, wenn sie Teil eines größeren Bewegungsablaufs ist. Führe dazu einmal die folgenden Übungen, die beide isolierte Bewegungen sind, aus.

Heel Circle

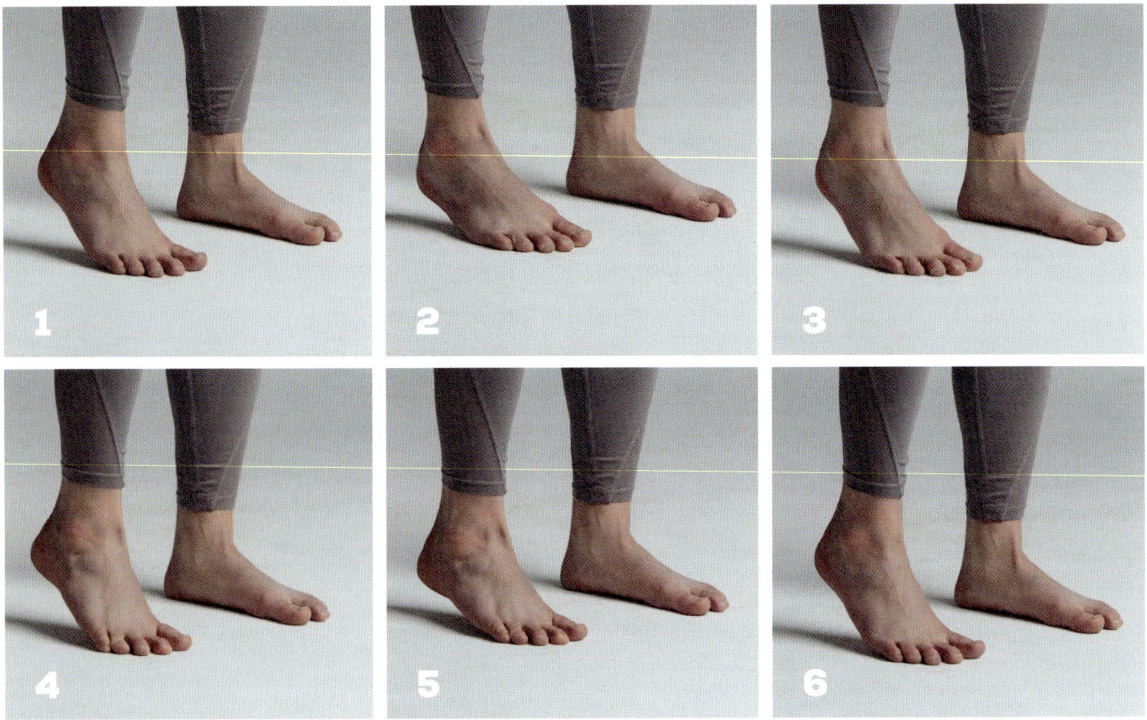

Ein einfaches Beispiel für eine isolierte Bewegung ist der Heel Circle. Dieser besteht aus dem Zusammenspiel des unteren und oberen Sprunggelenks in zwei Bewegungsebenen. Der Heel Circle ist eine kreisende Mobilitätsübung für die Sprunggelenke.

1. Positioniere einen Fußballen auf dem Boden, die Ferse ist leicht angehoben.
2. Schiebe nun deine Ferse leicht nach links, ohne den Vorderfuß zu bewegen.
3. Halte die Ferse links und hebe sie leicht an.
4. Positioniere sie nun wieder in der Mitte, jedoch ohne die Ferse abzusenken.
5. Schiebe die Ferse weiter nach rechts.
6. Komme dann wieder zur Ausgangsposition zurück.

Die Bewegung ähnelt der Zeichnung eines Quadrats. Wenn du die einzelnen Schritte beherrschst, versuche, eine fließende Kreisbewegung auszuführen.

Shoulder Figure 8

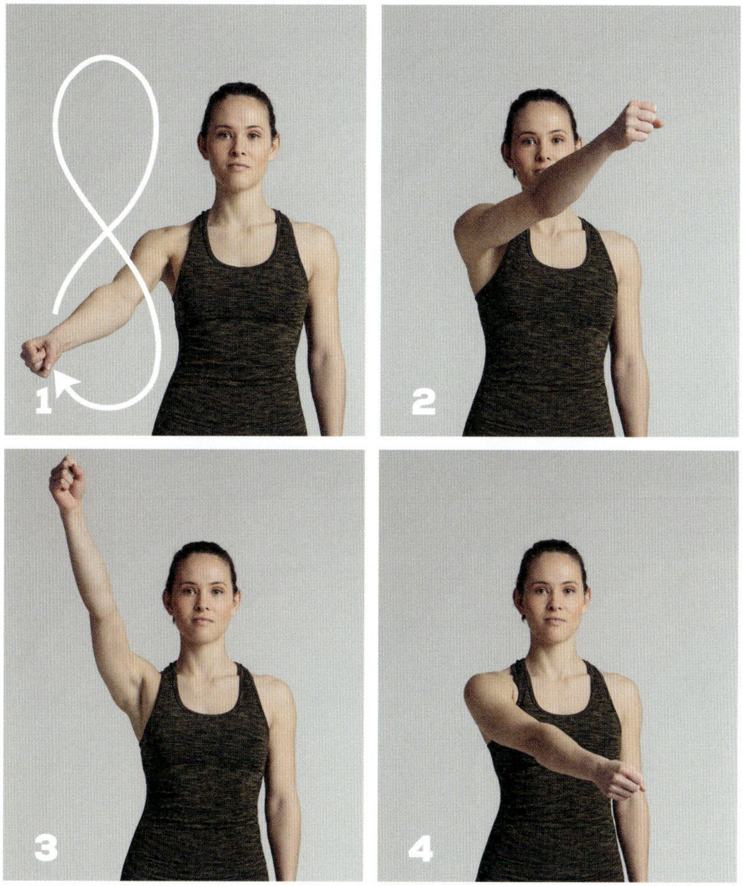

Hier vollführt dein Arm eine Art Acht in der Luft, die wie eine Schleife aussieht. Diese Übung ist eine isolierte Bewegung in Bezug auf das Schultergelenk. Wenn du dir dagegen die jeweiligen funktionellen Ebenen anschaust, findet die Bewegung in allen drei anatomischen Ebenen statt und erfüllt damit die Kriterien für Integration.

1. Strecke in einer aufrechten stehenden Position deinen rechten Arm nach rechts vorn, also leicht nach außen.
2. Ziehe ihn diagonal nach oben links.
3. Führe nun deinen Arm weiter nach oben, rechts über den Kopf.
4. Senke deinen gestreckten Arm nach links unten.

Übungskombinationen: Integration von Bewegungen

Werden mehrere Gelenkbewegungen miteinander kombiniert, spricht man von Integration. Im Kontext der Bewegungen lassen sich Drills, die miteinander kombiniert werden, als integrierte Bewegungsmuster verstehen. Diese integrierten Bewegungsmuster können mehr oder weniger komplex ausfallen. Ein relativ einfaches Beispiel für ein integriertes Bewegungsmuster ist der Heel Circle innerhalb einer Lunge-Position (Ausfallschrittposition). Verschiedene Fußpositionen werden hier miteinander kombiniert und ergeben so einen Basis-Drill.

Heel Circle im Lunge

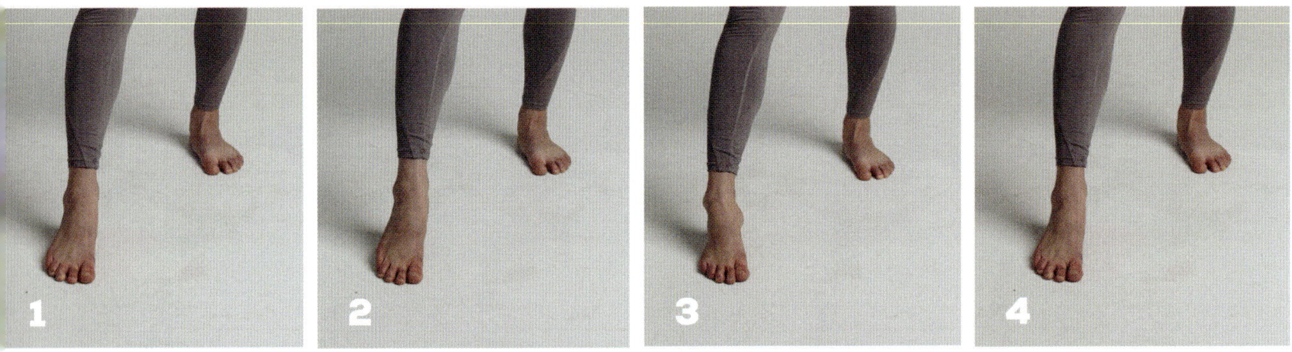

1. Begib dich für den Heel Circle in eine 45-Grad-Anterior-Lunge-Position, indem du den rechten Fuß aus einem hüftbreiten Stand nach vorn setzt.
2. Hebe die Ferse an und kippe den Fuß leicht nach innen, sodass die Ferse sich etwas nach außen schiebt, ohne den Vorfuß anzuheben.
3. Schiebe die angehobene Ferse weiter nach außen.
4. Senke dann deine Ferse wieder ab und setze die zirkulierende Bewegung fort, indem du einen neuen Kreis mit der Ferse zeichnest.

Hinweis: Ändere auch einmal die Bewegungsrichtung. Diese Bewegungsabfolge stellt zwar nur ein sehr einfaches Beispiel dar, ist aber ausreichend, um das Prinzip zu verdeutlichen. Integrierte Übungen sind zum Beispiel auch die Übungen mit dem Practice Ball, die du im nächsten Kapitel (ab Seite 120) findest. Betrachtet man diese

Übungen, so erscheinen sie sehr komplex, denn der Athlet muss in allen Moves und damit Gelenkbewegungen auf den Trainer reagieren. Es sind einerseits geführte Bewegungen, da die Richtungen durch den Trainer vorgegeben werden, andererseits ist es auch eine Improvisation vonseiten des Athleten. Die Bewegungen erscheinen wie ein freier Tanz, der zu zweit ausgeführt wird.

Improvisation – werde kreativ und bleibe im Fluss!

Das freie und intuitive Ausführen von Bewegungsmustern ist die Voraussetzung für Improvisation. Die individuellen körperlichen Fähigkeiten sind hier das Limit. Es gibt keinen konkreten Ablauf, sondern nur einen Bewegungsfluss in Abhängigkeit von den jeweiligen Bewegungsfertigkeiten. Die Improvisation ist die Kombination aus Isolation und Integration und schafft jedes Mal ein neues Bewegungskonzept. Anfänger sollten sich zuerst auf die Isolation und Integration fokussieren. Wie bereits erwähnt, ist die Arbeit mit dem Practice Ball (Seite 120) eine einfache Möglichkeit, um improvisierte Bewegungsabläufe herauszufordern. In diesem Zusammenhang nimm dir zu Herzen, was Moshe Feldenkrais gesagt hat: »Mache das Unmögliche möglich, das Mögliche einfach und das Einfache elegant.«

Das Ziel einer jeden Bewegung sollten Leichtigkeit und Effizienz sein. Wenn wir eine neue Bewegung erlernen, ist sie jedoch in der Regel alles andere als das. Anfangs wirkt sie vielleicht tollpatschig, ineffizient und erfordert meistens mehr Kraft als tatsächlich nötig. Sie wirkt auch oft unökonomisch, verbraucht viel Energie und beansprucht viel Aufmerksamkeit. Wir müssen lernen, eine neue Bewegung effizient und ökonomisch auszuführen, ähnlich einem Langstreckenläufer, der durch sein Training effizienter wird und grundsätzlich weniger Energie verbraucht als ein Laufanfänger.

Effiziente Bewegungen wirken »sauberer« und fließender. Doch lässt sich diese Bewegungsqualität nur schwer messen. Im Labor können Bewegungen anhand einer EMG-Messung quantifiziert werden. Mittels der Elektromyografie, eines Diagnostiktools der Neurologie, kann die elektrische Muskelaktivität genau ermittelt und grafisch dargestellt werden. Lernen reduziert die EMG-Aktivität, was ein Anzeichen für Effizienz ist. Je besser wir eine Bewegung beherrschen, desto weniger Aufmerksamkeit brauchen wir für sie und desto weniger Energie wird verbraucht. Die Bewegung wird automatisiert. Das ist wie beim Autofahren. Wenn wir es lernen, müssen wir an zahlreiche einzelne Handgriffe denken: Kupplung treten, schalten, Kupplung loslassen, Blinker setzen und so weiter – mit etwas Fahrpraxis geht das alles wie von allein. Doch die koordinativen Fähigkeiten zu messen, ist ein schwieriges Unterfangen. Meistens messen wir Kraft in bestimmten Bereichen oder die Bewegungsamplitude. Das ist jedoch nicht das Gleiche wie die Bestimmung der koordinativen Fähigkeit.

Weiche oder fließende Bewegungen zeichnen sich durch ein konstantes Tempo aus oder besser gesagt durch ein optimales Timing der Gelenkbewegungen zueinander und im Kontext der Umgebung. Fließende Bewegungen reduzieren unnötige Bewegungen auf ein Minimum oder gar auf null. Denke an den Aufschlag beim Tennis. Die Bewegungsabsicht steht immer im Vordergrund. Je näher die Bewegung der Absicht der jeweiligen Person folgt, desto fließender erscheint die Bewegung. Bei einem Boxschlag gibt es oft zwei Peaks, die als Ausschläge in einem EMG gemessen werden können. Der erste Peak wird bei der Initiierung des Schlags ausgeführt. Während des Schlags reduziert sich die muskuläre Aktivität, der Schlag ist quasi entspannt. Erst kurz vor dem Aufprall kommt es zu einem zweiten Peak, indem sich die muskuläre Spannung im Schlagarm und im Körper wieder erhöht. Bei Anfängern bleiben diese zwei Peaks aus. Der Körper ist konstant unter gleichmäßiger Spannung, was erfahrungsgemäß nicht nur zu einem höheren Energieverbrauch führt, sondern auch zu einer langsameren Bewegung und zu weniger Impact beim Aufprall.[19]

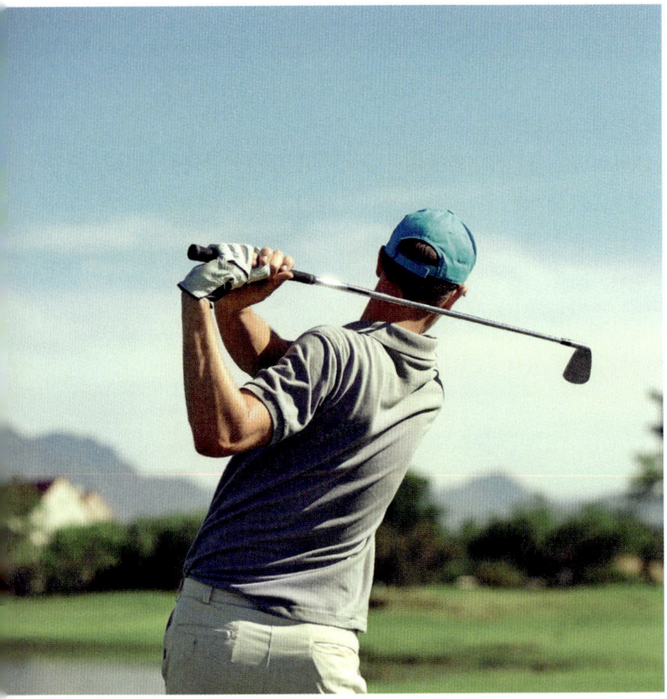

Weitere Indikatoren für eine fließende oder weiche Bewegung finden sich etwa in Bezug auf die Kopfposition bei Sportarten wie Golf oder dem Laufen. Starke Kopfbewegungen sind ein Indikator für eine fehlerhafte Stabi-

Der Golfer ist ein Beispiel für eine stabile Kopfposition während des Schlags.

lität im Kopf- und Nackenbereich, was zu einer reduzierten Effizienz der Bewegung führt. Es scheint also, dass es zwar Indikatoren für eine weiche und fließende Bewegung gibt, weniger jedoch eine eindeutige objektive Messung.

Der Sinn hinter einer fließenden Bewegung liegt primär in der Ökonomisierung, also im reduzierten Energieverbrauch. Fließende Bewegungen sind mehr oder weniger automatisiert, was es ermöglicht, den Fokus auf andere Bereiche zu lenken. So zeigen fortgeschrittene Fußballspieler, dass sie nur selten zum Ball schauen. Ihr Spiel mit dem Ball ist dermaßen effizient, dass sie sich vollständig auf ihre Umgebung und auf ihr Spiel konzentrieren können, sie sich jedoch nicht (mehr) auf das Führen des Balls fokussieren müssen. Schließlich ist es ihr Ziel, Tore zu schießen, und nicht primär, den Ball zu kontrollieren. Die Ballkontrolle ist nur das Mittel zum Ziel. Je einfacher eine komplexe Bewegung wird, desto besser. Wir besitzen nur begrenzte kognitive und motorische Kapazitäten. Wenn wir diese durch fließende ökonomische Bewegungen einsparen können, ermöglicht uns dies, unser Bewegungsrepertoire auf eine vielschichtige Art und Weise zu erweitern.

Dabei ist es jedoch essenziell, die Bewegungsvariabilität hochzuhalten. Bei jemandem, der eine Bewegung tausendfach geprobt hat und jede Bewegung scheinbar identisch ausführt (zum Beispiel ein Golfer den Abschlag), geht man davon aus, dass jede Bewegung motorisch gleich ist. Dem ist jedoch nicht so. Fortgeschrittene »Bewegungskünstler« haben ein großes Potenzial an Bewegungsvariation. Dies zeigt sich auch bei Untersuchungen auf einer Kraftmessplatte, wenn die Gleichgewichtsfähigkeit von jungen Erwachsenen mit Senioren verglichen wird. Die Kontrolle und Korrektur des Gleichgewichts erfolgt bei jungen Erwachsenen vielfältiger und variabler als bei älteren Personen.[20] Bewegungsvariabilität ist eine positive Eigenschaft, die wir durch viele Wiederholungen und Improvisation verfeinern. Wir erlernen damit eine Vielzahl von möglichen Wegen, wie wir unser Bewegungsziel erreichen können. Das wiederum befähigt uns dazu, situativ auf kleinste Veränderungen durch eine Feedbackschleife reagieren zu können. Somit sind wir in der Lage, uns stets effizient den aktuellen Anforderungen anzupassen.

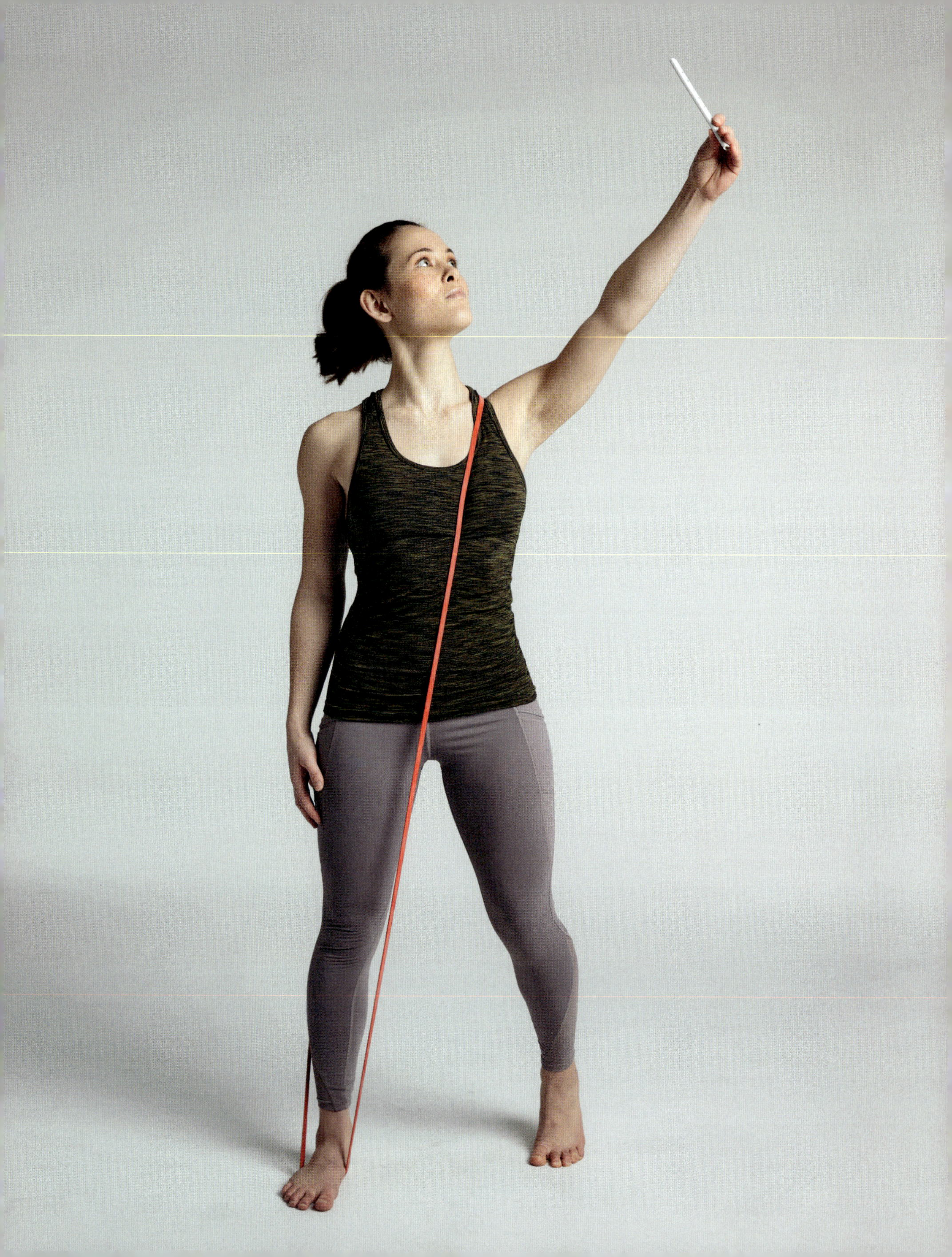

Kapitel **5**

Die Wahrnehmung schulen

»The eyes have the movement.«

Dr. Eric Cobb

Spüren geht der Bewegung voraus

Unsere motorische Kompetenz hängt von unserer Wahrnehmung ab. Dabei gibt es eine Vielzahl von sensorischen Systemen, die unsere Handlungs- und Bewegungsfähigkeit beeinflussen können, wie zum Beispiel das visuelle System, das vestibuläre System, das für unser Gleichgewicht zuständig ist, oder unser Tastsinn. Je nachdem, wie gut unsere Wahrnehmungsorgane funktionieren, sind wir in der Lage, adäquat zu handeln. Unser Verhalten und unser Handeln basieren daher immer auf der Qualität der Reize, die wir aus unserer Umwelt empfangen. Manchmal kommen Signale auch verzerrt im Gehirn an oder wir interpretieren etwas falsch, sodass wir nicht adäquat reagieren und die motorische Qualität einer Bewegung reduziert bleibt – ähnlich wie das manuelle Einstellen eines Radiosenders, der durch andere Frequenzen überlagert wird. Wenn Signale verzerrt oder weniger gut vom Gehirn verarbeitet werden, erzeugt dies Bewegungsfehler, die wir nicht immer automatisch korrigieren können.

Die Kombination aus sensorischer Reizaufnahme, Verarbeitung und motorischer Handlung bewirkt zum Beispiel eine starke Bewegungsvariabilität, auch wenn diese nicht beabsichtigt ist. Stell dir vor, du stehst auf einer Kegelbahn und bemühst dich, die Kugel jedes Mal exakt auf dieselbe Art und Weise zu spielen. Die Kegel müssten dann immer auf die gleiche Weise getroffen werden. Es wäre ein Kinderspiel, immer einen Strike zu werfen, wenn jede Bewegung gleich wäre. Doch keine Bewegung ist absolut identisch mit einer anderen. Selbst für eine derart »einfache« Bewegung wie den Wurf einer Kugel bei stetig gleichen Bedingungen – gleiche Kegelschuhe, gleiche Lichtverhältnisse, die gleichen klimatischen Bedingungen, immer dieselbe Kegelbahn – gibt es viel zu viele Störfaktoren, die den Wurf beeinflussen können.

Ein Grund für diese Bewegungsvariabilität ist neben der muskulären Ansteuerung die Verarbeitung sensorischer Informationen. Durch die Kombination aus sensorischen Reizen, der Verarbeitung dieser Signale und der Motorik ergibt sich eine Feedbackschleife, die sich stetig ändert – abhängig von unseren Bewegungen und von unserer Interaktion mit der Umwelt. Jede Bewegung führt zu neuen Reizen, und dies wiederum beeinflusst die erneute Verarbeitung und die darauffolgende Bewegung.

Propriozeption – Basis des Mobility-Trainings

Propriozeption ist die Wahrnehmung des Körpers und der Gelenke in Bezug zueinander und in Bezug auf die Umgebung. Sie ist zu verstehen als eine Art dreidimensionales Bewusstsein des Körpers im Raum, als eine Art GPS. Zu ihr gehören auch die Wahrnehmung der Kraft innerhalb einer Bewegung und das Gefühl für die damit verbundene Anstrengung. Durch die Propriozeption erfahren wir unsere Gelenkstellung und können Bewegungen genau und zielführend ausführen. Propriozeption ist daher die Basis für Bewegungsausführung und Bewegungskontrolle. Dabei arbeitet die Propriozeption auch mit anderen Sinnen wie dem bereits erwähnten visuellen und dem vestibulären System zusammen. Sie hilft uns, ein adäquates Abbild unserer Umgebung zu schaffen. Durch das Zusammenspiel aller Sinne kann der Mensch optimal mit seiner Umwelt interagieren. Doch jegliche koordinative Bewegung basiert auf der Fähigkeit der Propriozeption. Beweglichkeitstraining ist daher primär immer auch ein Training der Propriozeption. Durch dieses erschaffen wir ein Bild von uns selbst und schulen dadurch unsere Bewegungskompetenz.

In erster Linie ist an dieser Stelle Propriozeption als Wahrnehmung der Gelenkposition relevant. Verletzungen und Schmerzen im Bereich der Gelenke können die Propriozeption verschlechtern. Beweglichkeitstraining kann wiederum zu einer verbesserten Propriozeption führen, was wiederum Schmerzen und Verletzungen reduzieren kann. Neben der besseren Wahrnehmung des Körpers ist die Fähigkeit, mit unserer Umwelt in Interaktion zu treten, der zweite ausschlaggebende Faktor. Propriozeption ermöglicht uns, körperlich unsere Umgebung zu erkunden, was zum Beispiel bei Kleinkindern in der frühkindlichen Entwicklung relevant ist. Durch Bewegung lernen wir, Risiken abzuwägen und Grenzen unserer Möglichkeiten herauszufinden. Durch die Interaktion mit anderen im Kindesalter wie beim Ringen und Raufen trainieren wir nicht nur unsere Grenzen, sondern auch, mit anderen auf körperlicher Ebene zu interagieren. Bewegung wird dabei spielerisch erlebt. Leider verlieren wir dieses spielerische Erlebnis im Laufe der Zeit.

Zur Propriozeption gehören aber auch die Wahrnehmung und die Steuerung von Kraft. Die initiale Aktivierung der Kraft erfolgt zwar im Motorkortex, einem Teil der

Großhirnrinde, die Aktivität im Kortex ist dabei jedoch abhängig von den Signalen, die von den Rezeptoren an das Gehirn gesendet werden. Diese Rezeptoren signalisieren, wie stark eine Muskelkontraktion ablaufen muss. Das Ziel ist auch hier maximale Effizienz, da eine zu starke Kontraktion mehr Energie verbraucht als nötig, und das will unser Körper vermeiden. Aus diesem Grund ist Propriozeption auch der Schlüssel für effiziente Bewegungen.

Das Gefühl für die Kraft geht einher mit dem Gefühl der Anstrengung, die ebenso im Bereich der Propriozeption anzusiedeln ist. Die hierfür benötigten Rezeptoren sind in den Sehnen zu finden, die dem Gehirn konstant Informationen über die jeweilige Belastung zusenden. Dies wiederum führt zu der Wahrnehmung der jeweiligen Belastung beziehungsweise der Anstrengung – die ihrerseits wiederum abhängig von der jeweiligen Gelenkposition ist. Extreme oder maximale Gelenkpositionen werden als anstrengend empfunden. Das liegt vor allem an der starken Belastung der Sehnen, die in maximal gedehnten Positionen den stärksten Stress erfahren und daher auch das höchste Maß an Anstrengung. Bewegungen am Rande unseres Bewegungsradius werden daher unmittelbar als anstrengender oder fordernder wahrgenommen. Sie führen zu einer schnelleren Ermüdung, die als eine Art Handbremse unseres Motorkortex zu verstehen ist.

Das Training der Propriozeption führt zu einer besseren körperlichen Wahrnehmung, dank derer sich unsere Bewegungsqualität verbessert. Es optimiert genauso die Bewegungseffizienz, da die Kraft der jeweiligen Situation angepasst wird und sich das Gefühl der Anstrengung ebenfalls im Laufe der Zeit durch Wiederholungen anpasst. Die verbesserte Bewegungseffizienz spart nicht nur Energie, sondern sie hilft auch, situativ die beste Bewegungsstrategie für eine an uns gestellte Aufgabe zu finden. Eine effizientere Bewegung bedeutet daher immer eine verbesserte Koordination, was zu einer reduzierten Verletzungswahrscheinlichkeit und höheren Bewegungsqualität führt. Sind wir in diesem Sinne trainiert, können wir uns neuen Bewegungen besser anpassen, weil wir unsere Gelenkbewegungen genauer steuern können und gleichzeitig flexibler gegenüber neuen Bewegungssituationen sind. Das Training der Propriozeption verbessert unsere Orientierung und Bewältigung von Aufgaben im Raum und führt direkt zu mehr Bewegungsqualität. Beweglichkeitstraining ist in dieser Hinsicht gleichzeitig ein Training der Körperwahrnehmung wie der Bewegungsqualität sowie auch der Verletzungsprophylaxe. Wir üben dabei nicht nur bestimmte vorgegebene

Bewegungsabläufe, sondern wir profitieren von diesem Training auch in unbekannten Situationen.

Um Beweglichkeitstraining im Hinblick auf eine optimale Propriozeption ausführen zu können, sollten wir regelmäßig trainieren und wir sollten immer wieder neu variieren. Im besten Fall ist unser Training dreidimensional. Dadurch erfahren wir immer wieder einen neuen Stimulus, der unsere Aufmerksamkeit fordert und wachhält und die Verarbeitung der verschiedenen Reize verbessert.

Gleichgewichtssinn – zuständig für die Balance

Die Fähigkeit der Vorhersage ist wahrscheinlich die wichtigste unserer Gehirnfunktionen für das Überleben (ab Seite 65). Die Fähigkeit, eine mögliche Bedrohung zu erkennen, ist das, was unser Überleben sichert. Wir erkennen beim Überqueren der Straße rechtzeitig ein heranfahrendes Auto und den Geruch von verdorbenem Essen. Wir sehen, hören, riechen, schmecken und beurteilen dadurch auch die Zukunft insofern, als wir die Folgen unserer Handlungen abschätzen können - unsere Sinne sichern unser Überleben. Der visuelle Sinn steht dabei evolutionsbiologisch an erster Stelle, da wir sogar auf große Entfernung sehen können, dicht gefolgt vom Hör- und Geruchssinn. Erst danach folgen das Gleichgewichtssystem und die taktile Empfindung. Der Gleichgewichtssinn wird automatisch in ein größeres Ganzes integriert und verarbeitet. Eine Störung des Gleichgewichts kann sich daher negativ auf die Verarbeitung der anderen Wahrnehmungen auswirken und die sensorische Integration beeinträchtigen.

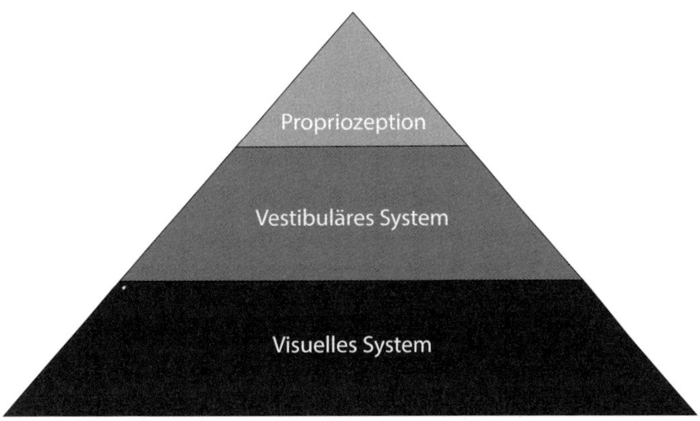

Die Grafik zeigt die evolutionsbiologische Rangordnung unserer Wahrnehmungsorgane.

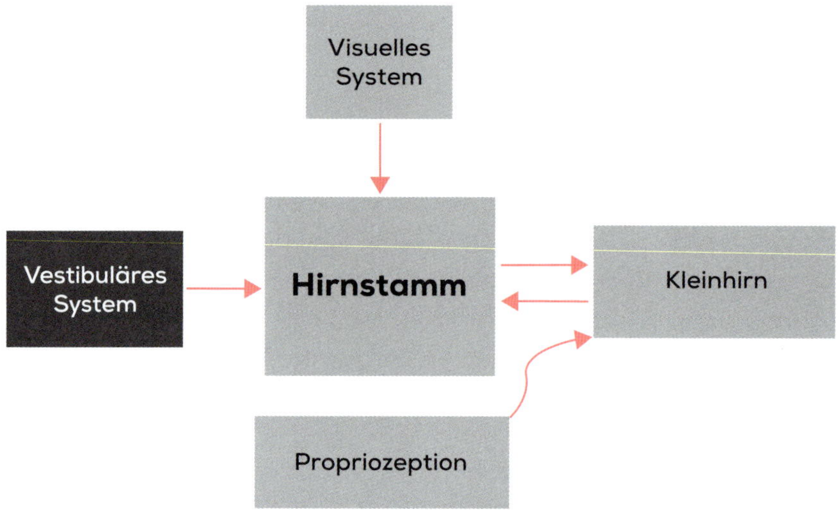

Alle Wahrnehmungsorgane interagieren miteinander. Das visuelle und das vestibuläre System sind über den Hirnstamm miteinander verschaltet. Propriozeptive Signale gelangen über das Rückenmark in den Hirnstamm und von dort zum Kleinhirn.

Häufige Symptome für eine schlechte Verarbeitungsqualität äußerer Reize im Körper sind muskuläre Verspannungen, Kopfschmerzen, Schwindelgefühl, Benommenheit oder Übelkeit. Die Symptome treten vor allem dann auf, wenn wir beim Autofahren oder Bahnfahren lesen oder aus dem Sitzen schnell aufstehen. Funktioniert unser Gleichgewichtsorgan nicht so, wie es soll, neigen wir dazu, uns still zu halten, da die Symptome auch bei Bewegung auftreten können. Statt jedoch unsere Bewegungen zu reduzieren, müssen wir lernen, uns intelligenter zu bewegen. Daher ist es sinnvoll, Gleichgewichtsübungen in das Beweglichkeitstraining miteinzubauen. Dies wirkt sich nicht nur positiv auf unser Gleichgewichtsorgan aus, sondern kann sich auch direkt in einer verbesserten Beweglichkeit bemerkbar machen.

Die Fähigkeit, die Balance zu halten, beginnt mit dem Kopf. Kopfbewegungen aktivieren diverse Systeme im Innenohr, sodass axiale Muskeln reaktiv anspannen. Primär dienen sie der Sturzprophylaxe. Schnelle Kopfbewegungen werden vom Gehirn als möglicher Sturz interpretiert. Vor allem die Streckmuskeln (Extensoren) werden dann unmittelbar unbewusst aktiviert, um einen Sturz zu verhindern oder abzudämpfen. Eine Störung dieses Systems kann zu einem dauerhaft erhöhten Muskeltonus führen. Verspannungen, die Bewegungsqualität und -amplitude einschränken können, sind die Folge.

Schauen wir uns die Anatomie ein wenig genauer an. Für unser Gleichgewicht sind im Innenohr die Bogengänge und die Makulaorgane verantwortlich. Die Bogengänge registrieren Rotationsbewegungen (zum Beispiel eine Kopfdrehung), während die Makulaorgane lineare Bewegung wahrnehmen (zum Beispiel beim Laufen).

Der Nervus vestibularis, der das Gleichgewichtsorgan im Innenohr mit dem Hirnstamm verbindet, ist der erste Nerv, der myelinisiert wird. Die Myelinschicht ist eine Membran, die sich um den Nerv legt, um ihn von anderen zu isolieren, sodass elektrische Signale von A nach B schneller übertragen werden können. Ohne diese Schicht können Informationen im Nervensystem nicht übertragen werden. Je stärker die Schicht ausgeprägt ist, desto schneller können Signale transportiert werden. Je besser der Si-

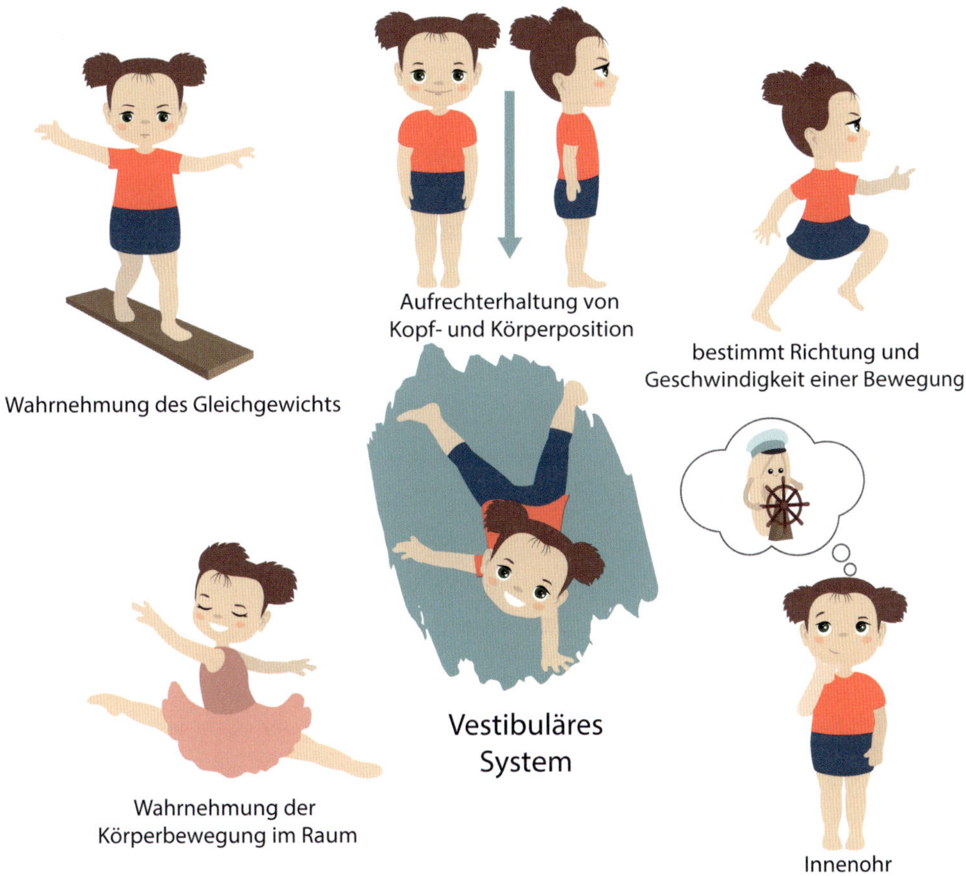
Aufrechterhaltung von
Kopf- und Körperposition
bestimmt Richtung und
Geschwindigkeit einer Bewegung
Wahrnehmung des Gleichgewichts
Vestibuläres
System
Wahrnehmung der
Körperbewegung im Raum
Innenohr

So funktioniert das vestibuläre System – dargestellt anhand typischer Handlungen.

gnaltransport in unserem Gleichgewichtsorgan funktioniert, desto besser kann das Gleichgewichtsorgan arbeiten, da seine Funktion von der Qualität und Quantität der Signale abhängig ist. Und je besser das Gleichgewichtsorgan arbeitet, desto sensibler können wir auf Bewegungsveränderungen reagieren. Eine erhöhte Sensibilität führt direkt zu einer besseren Bewegungskontrolle. Dies erhöht gleichzeitig unseren Bewegungsspielraum und dadurch auch unsere Bewegungsvielfalt. Eine reduzierte Funktion unseres Gleichgewichtsorgans ist unmittelbar mit einer geringeren Bewegungskompetenz assoziiert. Eine Abschwächung des vestibulären Systems kann daher zu einer chronischen Bewegungsarmut führen. Eine bessere Funktion des Gleichgewichtsorgans hingegen fördert unsere Agilität.

Beweglichkeitstraining ist mehr als eine dynamische Gelenkarbeit. Es beinhaltet auch das Training anderer Systeme, die mit unserer Beweglichkeit indirekt in Verbindung stehen. Unsere Balance geht über unser Gleichgewichtsorgan im Kopf deutlich hinaus. Die Balance entsteht dabei aus dem Zusammenspiel unseres vestibulären Systems, unseres visuellen Systems und der Propriozeption. Diese arbeiten zusammen, um unsere Balance dynamisch aufrechtzuerhalten. Balance ist niemals ein statisches Konstrukt. Balance tritt immer in Momenten der Bewegung auf. Balance hilft uns, unsere Bewegung zu koordinieren und zu kontrollieren. Daher ist das Training der Balance integraler Bestandteil des Beweglichkeitstrainings.

Was der Gleichgewichtssinn mit Osteoporose zu tun hat

Defizite in unserem vestibulären System sind sogar mit einem erhöhten Risiko verknüpft, an Osteoporose zu erkranken.[21] Wieso das so ist, ist noch unklar, aber scheinbar liegt es daran, dass sich der Mensch, der mit Gleichgewichtsproblemen zu kämpfen hat, weniger bewegt und in seinem Bewegungsausmaß reduziert ist. Die reduzierte Bewegung führt zu weniger Muskelarbeit, was eine reduzierte Knochendichte zur Folge hat. Osteoporose entsteht.

Teste dein Gleichgewicht

Wie ist es denn um dein Gleichgewicht und deine Balance bestellt? Führe die folgenden Gleichgewichtstests aus und prüfe jegliche Ausweichbewegung. Je weniger du dich in den einzelnen Positionen bewegst, desto besser funktioniert dein Gleichgewichtssystem. Am besten machst du die Tests barfuß, da dein Gehirn dadurch auch unmittelbar eine Rückmeldung über die Rezeptoren in den Fußsohlen erhält.

Test 1 – unterschiedliche Fußpositionen

Du kannst den folgenden Test mit verschiedenen Fußpositionen ausführen: geschlossene Füße (beidbeinig, Abbildung A), ein Bein angehoben (einbeinig, Abbildung B) und im sogenannten Tandemstand (Abbildung C), bei dem die Füße direkt hintereinanderstehen, als würdest du auf einem Seil balancieren. Wir neigen dazu, immer in die Richtung der defizitären Seite zu schwanken.

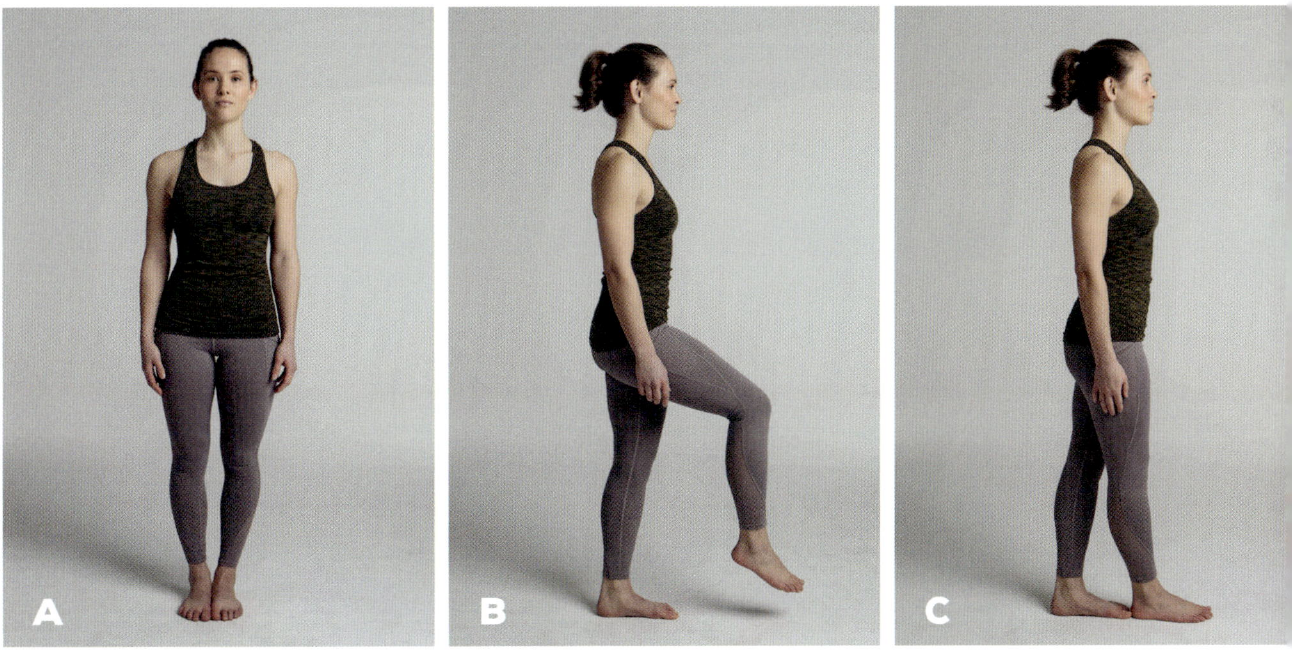

Test 2 – Fußwippen

Um dein Gleichgewichtssystem mit deiner Körperwahrnehmung, der Propriozeption, und deinem visuellen System zu verknüpfen, führe folgende Übungen aus dem Stand aus. Suche dir dafür einen Partner, der für dich ein Objekt bereithält, das du anschaust, oder wähle alternativ einen Punkt auf Augenhöhe. Als Objekt kannst du einen kurzen Text nehmen, den du aus diesem Abstand noch gut lesen kannst. Je klarer du den Text während der Übung siehst, desto besser arbeitet dein Gleichgewicht mit deinen Augen zusammen. Ich benutze bei dieser Übung einen Fixationsstab, auf dem senkrecht Buchstaben aufgedruckt sind.

A+B Stelle dich aufrecht mit geschlossenen Füßen hin und wippe auf und ab, indem du die Fersen hebst und wieder senkst. Halte den Blick stabil auf den Fixpunkt gerichtet.

Hinweis: Richte den Blick stabil geradeaus, ohne dass das Bild des Fixpunkts vor deinen Augen verschwimmt. Das sollte dir für etwa 15 Sekunden gelingen. Eine verschwommene Sicht oder ein fehlerhaftes Gleichgewicht sind ein Anzeichen für eine mögliche Störung in einem der Systeme. In diesem Fall solltest du üben, bis es besser wird.

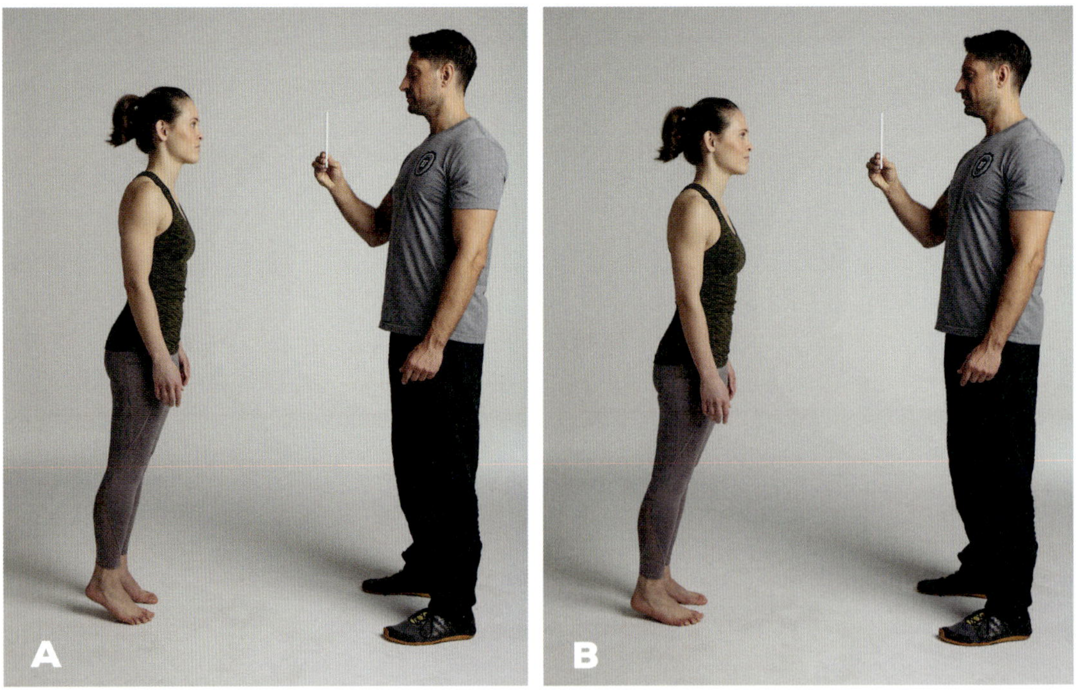

Test 3 – Fußwippen mit Kopfrotation

Schwieriger wird es, wenn du in der vorgenannten Übung den Kopf zur Seite drehst. Probiere es aus.

1. a+b Wippe erneut auf und ab und drehe dabei deinen Kopf von rechts nach links, ohne den Fixpunkt aus den Augen zu verlieren.
2. a+b Statt den Kopf zu drehen, neige ihn nun von einer Seite zur anderen. Die Übung folgt demselben Schema wie bei 1.: Dein Blick bleibt auf einen Fixpunkt ausgerichtet.

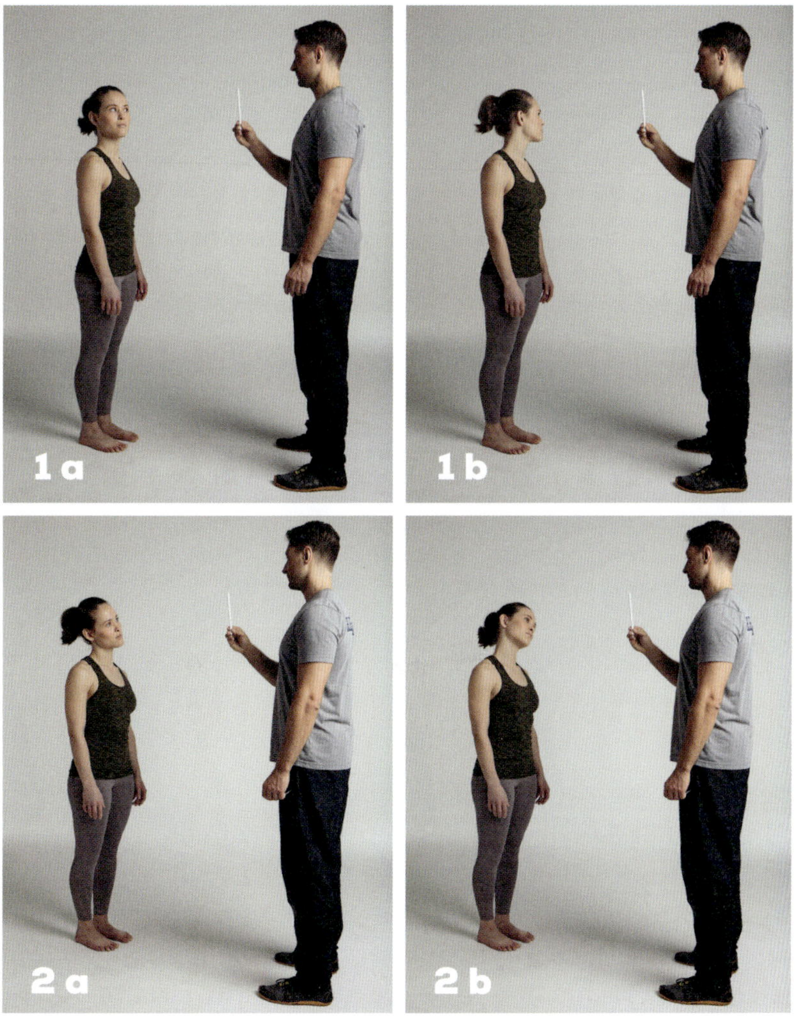

Blickstabilisierungen verbessern das Gleichgewichtssystem

Interessant ist, dass unser Gleichgewichtssinn nicht nur Bewegungen des Kopfes registriert. Eine Dysfunktion oder Überaktivität auf einer Seite kann zu einer Schrägstellung oder einer Fehlhaltung des Kopfes führen. Wir verlieren das Bewusstsein für eine neutrale Kopfposition, was häufig von einer verspannten Nacken- und Halsmuskulatur und von einer Fehlstellung der Augen begleitet wird. Eine optimale Funktion des Gleichgewichtsorgans ist aber auch entscheidend für eine kontrollierte Kopfposition. Beweglichkeit ist immer an eine ausreichende Stabilität geknüpft. Wir können uns nur dann adäquat bewegen, wenn wir in der Lage sind, eine ausreichende Stabilität aufzubauen. Das Gehirn nutzt die Schwerkraft, die durch die Bogengänge und Makulaorgane registriert wird, um den Kopf während der Bewegung zu stabilisieren. Das ist nicht nur beim Laufen, sondern bei allen Bewegungen der Fall. Eine stabile Kopfposition während der Bewegung ist daher nicht nur ein guter Indikator für eine gute Hals-Nacken-Muskulatur, sondern primär auch für ein gut funktionierendes vestibuläres System. Dabei arbeiten vestibuläres und visuelles System zusammen, um unter anderem den Blick und die Sehschärfe aufrechtzuerhalten. Dabei handelt es sich um einen Hirnstammreflex (vestibulookulärer Reflex), der uns hilft, zielgerichtet zu agieren. Ohne Blickstabilisierung während der Bewegung konnten unsere Vorfahren nicht jagen und wir hätten Probleme damit, einem Ball wie beim Fußball hinterherzulaufen, geschweige denn ein Tor zu schießen.

Unsere Mobilität ist also nicht nur abhängig von der Gesundheit unserer Gelenksysteme, sondern auch von der Funktion unserer Wahrnehmung. Die Blickstabilisierung kann uns dabei helfen, zum Beispiel die Mobilität im Nacken zu verbessern. Um das zu testen, soll die folgende Übung helfen.

Blickfixierung während des Gehens

1. Teste zu Beginn die Beweglichkeit deines Nackens, indem du den Kopf ein- oder zweimal von einer Seite zur anderen drehst. Prüfe dabei, wie weit du zu jeder Seite kommst. Bitte eventuell einen Partner, deine Beweglichkeit objektiv zu bewerten.
2. Stecke für dich nun einen festgelegten Weg von etwa zehn Metern Länge ab. Der Weg sollte gerade und wenn möglich gekennzeichnet sein, damit du mögliche Abweichungen nach rechts und links erkennen kannst. Halte nun einen Punkt entwe-

der rechts (Kopf dreht nach rechts) oder links (Kopf dreht nach links) dieses Weges auf Augenhöhe fokussiert (Blickstabilisierung).

3. Gehe nun deinen abgesteckten Weg entlang und halte dabei deinen Blick konstant bis zum Ende des Weges auf den Fokuspunkt gerichtet. Im besten Fall beträgt am Ende des Ganges deine Kopfdrehung etwa 90 Grad.
4. Wenn du angekommen bist, wiederhole die Übung und schaue dabei in die andere Richtung. Wiederhole danach den Test für die Beweglichkeit deiner Halswirbelsäule, indem du die Kopfrotation, die du zu Beginn am Platz gemacht hast, erneut ausführst.

Hinweis: Die Übung war für dich positiv, wenn deine Nackenbeweglichkeit durch die Übung besser geworden ist. In diesem Fall hat sich die Blickstabilisierung deines visuellen Systems förderlich auf die Beweglichkeit deiner Halswirbelsäule ausgewirkt.

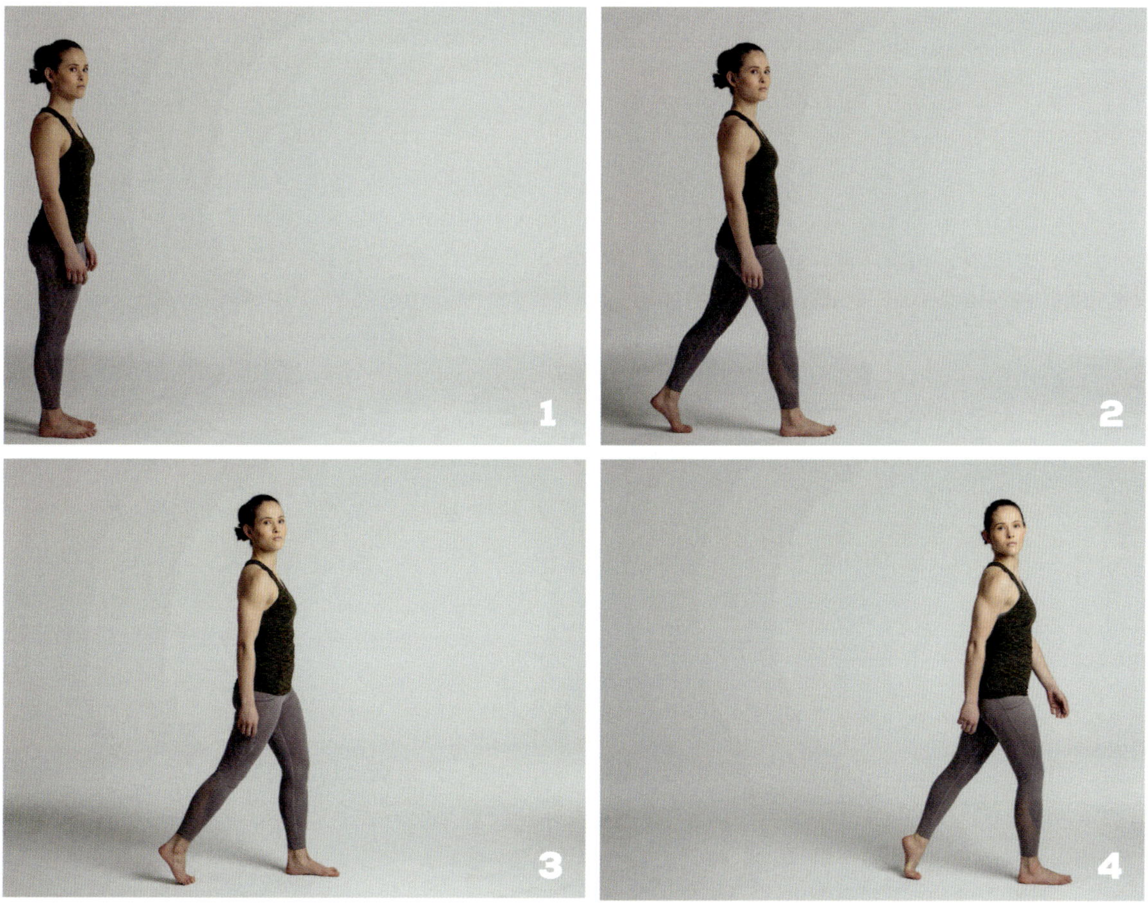

Komplexe und dynamische Bewegungen

Vor allem schnelle Körperbewegungen stellen unser Gleichgewichtssystem vor Herausforderungen. Schnelle Bewegungen zwingen unser Gleichgewichtsorgan, sich ebenso schnell anzupassen und weiterhin in der Lage zu sein, unsere Kopfposition nicht nur registrieren, sondern auch halten zu können. Daher ist auch das Tempo der Beweglichkeitsübungen entscheidend (siehe Abschnitt *Wie schnell du trainieren solltest – Kontrolle und Tempo* ab Seite 74). Doch schnelle Bewegungen ohne Kontrolle sind nichts wert, da sie schnell unsauber werden und sich die Verletzungswahrscheinlichkeit erhöhen kann.

Nachdem du die Basisübungen für dein Gleichgewichtssystem bereits ausprobiert hast, wollen wir nun mit den integrierten Übungen weitermachen. Diese beinhalten komplexe Bewegungen, die das visuelle und das vestibuläre System sowie dynamische Gelenkbewegungen miteinander kombinieren.

Rotationsbeuge mit Fixpunkt

1. Stelle dich aufrecht hin und nimm ein Objekt, das du mit deinen Augen fixierst, in die linke Hand. In unserem Fall haben wir eine Art Zimmermannsbleistift verwendet, auf dem senkrecht Buchstaben aufgedruckt sind.
2. Beuge dich nun nach rechts unten und rotiere dabei den Körper leicht zur Seite, ohne den Blick von deinem Fixationsobjekt zu nehmen.
3. Komme wieder hoch und richte dich nach oben auf, indem du deinen Arm und deinen Blick nach links oben hebst.

4.–6. Führe bei Bedarf die Übung mit einem zusätzlichen Widerstandsband aus. Dies erhöht den Widerstand auf die Wirbelsäule und führt zu einer intensiveren Wahrnehmung der Bewegung.

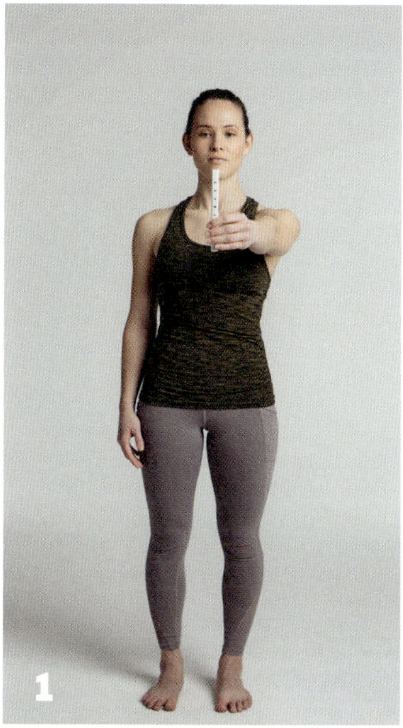
1

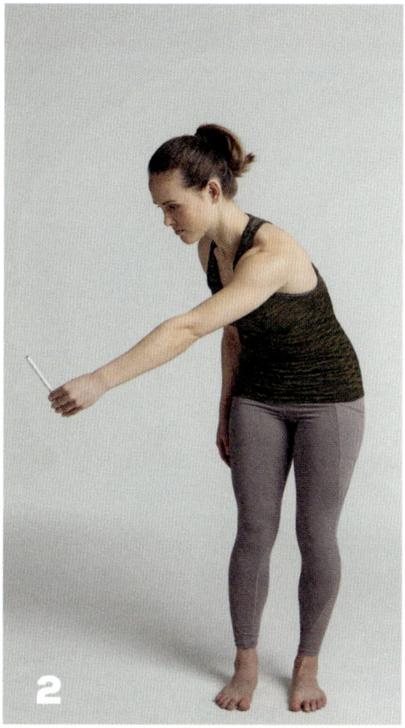
2

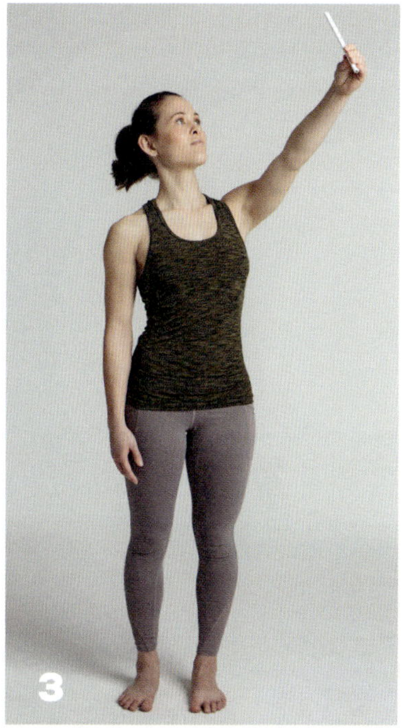
3

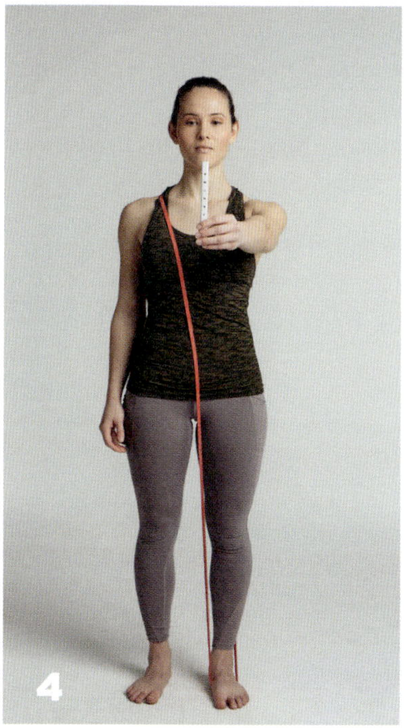
4

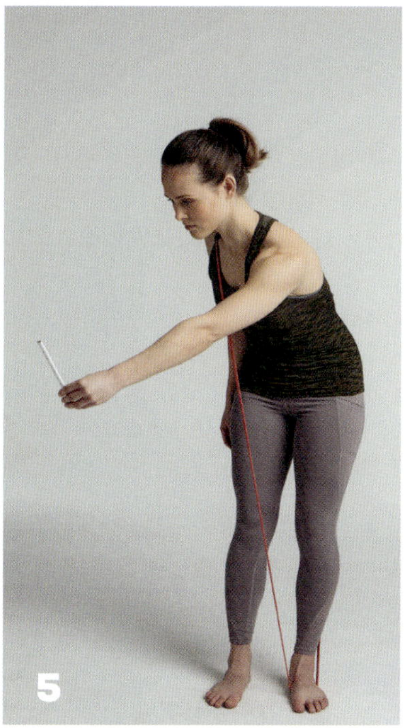
5

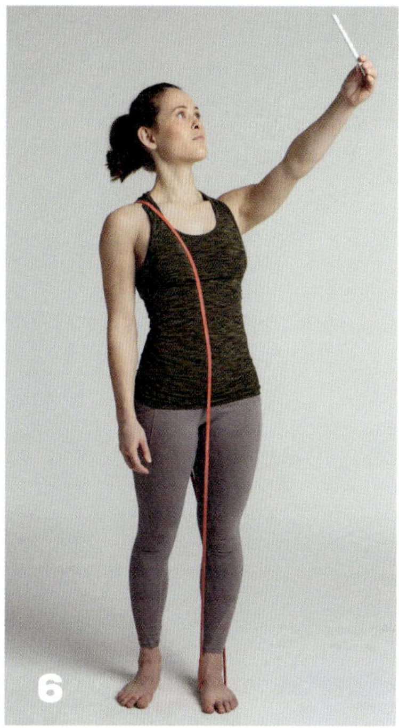
6

Rotationsbeuge im Stand mit leicht versetzten Füßen

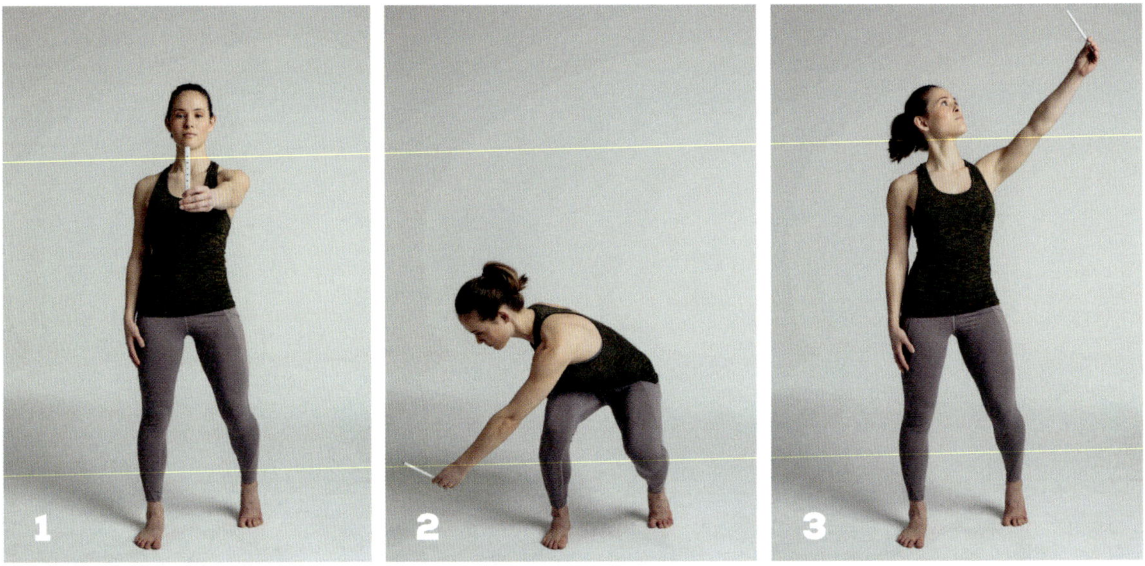

1. Um dein Gleichgewicht noch mehr herauszufordern, platziere deine Füße nicht parallel, sondern etwas versetzt. Nimm den linken Fuß nach hinten und halte das Objekt in der linken Hand.
2. Beuge die Knie und hebe während der Übung die linke Ferse an. Richte deinen Blick und die Bewegung nach rechts unten.
3. Richte dich wieder zur Mitte auf und führe Arm und Blick nach links oben.

Hinweis: Durch die geänderte Bein- und Fußpositionierung erhöhst du deine Mobilität in den Knien und zusätzlich in der Hüfte.

Variante: Rotationsbeuge im Stand mit Widerstandsband

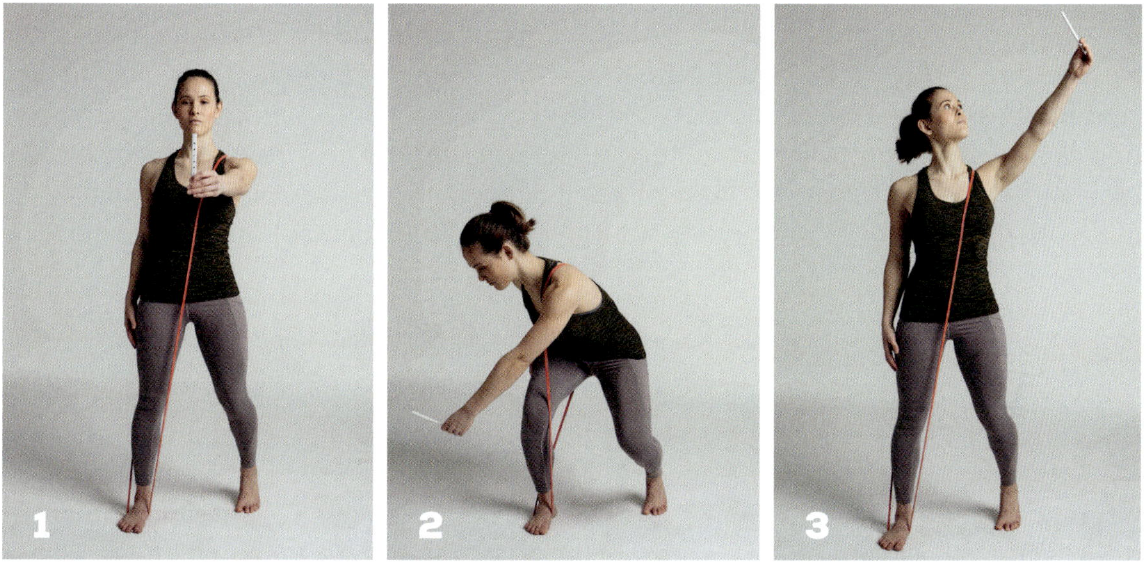

1. Steige mit dem vorderen rechten Fuß in ein Widerstandsband und lege dir das andere Ende um die gegenüberliegende Schulter. Nimm wie bei der Rotationsbeuge mit Fixpunkt einen Gegenstand in die linke Hand, den du die ganze Zeit über fixierst.
2. Neige dich dann etwas seitlich nach rechts unten und führe den Arm ebenfalls nach rechts.
3. Richte dich dann wieder auf und nimm dabei den Arm mit deinem Fixationsobjekt nach rechts oben. Dein Blick bleibt immer auf den Gegenstand in deiner Hand gerichtet.

Bewegungen mit Koordinationstafel

Eine weitere Möglichkeit, das visuelle System in deine Bewegungen zu integrieren und herauszufordern, ist die Nutzung der sogenannten Koordinationstafel. Diese findest du bei der Übung »Arrow Chart« auf Seite 196/197. Auf der Koordinationstafel siehst du vier verschiedene Pfeile: einen Pfeil nach links, einen Pfeil nach rechts, einen Pfeil nach oben und einen nach unten. Jede Pfeilrichtung steht für eine spezifische Beweglichkeitsübung. Probiere es mit der folgenden Beweglichkeitsübung »Swipe« aus. Natürlich kannst du diese Übung auch durch eine andere Beweglichkeitsübung deiner Wahl ergänzen.

Swipe

Die Aufgabe bei dieser Übung besteht darin, die mit den Pfeilen assoziierte Bewegung der Reihe nach so schnell wie möglich auszuführen. Daraus ergibt sich eine ganze Bewegungsfolge. Es gilt also, gleichzeitig die Pfeile der Reihe nach »zu lesen« und dabei die jeweiligen Bewegungen auszuführen. Diese Übung verbessert deine Blickstabilisierung, hält den Fokus, der deiner Bewegung folgt, und fördert die Stabilisierung deines Kopfes während der Übung.

1. Komme in die klassische Liegestützposition mit gestreckten Beinen. Die Hände sind direkt unter den Schultern platziert, dein gesamter Körper bildet eine lange Linie.
2. Hebe nun deine rechte Hand und platziere deinen rechten Fuß an der Stelle, wo deine rechte Hand war. Das ist ein Swipe nach vorn.
3. Führe nun dein linkes Bein unter deinem Körper durch und strecke es gerade nach vorn, ohne es abzusetzen.
4. Bringe das linke Bein wieder zurück und komme wieder in die Ausgangsposition des Liegestützes.
5. Stelle erneut deinen rechten Fuß nach vorn, diesmal aber nach rechts außen, sodass beide Hände immer noch unter den Schultern platziert sind.
6. Ziehe dann das linke Bein an deinem rechten stützenden Bein vorbei und strecke es seitlich nach rechts aus. Während der Bewegung löst du deine rechte Hand vom Boden, damit du deinen Körper aufdrehen kannst.

Hinweis: Die Richtung des Swipe folgt dem jeweiligen Pfeil auf der Koordinationstafel. Zeigt ein Pfeil zur Seite, führst du den Swipe in die jeweils angegebene Richtung aus.

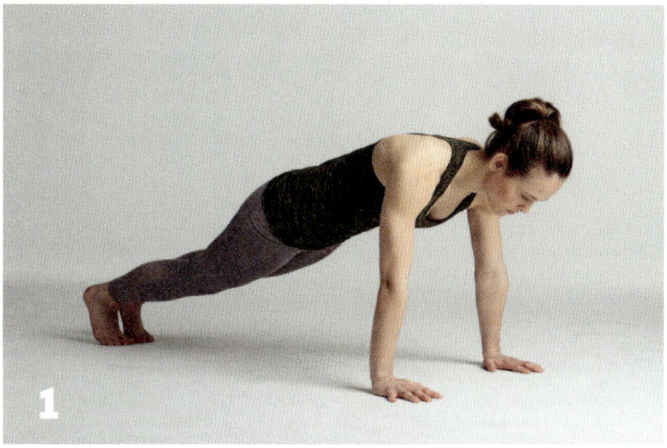
1

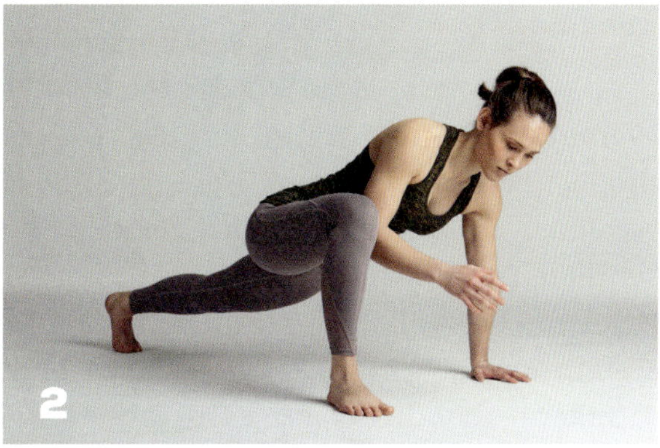
2

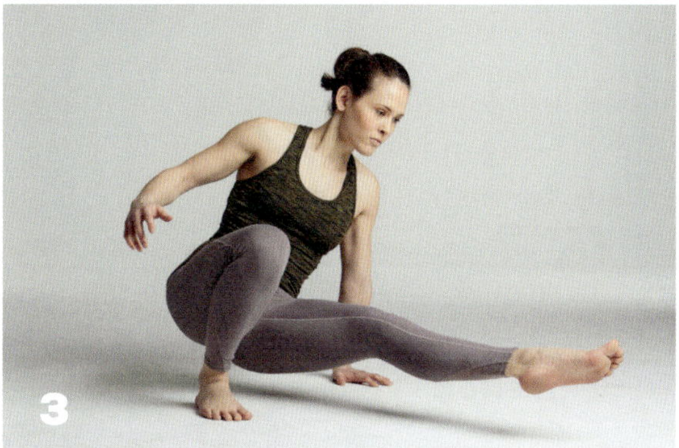
3

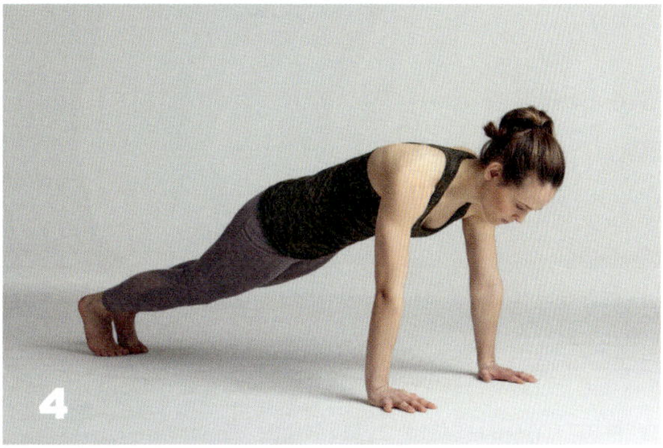
4

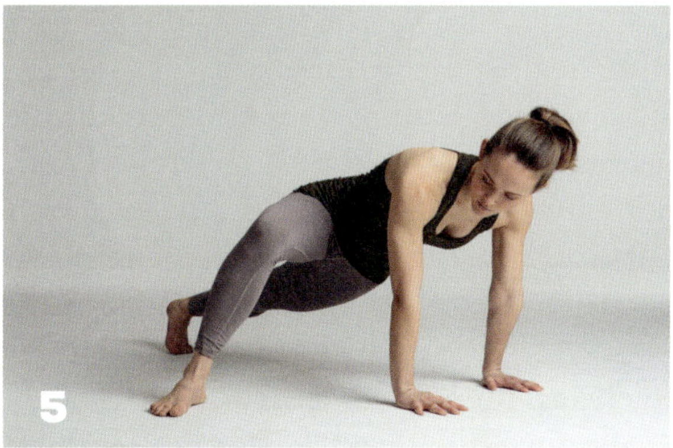
5

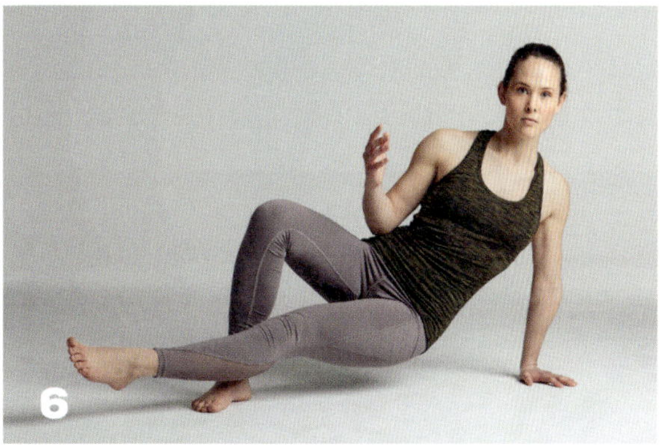
6

Werde kreativ mit dem Practice Ball

Weitere Übungen für ein komplexes Zusammenspiel der verschiedenen Systeme ermöglichen die folgenden Übungen mit dem Practice Ball. Die Übungen sind ausgezeichnet, um die Balance, das visuelle System und die koordinierte Beweglichkeit zu schulen. Daher handelt es sich um eine integrierte Übung, da sie alle relevanten Aspekte des Beweglichkeitstrainings miteinander kombiniert. Das Practice-Ball-Übungssystem wurde von Jozef Frucek und Linda Kapetanea, besser bekannt als »Fighting Monkey«, über die letzten zehn Jahre erdacht und in unzähligen Übungssessions und Workshops weiterentwickelt.

Die Practice Ball Drills eignen sich hervorragend, um komplexe und ungewöhnliche sowie gleichzeitig gut skalierbare Bewegungsumgebungen für die trainierende Person zu schaffen. Alles, was du dafür brauchst, ist ein Tennisball an einer circa 1,2 Meter langen Schnur und im Regelfall eine zweite Person. Eine Person übernimmt die Trainerrolle und führt den Ball, die andere Person übernimmt die Rolle des Athleten und reagiert auf die Bewegungen, die der Trainer mit dem Practice Ball ausführt. Dabei gibt der Trainer mithilfe des Practice Balls klar definierte Bewegungsaufgaben, die der Athlet möglichst effizient lösen soll.

Die Art und Weise, wie der Ball an der Schnur fliegt und wie dieser vom Trainer geführt wird, entscheidet darüber, wie tief die jeweilige Übung den Athleten in alle Bereiche der willkürlich ansteuerbaren Bewegungsamplitude führt und wie weit der Athlet diese Bewegungsräume erkundet. Hier werden Rhythmusgefühl, Ballantizipation – vorauszusehen, wo der Ball als Nächstes hingeht –, visuelle Fähigkeiten, Reaktionsschnelligkeit, Ganzkörperkoordination und das Gefühl für Abstand zum Trainer und zum Ball sowie die Wahrneh-

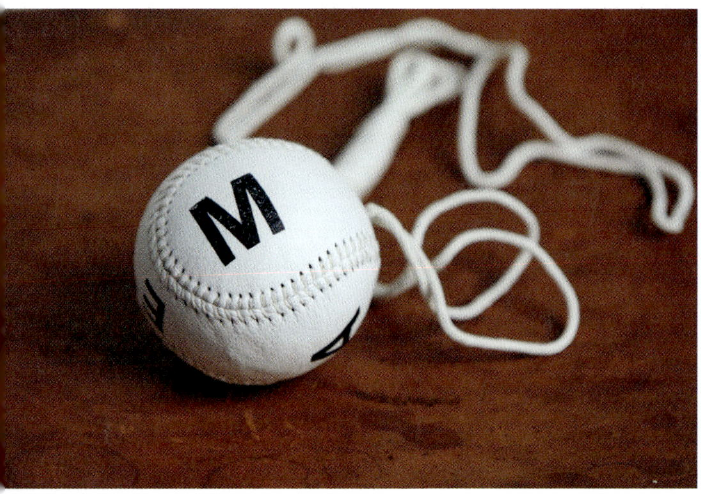

Der Practice Ball, auch als Marsden Ball bezeichnet, ist hervorragend für ein Beweglichkeitstraining geeignet.

mung und Einschätzung von deren Bewegungsgeschwindigkeit gefordert und gefördert. Die visuellen Fähigkeiten stellen dabei die Grundlage dieser Übung dar. Die eigenen Bewegungen, also die motorische Handlung, basiert auf der Qualität der sensorischen Leistung. Nicht zuletzt wird die Tiefenwahrnehmung geschult, die wichtig ist, um den Abstand zum Ball eindeutig abschätzen zu können, und die Blickstabilisierung wird gefördert, also die Fähigkeit, den Fokus auf einen Gegenstand, hier den Ball, halten zu können, während dieser ständig in Bewegung ist.

Durch die unterschiedlichen Körperpositionen, die sich im spielerischen Umgang mit dem Practice Ball ergeben, wird auch das vestibuläre System gefordert. Auf-und-ab-Bewegungen sowie Rotationen des Körpers stimulieren unterschiedliche Anteile unseres Gleichgewichtsorgans und arbeiten somit reflexiv mit unserer axialen Muskulatur und überwiegend den muskulären Extensoren, die uns während der Ausweichbewegungen in Balance halten.

Wie bereits im Abschnitt zum Gleichgewicht angesprochen (Seite 105), arbeitet das vestibuläre System mit dem visuellen System und der Propriozeption zusammen, um ein Gleichgewicht erzeugen zu können. Du hast dort bereits gesehen, dass Gleichgewicht immer ein dynamisches Geschehen ist und niemals eine statische Position. Die Übung mit dem Practice Ball lässt dich genau das spüren. Der Unterschied zu vielen anderen Beweglichkeitsübungen ist hier nicht nur die Arbeit mit einem Partner, sondern auch der Fokus auf ein externes Objekt, was die Exterozeption, die Außenwahrnehmung, fördert. Dass das im Alltag wichtig ist, kannst du daran ermessen, dass du fast immer mit Dingen im Außen beschäftigt bist, während du dich durch deinen Tag bewegst. Das kann zu Hause sein, in Interaktion mit anderen Menschen, im Berufsleben. Überall sind wir visuellen Reizen, Geräuschen und Gerüchen ausgesetzt.

Der Sinn solcher Übungen geht über die reine Wahrnehmung hinaus und kann langfristig nicht nur altersbedingten Erkrankungen vorbeugen. Die Außenwahrnehmung fördert die Produktion von Dopamin. Bei neurodegenerativen Erkrankungen wie Demenz kommt es zu einem starken Verlust an Dopamin, der mit einer Einschränkung der motorischen Leistung einhergeht. Dopamin wird am stärksten produziert, wenn wir ein Ziel vor Augen haben. Dabei ist es primär irrelevant, ob ein Ziel erreicht oder ein anderes vermieden wird. Das Üben mit dem Practice Ball stellt uns die konkrete Aufgabe, kreativ zu werden und dem Ball (oder einem anderen Objekt) auszuweichen.

Dies schult die Außenwahrnehmung und schafft konkrete Bewegungsziele - was wiederum zu einer verstärkten Produktion von Dopamin führt. Und Dopamin wirkt positiv auf unsere Motivation, schützt vor neurodegenerativen Erkrankungen und hebt unsere Stimmung.

Dabei ist es für den gewünschten Trainingseffekt der Drills von Vorteil, wenn der Trainer eine gewisse Übung im Umgang mit dem Practice Ball hat und Komplexität und Schwierigkeitsgrad der Übung, die er mit dem Ball steuert, den Fähigkeiten des Athleten anpasst. Eine Trefferquote von 80 bis 90 Prozent sollte vom Trainer angestrebt werden. Das bedeutet, dass der Athlet in acht bis neun von zehn Fällen die Bewegungsaufgabe lösen kann und in ein bis zwei Fällen scheitern darf. Zu schwere oder zu leichte Bewegungsaufgaben werden auf Dauer nicht in den gewünschten Trainingseffekten münden. Generell lassen sich zwei Übungskonzepte unterscheiden, und zwar das Konzept »Ausweichen« (Lava Ball) und das Konzept »Folgen« (Magnet Ball).

Dem Practice Ball ausweichen

Beim Ausweichen geht es darum, dass der Athlet vom heranschwingenden Tennisball an der Schnur nicht getroffen wird.

1. Der Trainer schwingt den Practice Ball locker vor und zurück, bevor er zu kreisenden Bewegungen übergeht.
2. Du als Athlet folgst dem Ball mit deinem Blick und weichst ihm aus. Dafür verlagere dein Gewicht, mache Schritte weg vom Ball und lehne dich mit dem Oberkörper so weit wie nötig zurück.
3. Setze auch die Körpermitte ein: Wenn sich dir der Ball auf Bauchhöhe nähert, schaffe auch hier Platz, um ihm auszuweichen.

Tipp: Um die Übung interessanter zu gestalten, kannst du weitere Regeln aufstellen. Entweder bleiben beide Füße auf dem Boden oder es muss nur ein Fuß auf dem Boden bleiben, während der andere Fuß frei bewegt werden darf, oder beide Füße dürfen frei bewegt werden - oder du machst es dir zur Aufgabe, die Übung im Einbeinstand zu bewältigen. Auch die tiefe Hocke ist eine sinnvolle Variante.

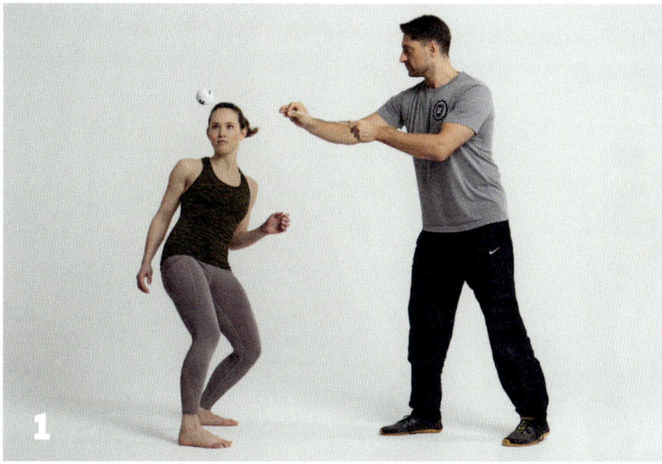
1

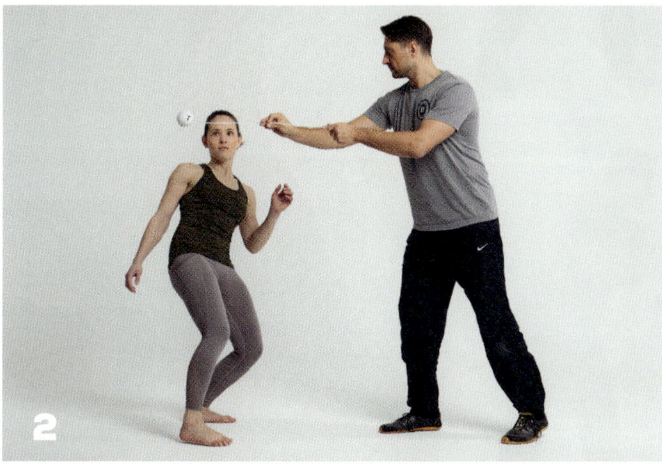
2

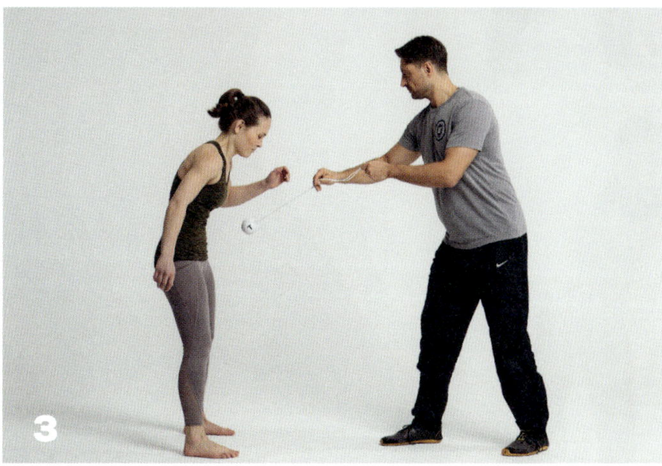
3

Dem Practice Ball ausweichen mit einem frei beweglichen Fuß

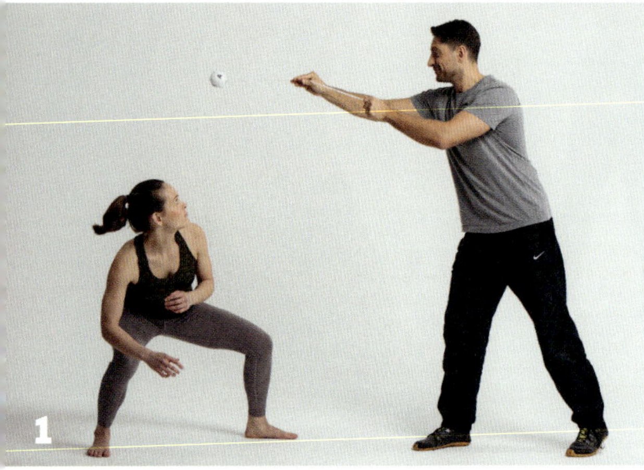

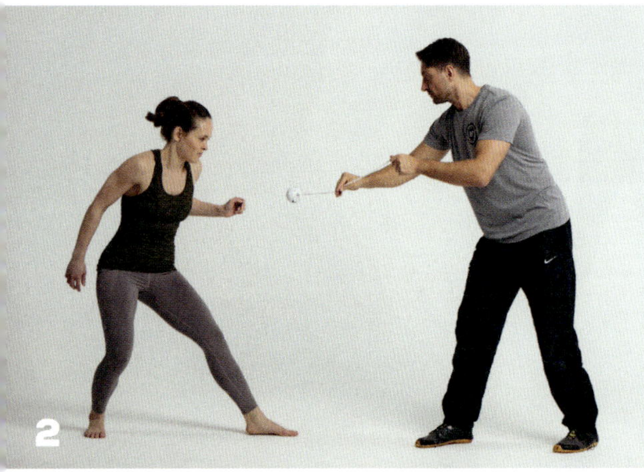

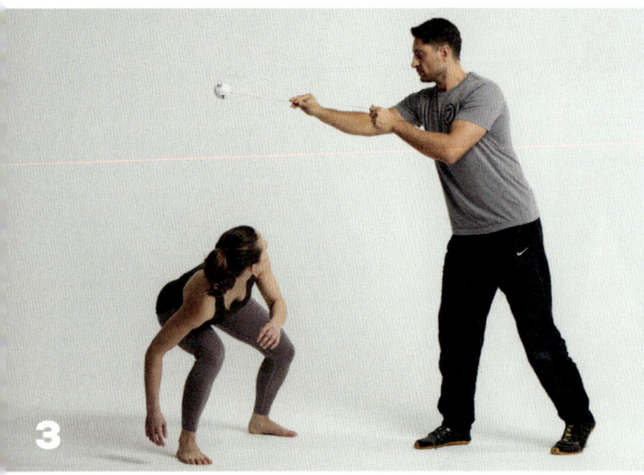

Mit einem Fuß, der fest auf dem Boden bleibt, und einem frei beweglichen Fuß ergeben sich mehr Bewegungsmöglichkeiten. Sie erweitern das dem Athleten zur Verfügung stehende Bewegungsrepertoire.

1. Lasse einen Fuß wie angewurzelt an einem Platz, während du mit dem zweiten Bein dem heranschwingenden Ball beispielsweise mit einem Schritt zur Seite ausweichst.
2. Je nach Situation machst du einen Schritt zurück.
3. Oder du gehst in die Hocke, sodass der Ball über dich hinwegschwingt. Behalte den Ball immer im Blick.

Dem Practice Ball ausweichen auf einem Bein

Die Bewegungen einbeinig auszuführen, ist besonders herausfordernd und schult nicht nur das Gleichgewicht, sondern auch die dynamische Haltung und reaktive Stabilität während der Bewegung.

1. Stelle dich auf ein Bein, das zweite schwebt mit dem Fuß über dem Boden. Breite deine Arme aus, damit du dich damit ausbalancieren kannst. Wenn sich dir der Ball von vorn nähert, weichst du mit dem Oberkörper etwas nach hinten aus.
2. Wenn der Ball an deiner Seite vorbeischwingt, weichst du zur anderen Seite aus – behalte ihn im Blick und setze deine Arme ein, damit du in Balance bleibst.
3. Schwieriger wird es, wenn der Ball von oben kommt und du im Einbeinstand in die Hocke gehen musst – dafür den Standbeinfuß fest in den Boden schieben.

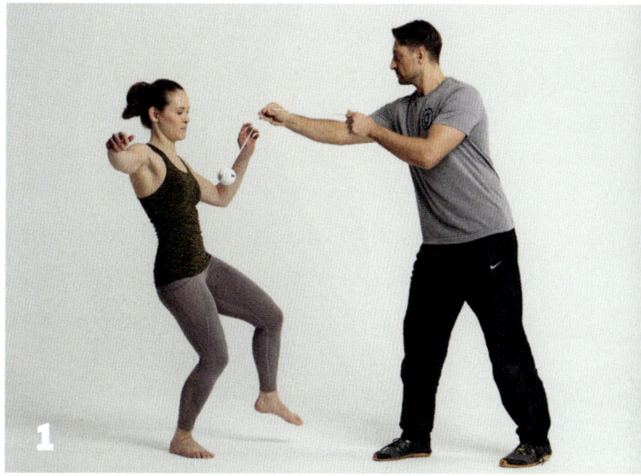

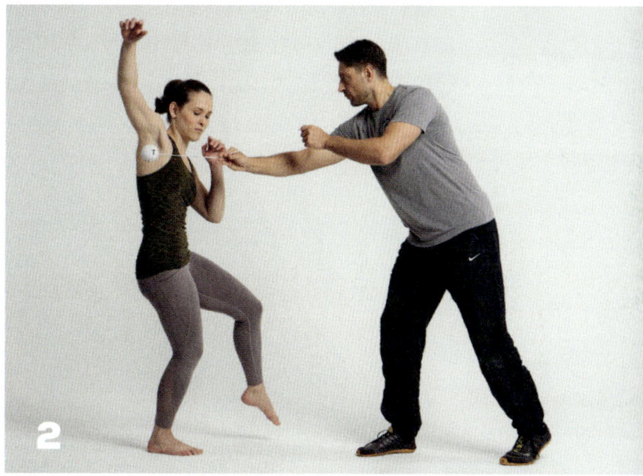

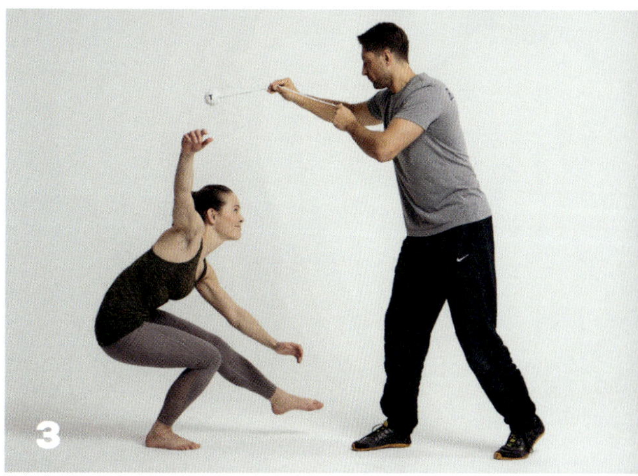

Weitere Variationsmöglichkeiten

- Der Trainer kann über die Schnurlänge die Geschwindigkeit und Schwingfrequenz des Practice Balls variieren und er kann steuern, ob er kreisförmige und elliptische Kreisbahnen zieht oder ob er den Ball vor und zurück pendeln lässt. Eine gute Mischung aus unterschiedlichen Ballbewegungsmustern ist am besten, sodass der Athlet spontan auf immer neue Bewegungsaufgaben reagieren muss.
- Wenn du mit einem Partner übst, ist es wichtig, dass ihr regelmäßig die Rollen tauscht. Seid ihr zu mehreren in einer Gruppe, wechselt die Trainingspartner untereinander regelmäßig durch. Damit schafft ihr noch mehr Variationen.
- Du kannst die Übung auch noch weiter abwandeln. Die Möglichkeiten sind so zahlreich, dass es dir kaum langweilig werden sollte. Beim Konzept »Verfolgen« wird der Spieß umgedreht und der Athlet muss dem Ball so gut wie möglich entweder mit den Augen, mit einer Hand oder mit beiden Händen oder mit einem Fuß, Ellenbogen, Stirn oder Knie folgen. Hier demonstrieren wir die einfache Form der Verfolgung, bei der der Athlet versucht, mit seinen Augen so nahe wie möglich an dem Objekt zu bleiben. Du kannst aber auch die Hände wählen, die so nah wie möglich an den Ball gehen, ohne ihn zu berühren, und das wiederum mit den Füßen kombinieren: beide Füße fest am Boden oder auf nur einem Bein stehend.

Dem Practice Ball nur mit dem Blick folgen – mit festem Stand

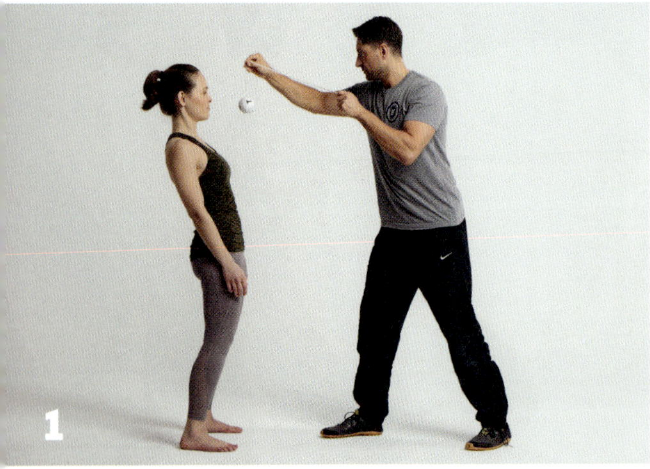

Hier sind der Blick und deine Kopfbewegung ausschlaggebend. Wo ist der Ball? Du verfolgst den Ball mit deinem Kopf, der nun deine Bewegungen anführt, was sich wieder ganz anders anfühlt, als ihm auszuweichen.

1. Du stehst in einem festen Stand, die Füße sind schulterbreit geöffnet. Für diese Übungsfolge bleiben deine Füße immer am selben Platz, sodass du nur mit dem restlichen Körper arbeitest. Nähert sich der Ball deinem Gesicht, lehne dich zurück.

2. Wenn der Ball noch näher kommt, gehst du in eine Rückbeuge. Ohne den Ball aus den Augen zu verlieren, beugst du die Knie und lehnst dich mit dem Oberkörper noch weiter zurück.
3. Ist der Ball seitlich, dann wendest du dich ebenfalls auf diese Seite. Lässt dir der Ball keinen Platz nach vorn, bleibst du in der Rückbeuge.
4. Wenn der Ball vor dir nach unten wandert, dann schau ihm nach und geh so tief in die Hocke und Vorbeuge, dass dein Gesicht nah am Geschehen bleibt.
5. Steigt der Ball wieder auf, richtest auch du dich auf. Lasse den Kopf immer auf Ballhöhe, dein Blick ist stets auf den Ball gerichtet.
6. Gibt der Trainer eine Bewegung nach hinten vor, dann wendest du dich ebenfalls in diese Richtung, auch wenn du die Knie noch gebeugt hast.
7. Zieht der Ball einen Kreis über deinem Kopf, lehne dich zurück, nimm den Kopf in den Nacken, sodass du den Ball auch hier im Blick behältst.

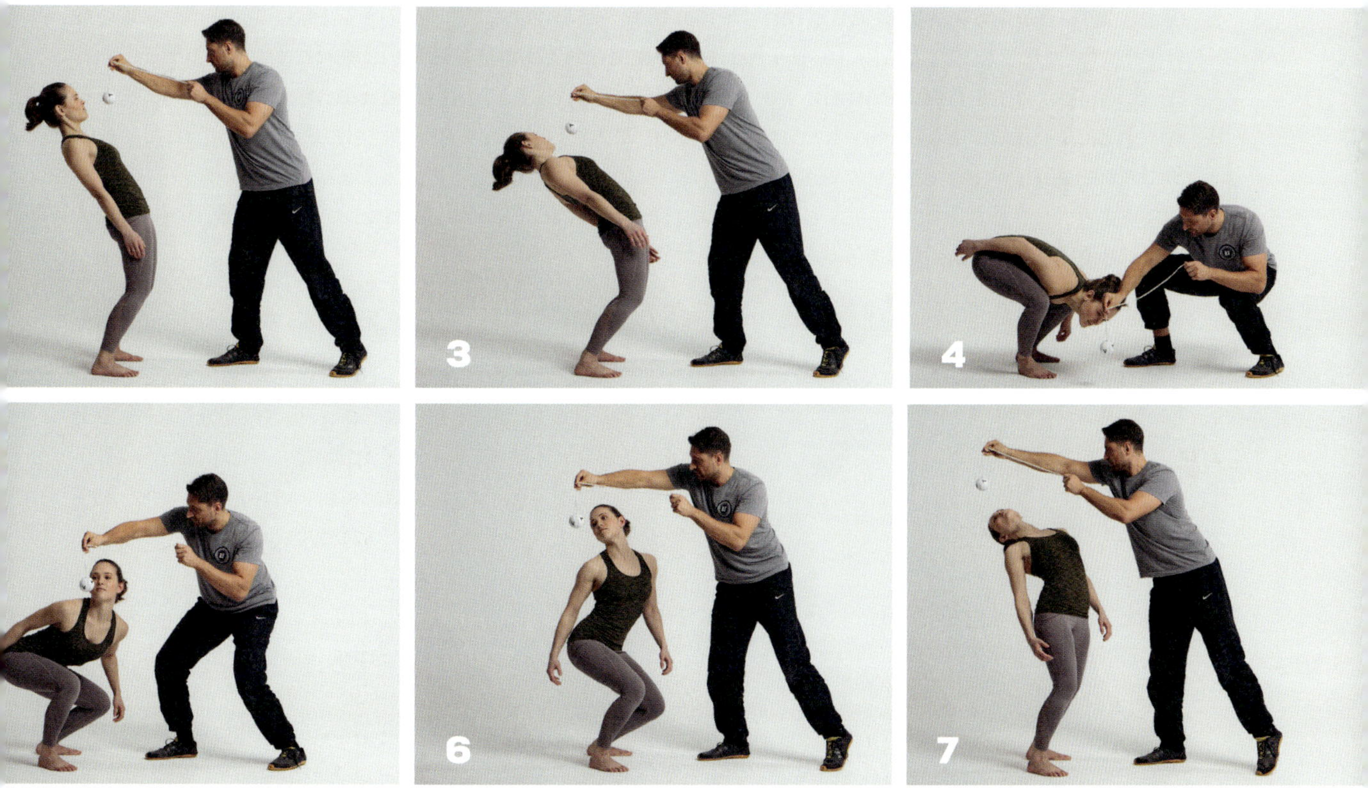

Dem Practice Ball nur mit dem Blick folgen – in Bewegung

Nun gehen wir auf den Boden und du darfst dich auch mit den Füßen über den Boden bewegen. Das eröffnet dir die dreidimensionale Bewegung im Raum; lineare, laterale und rotierende Bewegungen werden miteinander verknüpft. Die hier vorgestellten Variationen sind vor allem als Vorbereitung für weitere Übungen am Boden sinnvoll.

1. Der Trainer hält den Ball so niedrig, dass du in die Hocke kommen musst, damit dein Kopf auf der gleichen Höhe wie der Ball ist.
2. Wandert der Ball von dir weg, krabbelst du ihm nach. Setze dafür Beine und auch Hände ein, um dich abzustützen.
3. Nutze alle Bewegungsmöglichkeiten, um mit deinem Fokus am Ball zu bleiben – geht er über dich, musst du dich vielleicht in der Hocke zur Seite wenden und nach oben schauen, während du dich weiterhin abstützt.
4. Du darfst dich auch mal – fast! – hinsetzen, dein Gesäß bleibt aber immer angehoben und knapp über dem Boden, während du dich auf Füße und Hände stützt.
5. Auch aus dieser Position kannst du mit den Füßen vorwärtslaufen und dich zur Seite neigen, wenn es notwendig wird.
6. Ebenso ist es denkbar, dass du im Vierfüßlerstand – mit angehobenen Knien – auf dem Boden krabbelst.

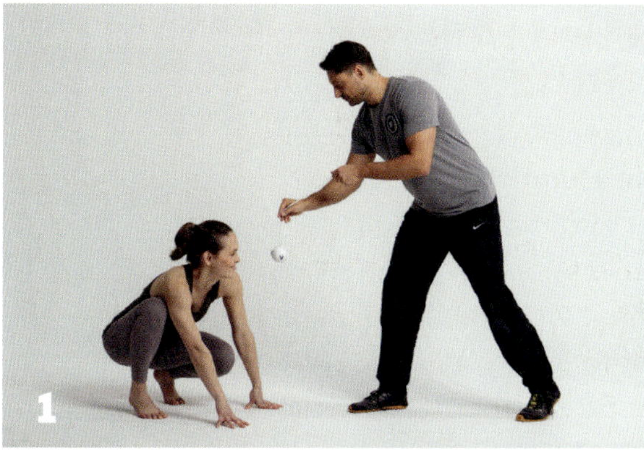
1

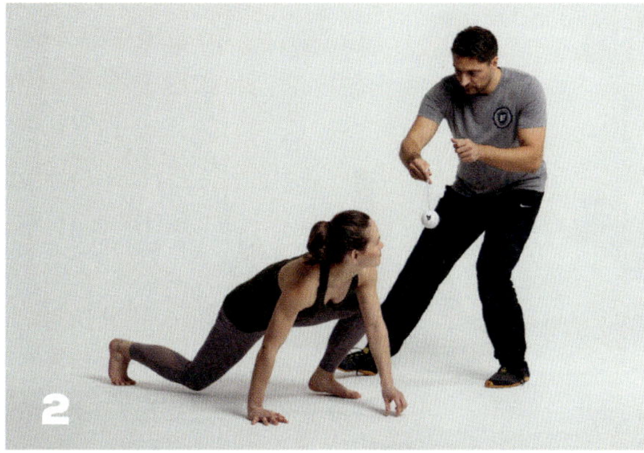
2

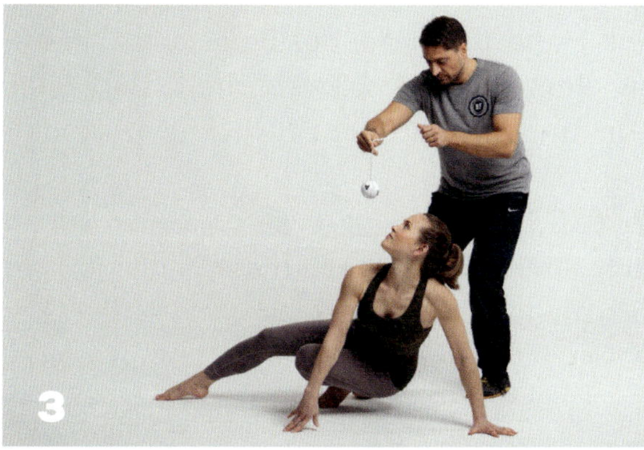
3

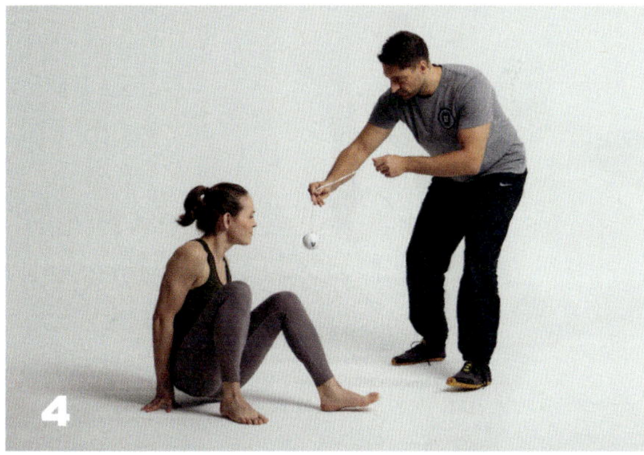
4

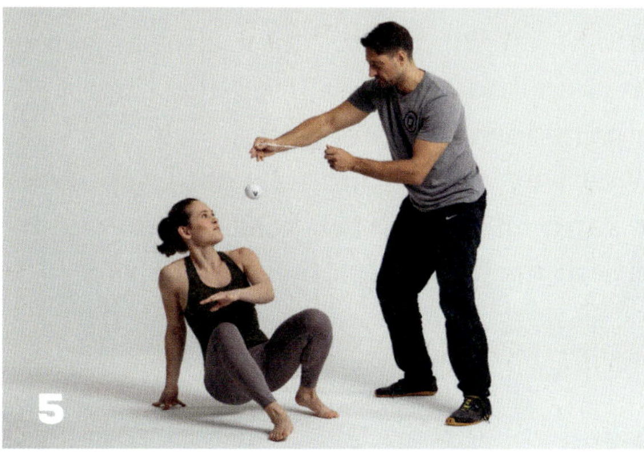
5

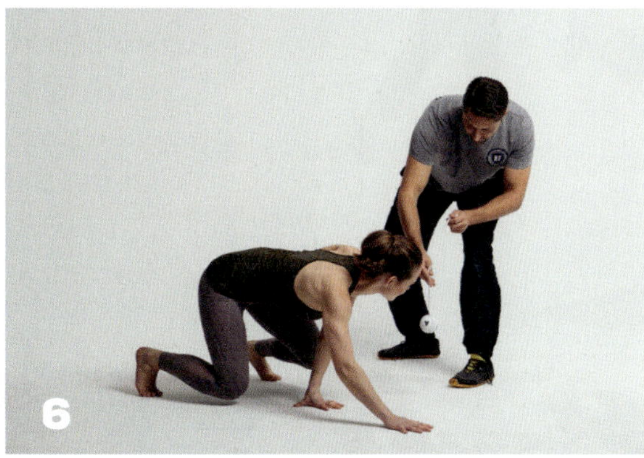
6

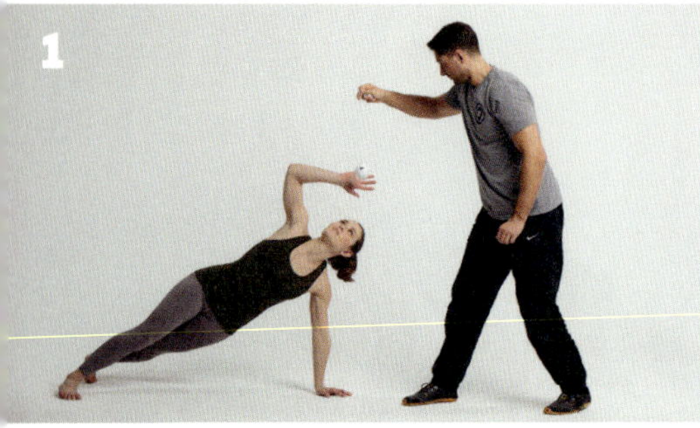

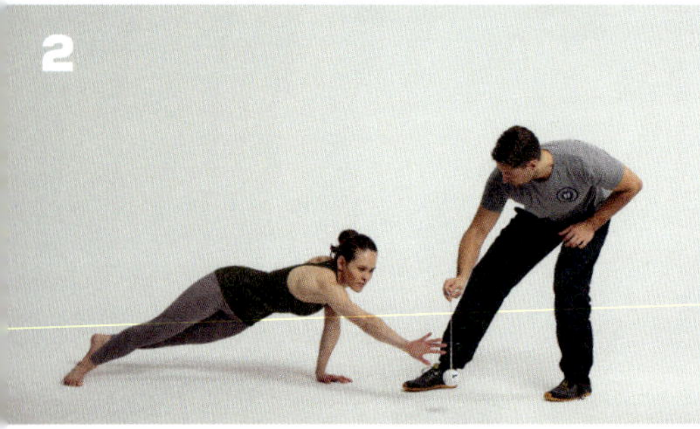

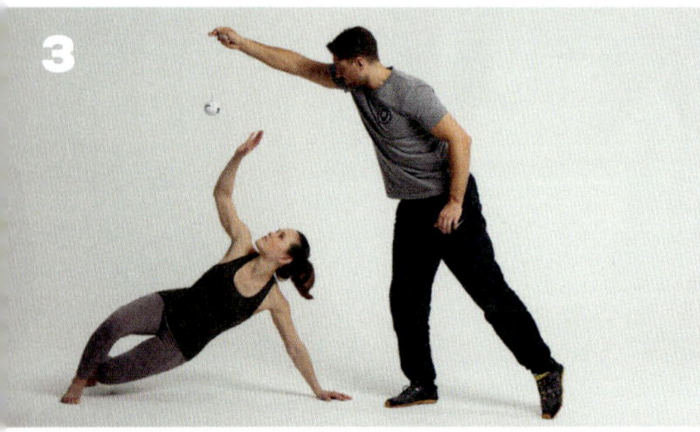

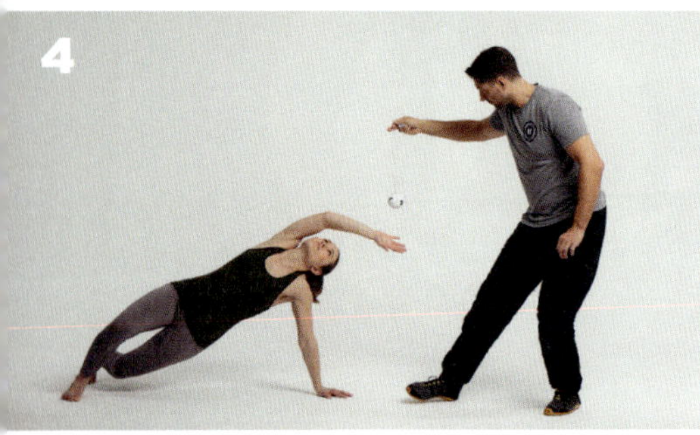

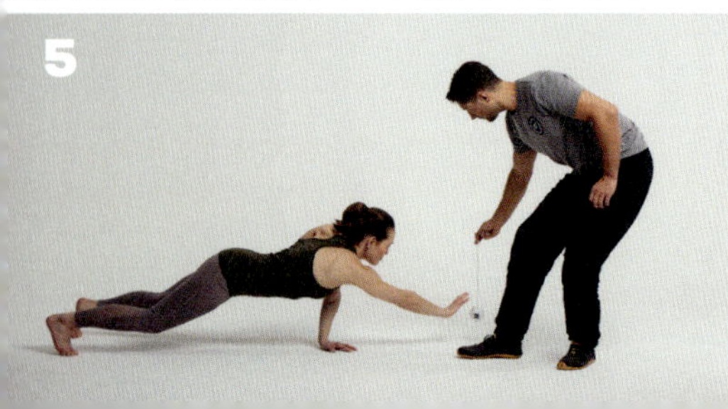

Dem Practice Ball mit der Hand folgen – im Stütz

Eine besondere Herausforderung ist die Verfolgung des Balls mit einer Hand aus dem Stütz heraus.

1. Nimm einen Seitstütz mit gestreckten Beinen ein. Dein Körper bildet von den Füßen über deine gestreckten Beine und deinen Oberkörper bis zum Kopf eine lange Linie. Eine Hand wird zur Stützhand, während die freie Hand die Nähe des Balls sucht. Wenn der Ball über deinem Kopf schwebt, hebe den Blick nach oben an und nimm auch die Hand über den Kopf.
2. Wandert der Ball nach vorn, strecke den freien Arm dem Ball nach. Hier lehnt sich auch der ganze Körper aus dem Seitstütz Richtung Ball.
3. Aus dem Seitstütz wanderst du mit den Füßen weiter, wenn es erforderlich ist – die Hand immer Richtung Ball zeigend.
4. Vielleicht musst du dich auch hier einmal weiter nach oben recken und den Arm über den Kopf nehmen, um in seine Richtung zu greifen.
5. Ist der Ball weit weg von dir und schwebt knapp über dem Boden, kann eine Liegestützposition notwendig sein – mit einem nach vorn gestreckten Arm.

Beweglichkeitstraining und kognitives Training in einem

Der Kreativität und somit der Übungsvariation sind keine Grenzen gesetzt, solange es abwechslungsreich bleibt und die 80-Prozent-Trefferquote (Seite 122) in etwa eingehalten wird. Beim Folgen mit den Augen kannst du auch noch die Regel »auf Augenhöhe« einbauen. Das bedeutet, dass du, wenn möglich, auf Augenhöhe zum Ball bleibst. Wenn der Trainer den Ball absenkt, sollte auch der Athlet zum Beispiel in einer Art Kniebeugebewegung dem Ball folgen. Wie bereits erwähnt, ist es wünschenswert, dass der Trainer ein wenig Übung mit dem Practice Ball mitbringt, um einen Übungsflow zu schaffen und zu halten und den gewünschten Effekt der Drills zu erzielen.

Das Training mit dem Practice Ball ist eine gute Möglichkeit, die Wahrnehmung auf visueller, vestibulärer und propriozeptiver Ebene miteinander zu kombinieren. Vorhersage hat viel mit Wahrnehmung zu tun. Sie funktioniert dank unserer Fähigkeit, Aussagen über die möglichen Konsequenzen unserer Handlungen zu machen und entsprechende Entscheidungen zu treffen. Das Gehirn arbeitet dabei wie ein Simulator und kreiert Modelle anhand der körpereigenen Bewegungen, die konstant anhand von Feedbacksystemen korrigiert und angepasst werden. Ohne die Fähigkeit, Vorhersagen über die Ergebnisse der eigenen Handlungen zu machen, könnten wir unsere Bewegungen kaum auf unsere Umgebung abstimmen. Die Übungen mit dem Practice Ball sind ein gutes Werkzeug, unsere Außenwahrnehmung zu schulen und mit dem Körper auf äußere Bewegung zu reagieren. Unsere Aufmerksamkeit regt uns zu Vorhersagen an und bestimmt unser Handeln, unsere eigenen Bewegungen. Die Übungen mit dem Practice Ball trainieren also nicht nur unsere Beweglichkeit, sondern sie stellen gleichzeitig auch ein kognitives Training dar.

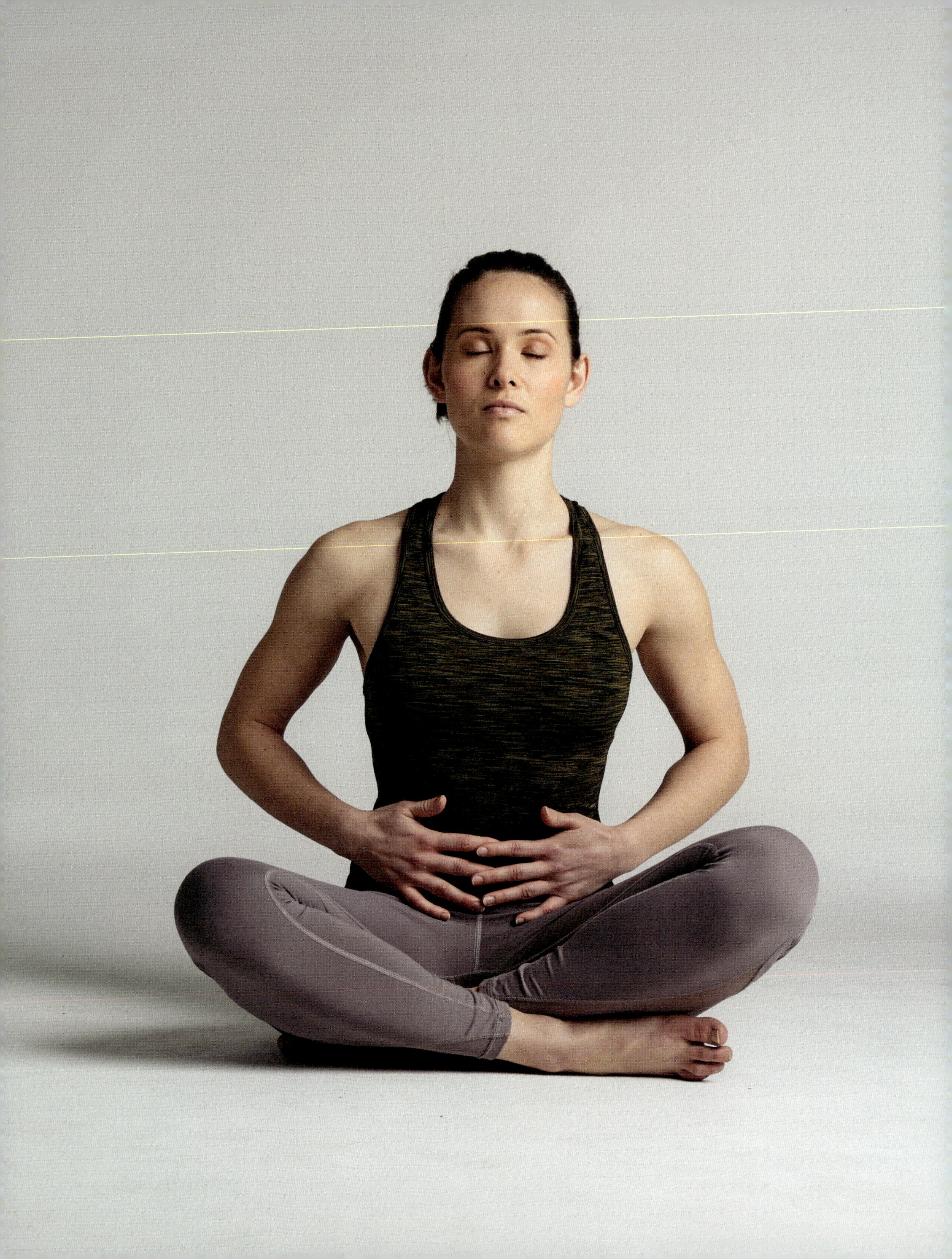

Kapitel 6

Sicher und entspannt fühlen mit Beweglichkeitstraining

»Trying to move without good posture is like trying to write with a floppy pencil.«

Nikolai Bernstein

Stress reduzieren

Das Prinzip des Stresseimers ist ein einfaches, aber anschauliches Modell. Es handelt sich hierbei, vereinfacht dargestellt, um die Summe an (bio)negativen Reizen, die unser Gehirn ständig wahrnimmt. Inmitten dieser negativen Informationen fühlen wir uns in einer Bedrohungssituation, die wir mal als stärker, mal als schwächer empfinden. Das Gehirn hat als Hauptaufgabe, uns zu beschützen und unser Überleben zu sichern. Daher versucht unser Gehirn, die negativen Reize entweder auszublenden, zu verarbeiten oder zu beseitigen. Je mehr bionegative Reize unverarbeitet bleiben und auf unser Gesamtsystem wirken, desto stärker sind die physischen und psychischen Auswirkungen auf unseren Körper.

Unser Gehirn unterscheidet nicht, woher Stress kommt. Egal, was es ist, was uns Stress empfinden lässt, er macht sich trotz unterschiedlicher Quellen bei jedem Menschen immer auf dieselbe Art und Weise bemerkbar. Wie sich Stress bemerkbar macht, ist interindividuell sehr unterschiedlich. Daher sind Stresssymptome nicht immer leicht zu deuten und auch nicht immer leicht mit einer bestimmten Ursache in Verbindung zu bringen. Mögliche Symptome können chronische Schmerzen oder bewegungsinduzierte Schmerzen sein. Wenn bestimmte Bewegungen wehtun, muss dies nichts mit einer akuten oder vorangegangenen Verletzung zu tun haben, sondern kann darauf zurückzuführen sein, dass der persönliche Stresseimer voll ist.

Auch Defizite in unseren Wahrnehmungssystemen können den Stresseimer füllen. Wenn das vestibuläre, visuelle oder propriozeptive System nicht optimal funktioniert, kann das Probleme verursachen, die an anderer Stelle unspezifisch wahrgenommen werden. So können visuelle Einschränkungen Nackenschmerzen hervorrufen oder Probleme mit dem Gleichgewichtssinn zu Verspannungen in den Beinbeugern führen. Die möglichen Verbindungen sind vielfältig und oft nur durch Testungen auffindbar.

Wir haben festgestellt, dass unser Gehirn sehr damit beschäftigt ist, Vorhersagen zu machen. Unsere Bewegungen entstehen in Abhängigkeit von sensorischen Informationen, die dem Gehirn einzuschätzen helfen, welche Folgen unser Handeln haben wird. Defizite in unserer Wahrnehmung führen jedoch zu einer fehlerhaften sensorischen Integration. Diese fehlerhafte Integration macht es für unser Gehirn schwer, eine adäquate und (zu)treffende Vorhersage zu geben. In diesem Fall geht das Ge-

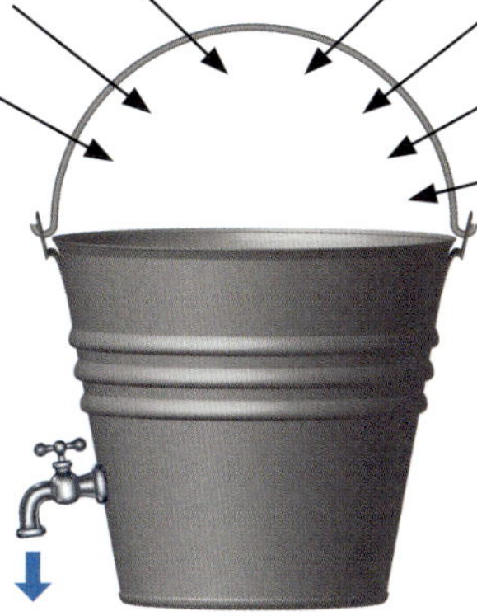

Der Stresseimer erfasst alle von uns angesammelten negativen Reize, die sich ebenso negativ auf den Körper auswirken können.

hirn auf Nummer sicher und reduziert unter anderem unsere Bewegungsqualität und -quantität. Das Resultat sind eine reduzierte Beweglichkeit, ein langsames Tempo oder Schmerzen bei bestimmten Bewegungen, weil wir nur eingeschränkt und unsicher agieren. Das Training unserer Wahrnehmungssysteme kann daher einen positiven Einfluss auf unsere Beweglichkeit haben.

Warum Schmerzen und Stress sinnvoll sind

Stress wird häufig als negativ wahrgenommen. Dabei kann Stress grundsätzlich sowohl mit etwas Negativem als auch mit etwas Positivem assoziiert werden. Eine negative Assoziation mit Stress führt eher zu einer negativen gesundheitlichen Auswirkung, während eine positive Assoziation eher die Widerstandsfähigkeit verbessert. Eine positive Assoziation lässt sich mit dem Satz »Was uns nicht tötet, macht uns härter« untermalen. Stress führt zu einer Anpassung, die uns langfristig widerstandsfähiger macht. Doch wann ist Stress tatsächlich noch förderlich und wann von Nachteil? Ist die individuelle Betrachtung, ob uns Stress guttut oder nicht, tatsächlich das Maß aller Dinge oder gibt es andere Faktoren, die die Wirkung von Stress auf unseren Körper beeinflussen?

Eustress und Disstress

Der positiv empfundene Stress wird Eustress genannt, er macht uns stärker, besser und ist ein notwendiger Bestandteil des Lernvorgangs. Stress entsteht außerhalb unserer Komfortzone und zwingt uns zur Anpassung beziehungsweise befähigt uns zu lernen. Daher ist die Erfahrung einer neuen Bewegung immer auch an Stress geknüpft. Unser Körper muss gestresst werden, um sich anzupassen. Dies gilt zum Beispiel ebenso für unser Immunsystem, denn ohne Bakterien, die wir als Säugling und Kleinkind aufnehmen, kann sich das Immunsystem nicht adäquat ausbilden. Wir müssen also regelmäßig Stressoren ausgesetzt werden, um unsere Widerstandsfähigkeit ausbauen zu können. Wir müssen unsere Knochen stressen, damit sie stärker werden. Dafür benötigen wir Zug- und Druckbelastungen (Traktion und Kompression, Seite 84–89), da ohne die Einwirkung von mechanischen Kräften kein Kalzium in die Knochen eingelagert werden kann, das zwingend notwendig ist, damit der Knochen gestärkt wird. Unsere Muskeln müssen beansprucht werden, da sie ansonsten nicht wachsen können. Stress ist unabdingbar, damit wir besser werden.

Disstress ist die Bezeichnung für denjenigen Stress, der uns negativ belastet. Der Stress übersteigt in diesem Fall unsere Fähigkeit, mit der stressauslösenden Situation umzugehen, und schadet dem System mehr, als er uns nützt. Unser System wird geschwächt und leidet dabei zunehmend, unsere Widerstandsfähigkeit sinkt konstant. Dies geschieht, wenn wir krank werden und unser Immunsystem nicht mehr adäquat seine Aufgabe erfüllen kann. Oder wir erleiden einen Ermüdungsbruch, wenn unser Körper eine mechanische Belastung nicht mehr adäquat ausgleichen kann. Disstress liegt immer dann vor, wenn die Belastung höher ist als das, was der Körper aktuell bewältigen kann, und wenn wir keine Möglichkeit haben, uns auf den Stress einzustellen.

Wir benötigen also ein optimales Maß an Stress, damit wir besser in dem werden, was wir tun. Dies gilt daher auch für die jeweiligen Beweglichkeitsübungen, die wir machen. Wir müssen das richtige Maß an Übungen, Trainingsumfang und -häufigkeit finden. Dieser Weg ist sehr individuell und unter anderem abhängig von den persönlichen Voraussetzungen, die jeder Einzelne mitbringt. Dabei ist der Stress, den wir erfahren, immer sehr spezifisch. Auf der einen Seite hilft es uns, uns verschiedenen Stressoren auszusetzen und in Zukunft damit besser umzugehen, auf der anderen Seite sind Stressoren auch sehr spezifisch, sodass wir uns nicht immer jeglicher Form von Stress anpassen können. Doch häufige Bewegungsvariationen außerhalb unserer Komfortzone schaffen Widerstandskraft auf körperlicher und mentaler Ebene, die uns hilft, uns nachhaltig besser an neue Bewegungssituationen anzupassen.

Schmerzen und das Ausloten von Grenzen

Athleten, die eine gut ausgeprägte Bewegungskompetenz haben, sind in der Lage, Schmerzen schneller loszuwerden als Personen, die eher eine schlechte Bewegungskompetenz mitbringen. Personen, die sich viel bewegen, sind grundsätzlich daran gewöhnt und scheuen sich daher nicht, sich bei Schmerzen weiterzubewegen. Darüber hinaus besitzen sie ein besseres Körpergefühl, was sie dazu befähigt, besser das notwendige Ausmaß der Bewegung zu finden. Vor allem bei Schmerzen ist Vorsicht geboten, nicht zu viel zu machen. Doch zu wenig kann den erwünschten Effekt ausbleiben lassen. Daher ist es ratsam, bereits prophylaktisch eine ausreichende Bewegungsqualität und somit Resilienz gegenüber Stress und Schmerzen aufzubauen. Dies schützt uns wie ein Panzer vor zukünftigen Bedrohungen oder körperlichen Beschwerden.

Säuglinge beginnen, ihre Umgebung durch Bewegung zu erkunden. Anfangs steht die sensorische Wahrnehmung im Vordergrund, durch Schmecken, Tasten und wahrscheinlich auch Riechen. Kurze Zeit später entwickelt sich die Motorik, die wir benötigen, um mit unserer direkten Umgebung interagieren zu können. Dazu gehört auch herauszufinden, welche motorischen Grenzen wir haben und welche Bewegungen gefährlich oder ungefährlich sind. Das Herausfinden unserer Grenzen liegt also in unserer Natur. Dies geschieht auf physischer Ebene durch Bewegung und auf kognitiver Ebene durch Interaktion mit unseren Mitmenschen. Um die eigenen Fähigkeiten erkennen zu können, ist es unabdingbar, an die Grenzen der jeweiligen Möglichkeiten zu gehen. Dies kann teilweise mit Schmerzen verbunden sein – sie gehören zum Lernprozess dazu.

Spielen ist nichts anderes als das Ausloten der eigenen Grenzen durch Bewegung, ohne dass die Bewegung an sich im Vordergrund steht, sondern eher das Gefühl, das dadurch erzeugt wird. Später wird Bewegung dann als Training bezeichnet, mit dem Unterschied zum Spiel, dass das Training (angeblich) immer zielgerichtet und geplant ist. So unterscheiden wir auf der einen Seite das Training und auf der anderen Seite »absichtslose Bewegung«. Das bedeutet jedoch nicht, dass Bewegung an sich nicht

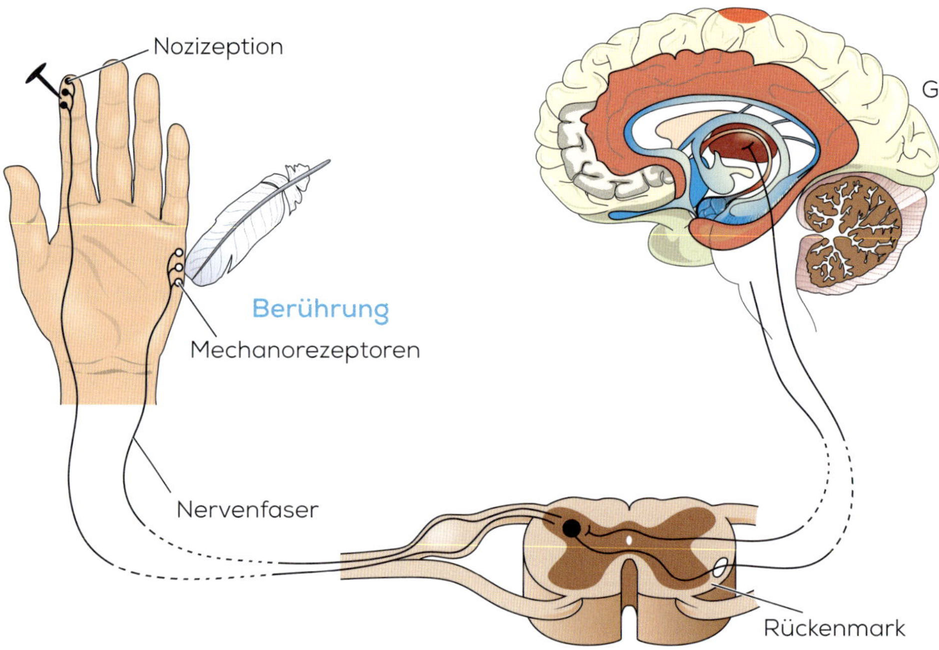

Bedrohungssignale werden über das Rückenmark an das Gehirn weitergeleitet und als Schmerz interpretiert.

zielführend ist. Im Gegensatz zur Erreichung eines konkreten Ziels, das wir mit spezifischem Training verfolgen, ist die Bewegung an sich der Antrieb. Wir bewegen uns um der Bewegung willen. Dabei ist Bewegung ohne trainingsspezifische Zielsetzung weder besser noch schlechter als Training – sie ist nur anders.

Schmerz hilft uns zu lernen, welche Bewegungen für uns sinnvoll sind und welche nicht. Schmerz ist das Maß unserer Limitierung. Unsere Grenzen sind durch Schmerzen geprägt. Durch Bewegung und Ausprobieren erfahren wir immer neue Grenzen. Dadurch verschiebt sich auch das Schmerzgefühl – ab wann wir Schmerzen wahrnehmen und als solche empfinden.

Im Bewegungslernen stellt Schmerz daher nur die Grenze unserer Bewegungsfähigkeit dar. Schmerz weist uns darauf hin, dass wir die Grenze unseres Möglichen erreicht haben. Je länger wir versuchen, diese Grenze zu überschreiten, desto schmerzhafter wird unsere Wahrnehmung dieser Grenze. Dabei korreliert Schmerz nicht direkt mit einer möglichen Schädigung des Gewebes. Betrachten wir das Erlernen einer neuen Bewegung: Die koordinativen Fähigkeiten für diese neue Bewegung sind noch nicht gelegt. Je weiter die Bewegung von unserem bekannten Bewegungsrepertoire entfernt ist, desto mehr müssen wir dazulernen. Die koordinativen Grundlagen während des Lernvorgangs müssen zuerst gelegt werden. Dies passiert automatisch, während wir an unsere Grenzen gehen. Dabei ist der Schmerz nicht als eine negative Erfahrung zu verstehen, sondern als Bestandteil des Lernvorgangs.

Ein Frühwarnsystem für Schmerzen: die Nozizeption

Ob Schmerz als etwas Negatives wahrgenommen wird, hängt von der Interpretation des Reizes ab. Daher ist es sinnvoll, Schmerz von der sogenannten Nozizeption zu differenzieren. Die Nozizeption ist die Wahrnehmung eines potenziell schädigenden Reizes, der zum Beispiel durch eine neue Bewegung entsteht, die das Gehirn noch nicht adäquat auf sein Bedrohungsausmaß bewerten kann. Da die Hauptaufgabe unseres Gehirns darin besteht, uns zu schützen und unser Überleben zu sichern, geht es auf Nummer sicher und sendet das Signal der Nozizeption, das von unserem Kortex bewusst verarbeitet werden muss. Nur wenn die Wahrnehmung des Reizes tatsächlich als Bedrohung interpretiert wird, wird diese Bedrohung als Schmerz empfunden. Man kann daher Nozizeption als einen neutralen Reiz oder als potenziell schädigend definieren, während Schmerz immer als ein negatives emotionales Erlebnis betrachtet werden sollte.

Wenn wir uns wieder dem Bewegungslernen und unseren Grenzen zuwenden, können wir vor diesem Hintergrund sagen, dass nicht zwingend Schmerz unsere Grenzen bestimmt, sondern die Nozizeption, die Wahrnehmung eines Reizes und dessen Interpretation. Überschreiten wir unsere Grenzen, führt die Nozizeption zu Schmerzen. Wir benötigen Nozizeption als eine Art Frühwarnsystem, als ein »Vorläufergefühl« von Schmerz, wenn wir uns bewegungstechnisch weiterentwickeln wollen. Nur wenn wir über das Ziel unserer individuellen Fähigkeiten und Grenzen hinausschießen, wird aus Nozizeption Schmerz.

Nozizeption und Schmerz lassen uns also lernen. Ab dem Moment, in dem wir in der Lage sind, zu stehen und zu laufen, entwickelt sich das Risikobewusstsein im Laufe der Jahre nur langsam. Bis zum 25. Lebensjahr können wir Risiken noch nicht optimal bewerten. Die Region im Gehirn, die für das Risikobewusstsein verantwortlich ist – der Frontallappen –, ist noch nicht vollständig ausgeprägt. Daher ist es wichtig, ein Gleichgewicht zwischen der Ergründung der eigenen motorischen Grenzen und übermäßigen Risiken zu finden. Dafür ist es sinnvoll, Vorbilder zu haben, die zeigen, was möglich ist und was nicht. Vorbilder helfen nicht nur dabei, dass wir ausprobieren, was an Bewegungen möglich ist, sie helfen uns auch dabei, Risiken adäquat einzuschätzen.

Während wir also in jungen Jahren dazu neigen, manchmal zu viele Risiken einzugehen, reduziert sich diese Ambition, je älter wir werden. Wir verlieren den Antrieb, unsere Grenzen über Bewegungen neu ausloten zu wollen. Bewegungen werden kleiner, wir gehen auf Nummer sicher und fokussieren uns nur noch auf das Bekannte und Mögliche. Doch auch im Alter ist der Körper anpassungsfähig und lernwillig. Das Erlernen neuer Bewegungen sollte uns genauso lebenslang antreiben wie das grundsätzliche Erlernen neuer Fähigkeiten. Dank der Möglichkeiten, die uns die Prinzipien der Neuroplastizität bieten, können wir neue Bewegungen auch noch bis ins hohe Alter trainieren.

Obwohl also Nozizeption integraler Bestandteil von Bewegungslernen ist, haben wir das Problem, dass die Nozizeption häufig überhandnimmt, wir also sehr schnell an unsere Grenzen geraten, und dass wir sogar ursprüngliche Bewegungskompetenzen als schmerzhaft wahrnehmen. Es scheint, als gäbe es eine Entgleisung der sinnvollen Nozizeption, als würde das System empfindlicher werden. Die Grenze zwischen Nozizeption und Schmerz scheint zu verschwimmen und Nozizeption resultiert häufiger in Schmerzen, als es vielleicht früher der Fall war.

Die Rolle von Schmerzen bei zunehmendem Alter

Wie kommt es, dass Bewegungen, die ursprünglich unproblematisch waren, nun zu Beschwerden und Schmerzen führen? Sogar ehemals unproblematische Bewegungsmuster können zu einer echten Zerreißprobe werden. Während wir also in jungen Jahren meistens Schmerzen nur dann erlebt haben, wenn wir unsere Grenzen überstiegen haben, scheint es, als würden unsere Grenzen im Alter kleiner werden und sich unser Bewegungsrepertoire einschränken. Dies bringt jedoch nicht zwingend das Alter mit sich, es ist eher eine Auswirkung von Bewegungsarmut. Während wir unsere Bewegungsfähigkeiten in jungen Jahren noch spielerisch erweitern, lässt mit der Zeit unsere Bewegungsneugierde nach und wir werden bequemer. Wir bewegen uns weitaus weniger, probieren nicht mehr aus, was möglich ist, und auch das, was wir an Bewegung beherrschen, nutzen wir nicht mehr, und so gehen selbst einmal erlernte Bewegungskompetenzen verloren. Unser Körper und unser Gehirn arbeiten getreu dem Motto »Use it or lose it«. Was wir nicht benutzen, verkümmert. Dies gilt für alle möglichen Fähigkeiten und Fertigkeiten. Sie verfestigen sich zunächst, wenn in jungen Jahren gelernt und regelmäßig geübt wird, doch »gebrauchen« wir unsere Fertigkeiten nicht, lassen sowohl Bewegungsvielfalt als auch Bewegungsqualität zu wünschen übrig. Wir können nur dann unsere Bewegungskompetenz erhalten, wenn wir sie täglich oder zumindest regelmäßig nutzen und unsere Grenzen immer wieder aufs Neue auf die Probe stellen.

Bewegungsfähigkeit und -vielfalt können auf diese Weise auch größtenteils bis ins hohe Alter erhalten werden. Je früher wir »dranbleiben«, desto leichter wird es uns fallen, unsere Kompetenzen aufrechtzuerhalten. Lassen wir unsere Beweglichkeit einrosten, kommt es schneller zu Schmerzen, wenn wir uns dann doch einmal bewegen. Solch bewegungsinduzierte Schmerzen lassen sich häufig darauf zurückführen, dass diese Bewegungen als nicht mehr förderlich wahrgenommen werden, sondern unser Gehirn sie eher als Bedrohung auffasst. Das ist weder im Sinne der Natur noch ist es förderlich für unsere Entwicklung.

Wird Bewegung als Bedrohung wahrgenommen, liegt das Problem in der zentralnervösen Verarbeitung und seltener in der Bewegung selbst. Das ist im besonderen Maße dann der Fall, wenn Bewegung als etwas grundsätzlich Negatives wahrgenommen wird. Wenn jemand sagt, dass ihm »jede Bewegung wehtut«, handelt es sich oft um einen solch »unbewegten« Menschen. Auf der einen Seite könnte diese Person argumentieren, dass sie sich daran gewöhnt hat, sich überhaupt nicht mehr zu bewegen. Auf der anderen Seite sind wir dazu gemacht, uns zu bewegen, und ein Leben voller Bewegungsarmut mündet irgendwann in einer »Resignation des Systems«, was zur Folge haben kann, dass beinahe jede Bewegung von unserem Gehirn als potenzielle Bedrohung wahrgenommen wird. Ein extremer Fall dieser Problematik ist die Allodynie. Leidet ein Mensch unter dieser gesteigerten Schmerzempfindlichkeit, verspürt er Schmerzen, die durch Reize ausgelöst werden, die üblicherweise zu keiner schmerzhaften Empfindung führen (sollten).

Das Gehirn umprogrammieren

Und hier kommt wieder die Neuroplastizität (ab Seite 58) ins Spiel: Sie verleiht dem Gehirn die Fähigkeit, auch in dieser Situation umzulernen. Durch das gezielte Ausführen einfacher Bewegungsmuster in Zusammenarbeit mit den schmerzhemmenden Systemen kann das Gehirn wieder umprogrammiert werden. Dabei sind Methoden wie etwa das Pacing sinnvoll. Der Bewegungsspielraum wird graduell erweitert. Ähnlich wie ein Kleinkind neue Bewegungen und Grenzen ergründet, werden auch bei einer vorherrschenden Schmerzproblematik Schritte unternommen, um auszutesten, welche Bewegungen noch ausgeführt werden können. Die Grenzen des Möglichen werden unter diesen Gesichtspunkten überprüft. Dabei muss natürlich berücksichtigt werden, dass das Schmerzsystem mittlerweile anders arbeitet als noch in Kinderjahren. Während das Schmerzsystem früher darauf ausgerichtet war, uns vor tatsächlichen Bedrohungen zu schützen, ist die Empfindlichkeit wie bei der Allodynie so hoch, dass bereits kleinste Abweichungen vom schmerzfreien Bewegungsrepertoire zu starken Schmerzen führen können.

Das ist der Grund, warum in der Therapie so häufig geführte Bewegungen an Maschinen empfohlen werden. Durch kontrollierte und geführte Bewegungen werden Abweichungen reduziert und somit in einem sicheren Bewegungsumfang trainiert. Je geführter eine Bewegung ist, desto geringer kann es zu unvorhergesehenen Abweichungen mit ungewissen Folgen wie Schmerz kommen. Sie gilt damit als »sicher«. Doch was sich in der Theorie plausibel anhört, hat einige Fehler. Zum einen wird davon ausgegangen, dass es sinnvolle und weniger sinnvolle biomechanische Abläufe gibt. Ein Gerät gibt immer einen genauen und starren Bewegungsablauf vor, der anhand durchschnittlicher Bewegungsmuster errechnet wurde. Die Trainingsmaschinen im Fitnessstudio können nicht auf die individuellen Bedürfnisse eingehen – was ein Problem ist, da es geringfügige Abweichungen im Körperbau und in den Körperstrukturen gibt, die die Bewegung und Beweglichkeit eines jeden Menschen beeinflussen. Dabei mögen diese gerätegeführten Bewegungen für mehr als die Hälfte aller Trainierenden sinnvoll sein, nicht jedoch für alle. Nur die Einstellung der Sitzhöhe bei vielen Geräten reicht nicht aus, um dem individuellen Körperbau Rechnung zu tragen. Hinzu kommt, dass die Biomechanik bei Schmerzen selten das Problem ist. Wäre dies der Fall, würden nur Bewegungen mit einer objektiv höheren Last zu Schmerzen führen, während Bewegungen mit einer geringeren Last eher keine Schmerzen auslösen. Dem ist jedoch nicht so. Aus der Praxis kenne ich genug Personen, die Rückenschmerzen bekommen, wenn sie sich beim Zähneputzen am Waschbeckenrand abstützen, nicht jedoch beim Kreuzheben mit schweren Gewichten. Die Biomechanik versagt leider häufig bei der Betrachtung der Schmerzentstehung.

Schmerz und Bewegung werden daher in einem Top-down-Prozess moduliert und gesteuert. *Top-down* heißt: Die Signale gehen vom Gehirn, dem Kortex, aus (*top*) nach unten (*down*) und resultieren in Bewegung oder dem Gefühl des Schmerzes in bestimmten Körperregionen. Dabei wird das System zwar von der Peripherie gefüttert, zum Beispiel über die Aktivierung von Bewegungsrezeptoren, es sendet jedoch seine Reizantwort »von oben«. Um uns vor möglichen schädlichen Bewegungen zu schützen, hemmt unser Körper uns in der Bewegung, im Fachjargon »neurologische Inhibition« genannt, indem er eine Warnung in Form von Botenstoffen aussendet, die wir als Schmerz wahrnehmen.

Die Notwendigkeit, sich zu bewegen

Die schmerzfreie Bewegung muss genauso ergründet werden wie die Grenze, ab wann eine Bewegung Schmerzen bereitet. Da ein Unwohlsein, ein Warnreiz, den wir als Nozizeption kennengelernt haben (Seite 139), häufig in Schmerzen mündet, ist es notwendig, mit etwas mehr Feingefühl und Achtsamkeit an die Bewegung zu gehen. Das heißt jedoch nicht, dass Bewegung vermieden werden sollte. Im Gegenteil, die Notwendigkeit, sich zu bewegen, steigt mit der Zunahme des Schmerzes. Schmerz hat immer einen Aufforderungscharakter. Er zeigt uns auf, dass wir uns bewegen sollten, weil wir damit Schmerzen reduzieren können. Um das zu erreichen, kann es hilfreich sein, erst einmal bei geführten Bewegungen zu bleiben. Das gilt aber nur dann, wenn diese Bewegungen als sicher eingestuft werden können, was vor allem beim Krafttraining sinnvoll ist, wo es um höhere Gewichte geht. Gleichzeitig ist es aber auch wichtig, Bewegung wieder als etwas Spielerisches zu erleben. Als eine Entdeckungsreise, um festzustellen, welche Bewegungen guttun, für einen selbst gut sind, und welche weniger gut. Dabei bleibt das natürliche Bewegungsgefühl der limitierende Faktor. Bewegung muss sich gut anfühlen und als etwas Positives erlebt werden. Werden Bewegungen mit etwas Negativem assoziiert, schafft dies eine umso stärkere Abneigung und innere Gegenwehr, sich überhaupt weiterzubewegen – und die Fähigkeit dazu geht noch weiter verloren.

Optimale Atmung beim Training

Im Beweglichkeitstraining wird die Atmung oft genug ignoriert. Grundsätzlich kann sie zu Beginn auch vernachlässigt werden, da ich immer darum bemüht bin, dass sich meine Kunden zunächst einmal adäquat bewegen, bevor ich die Atmung überhaupt erwähne. Wenn ich feststelle, dass sich eine ausreichende Bewegungskompetenz entwickelt hat, beginne ich, mich mit meinem Kunden auf die Atmung zu konzentrieren, sie miteinzubeziehen. Das passiert umso früher, je mehr sich mein Kunde durch Bewegungen stressen lässt. Und hier sind es wieder insbesondere die Kunden, die sehr immobil sind, also vielfältige Einschränkungen im Körper haben, die zu Bewegungsdefiziten, chronischen Gelenkschmerzen oder muskulären Disbalancen führen können. Wenn ich merke, dass jemand während der Übungen nicht frei atmet, die Luft anhält oder verstärkt durch den Mund atmet, ist dies für mich immer ein Zeichen, den Fokus weg von der Bewegungsausführung hin zu einem Atemtraining zu führen. Ziel sollte es sein, die Atmung fließend an die Bewegung anzupassen, sodass Atmung und Bewegung harmonisch aufeinander abgestimmt sind. Nicht nur in Stresssituationen, sondern auch bei akuten und chronischen Schmerzen kann Atemtraining sinnvoll sein, um Störungen zu reduzieren und Bewegungen wieder aufnehmen zu können.

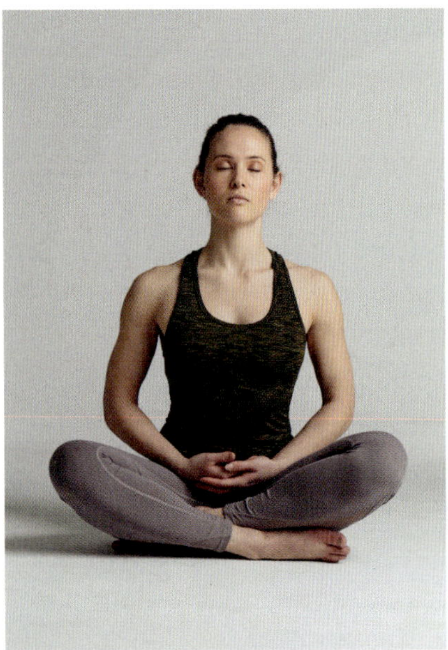

Parasympathisches Atmen

Richtiges Atmen beginnt mit der Nase. Die Atmung durch die Nase ist verknüpft mit einer stärkeren Bauchatmung, die mit weniger Verspannungen im Schulter- und Nackenbereich assoziiert ist. Mundatmung führt häufiger zu Fehlhaltungen im Oberkörper, weil sie muskuläre Verspannungen hervorrufen kann. Das liegt daran, dass die Mundatmung primär für Notfallsituationen gedacht ist, für Situationen, in denen unser Sympathikus aktiviert wird, um Höchstleistungen erbringen zu können. Im Alltag, im Schlaf und bei regulärem Beweglichkeitstraining sollte die Nasenatmung

Nimm dir immer wieder mal Zeit, in einer bequemen Sitzposition bewusst durch die Nase zu atmen.

im Fokus stehen. Die Nasenatmung fördert die Funktion des Parasympathikus, des natürlichen Gegenspielers zum Sympathikus, und ist daher sinnvoll zur Stressreduktion.

Die **Bauchatmung** fördert darüber hinaus die Funktion des Zwerchfells, was sich nicht nur positiv auf die Regulation und das Gleichgewicht im Nervensystem, sondern auch mechanisch auf die Wirbelsäule auswirken kann. Eine schlechte Funktion des Zwerchfells geht häufig mit einer reduzierten Mobilität der Wirbelsäule einher. Durch die Verbindung des Zwerchfells mit der Brustwirbelsäule und über den Hüftbeuger mit der Lendenwirbelsäule können sich hier schnell muskuloskelettale Beschwerden zeigen. Eine gezielte Zwerchfellatmung kann also mehrere positive Auswirkungen haben.

Die **Mundatmung** reduziert sogar den Sauerstoffgehalt im Gewebe, vor allem aber im Gehirn, was zu vermehrter chronischer Müdigkeit und reduziertem Antrieb führt. Eine reduzierte Sauerstoffversorgung im Gehirn fördert die Entstehung neurodegenerativer Erkrankungen. Daher ist eine Optimierung der Sauerstoffversorgung des Gehirns über eine korrekte Atmung eine sinnvolle Maßnahme zum Schutz des Nervensystems. Im Schlaf reduziert die Mundatmung die Regenerationsphase und die Qualität des Tiefschlafs, was zu einer deutlichen Beeinträchtigung der Leistungsfä-

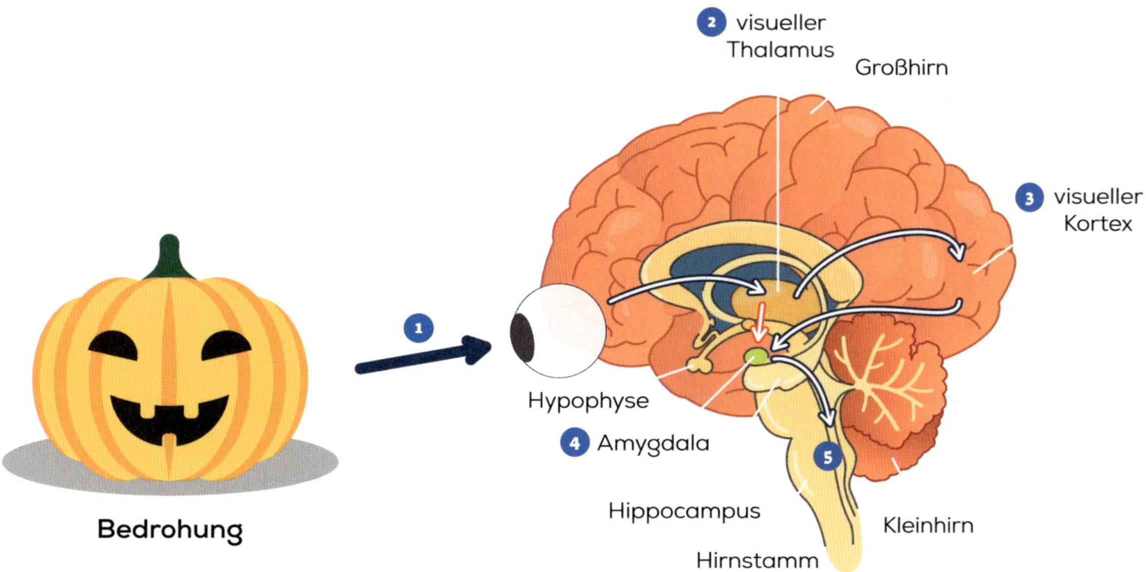

Die Amygdala ist ganz entscheidend an dem Erleben von Stress beteiligt. Sie ist verantwortlich für die Verarbeitung und emotionale Bewertung möglicher Gefahren.

higkeit tagsüber führt. Dies kann zu enormem körperlichem Stress führen. Sind wir durch eine suboptimale Atmung mit Sauerstoff unterversorgt, kann es sein, dass wir sogar hyperventilieren, was bei Stress nicht selten passiert: Es kommt zu Kribbeln und dem Gefühl, keine Luft mehr zu bekommen, zu Schwindel, zu einem Druckgefühl in der Herzgegend und anderen Symptomen, die sehr beängstigend sind. Bei diesem Vorgang wird auch die Aktivität im Kortex herabgesetzt. Eine Abnahme der kortikalen Aktivität macht den Weg frei für eine stärkere Stressreaktion.

Es besteht eine deutliche Verknüpfung zwischen kortikaler Aktivität und der Verarbeitung von Stress. Je höher das Maß an chronischem Stress ist, desto geringer ist unsere kortikale Aktivität vor allem im Frontallappen. Stress führt langfristig sogar zu einem Abbau von Nervenzellen im Frontallappen, während die Aktivität in der Amygdala steigt. In der Amygdala werden emotionale Erinnerungen gespeichert. Eingehende Informationen werden stets mit bereits abgespeicherten Erinnerungen verknüpft. War die frühere Erfahrung stressig, löst die Amygdala beim Wiedererleben der gleichen Erfahrung unmittelbar eine Stressreaktion aus, die wiederum mit dem Herzschlag korreliert. Durch das Wiedererleben steigt der Herzschlag, der Blutdruck geht nach oben und es wird mehr Adrenalin ausgeschüttet. Langfristig führt dies zu einer chronisch erhöhten Cortisolproduktion. Dabei reicht es aus, wenn wir etwas erleben, das wir mit der ursprünglichen negativen Erfahrung verknüpfen. Es muss sich noch nicht mal um die gleiche Erfahrung handeln, es reicht, wenn irgendein Auslöser die Verbindung zum ursprünglichen Erlebnis herstellt. Auf diesem Weg kann eine regelrechte Stressspirale in Gang gesetzt werden, die sich häufig auf unbewusster Ebene abspielt, uns aber erheblich beeinträchtigt.

Eine fokussierte **Nasenatmung** kann im Gegensatz dazu wie eine meditative Achtsamkeitsübung wirken. Achtsamkeitsübungen führen grundsätzlich zu einer verbesserten Verbindung der Nervenzellen im präfrontalen Kortex. Gleichzeitig wird der Vagusnerv aktiviert, was zu einer Verstärkung des Parasympathikus führt, der uns ruhig werden lässt. Die Aktivierung des Vagusnervs wirkt entspannend auf die Muskeln, stresslösend und hat langfristig eine positive Auswirkung auf Depressionen und Angstzustände. Darüber hinaus verbessert die Aktivierung des Vagusnervs unsere Stimmung durch eine erhöhte Produktion von Serotonin, fördert den Schlaf und reguliert den Appetit. Serotonin ist neben Dopamin der wichtigste Neurotransmitter für eine positive Stimmung sowie für Stress- und Schmerzreduktion.

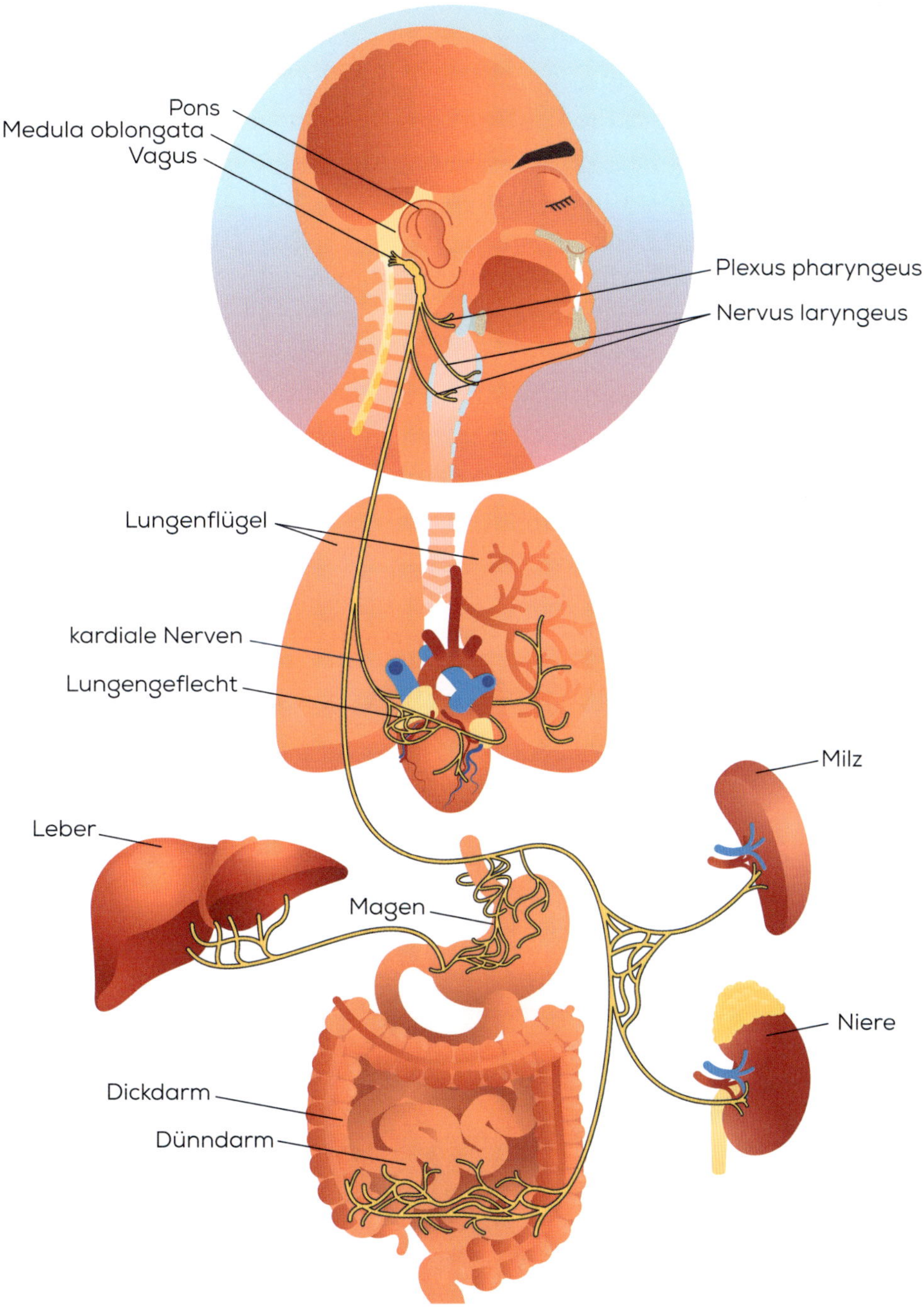

Der Vagusnerv durchzieht den ganzen Körper und verbindet vor allem den Darm mit dem Hirnstamm. Seine Aktivierung regt den Parasympathikus an und wirkt beruhigend auf den Körper.

Nasales Atmen während Sport und Bewegung fördert darüber hinaus auch die Effizienz der Bewegung. Eine unkontrollierte Mundatmung ist ein Indikator für Stresserleben während der Bewegung. Eine kontrollierte Nasenatmung ist daher ein guter Indikator für eine koordinierte und erlernte Bewegung. Denke an das Üben von Asanas im Yoga. Hierbei steht das kontrollierte Atmen während des Haltens der Position im Vordergrund. Eine kontrollierte Nasenatmung ist ein Zeichen für Kontrolle und Haltung. Das lässt sich auch auf den Alltag übertragen. Wer entspannt durch die Nase atmet, bewältigt die Aufgaben des täglichen Lebens mehr oder weniger entspannt. Eine chronische Mundatmung ist im Gegensatz dazu ein Anzeichen für Überforderung, Überbelastung und mangelnde Kontrolle. Atme also nicht nur im Alltag, sondern auch beim Beweglichkeitstraining möglichst durch die Nase. Mundatmung sollte nur für kurze Momente maximaler Intensität reserviert sein. Je schneller du von einer intensiven Mundatmung wieder zu einer entspannten Nasenatmung wechseln kannst, desto besser wirst du dich entspannen. Die Atmung ist ein guter Marker für das Umschalten einer sympathischen Aktivierung in eine parasympathische Entspannung und ein Gesamtmarker für ein zentralnervöses Gleichgewicht.

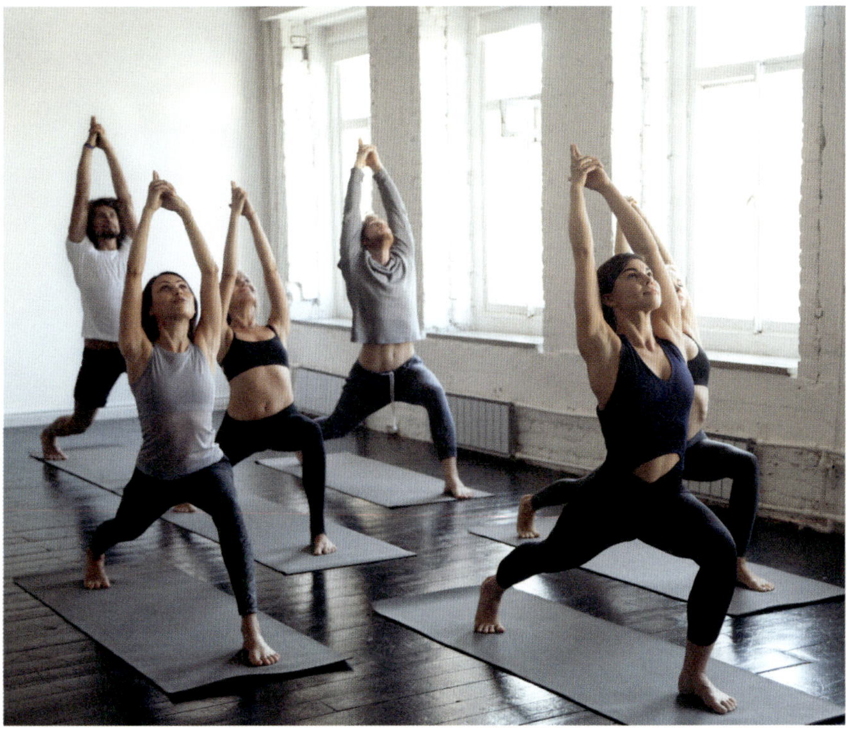

Im Yoga spielt die kontrollierte Atmung eine wichtige Rolle, da durch sie das Halten einer Position unterstützt wird.

Rhythmisches Atmen – Atem in Bewegung

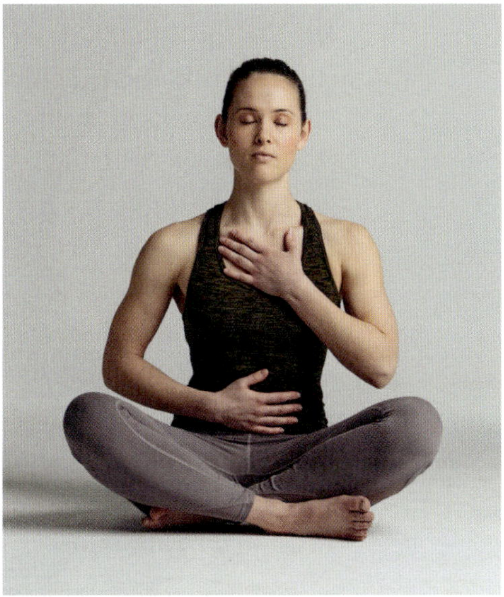

Prüfe deine Atmung, indem du eine Hand auf deinen Bauch und eine Hand auf deine Brust legst. Konzentriere dich darauf, tief in den Bauch und in den Brustkorb zu atmen. Diese Atemübung hilft dir, dich verstärkt auf die Ausatmung zu konzentrieren.

- Atme dabei eine Zeit ein und zwei Zeiten wieder aus. Für die meisten eignet es sich, zwei Sekunden einzuatmen und vier Sekunden auszuatmen. Optimal ist es, drei Sekunden ein- und sechs Sekunden auszuatmen.
- Wenn dir das gelingt, kannst du als Hilfe auch ein Metronom verwenden, um die Dauer der Atemzüge zu kontrollieren. Doch setze es nicht zu früh ein, es soll dich in keinem Fall stressen, wenn du das Atemtempo nicht halten kannst. Lege deinen Fokus zunächst auf einen »internen Rhythmus«.
- Wähle dir eine Beweglichkeitsübung aus, die du gut beherrschst. Wenn du die Übung automatisiert hast, kannst du dich ganz auf die Atmung konzentrieren.

Hinweis: Wenn du den Rhythmus deiner Atmung halten kannst, wird sich dieser Rhythmus schnell auf deine Beweglichkeitsübung übertragen. Bewegung und Atem passen sich einander an, gehen harmonisch Hand in Hand, was dich in einen Flow-Zustand bringt.

Zwerchfelldehnung

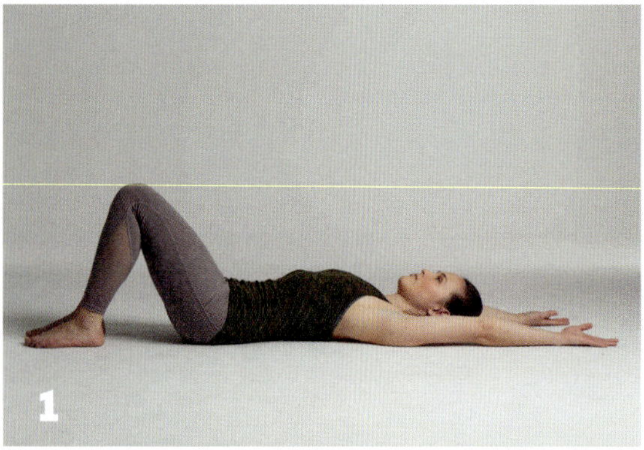

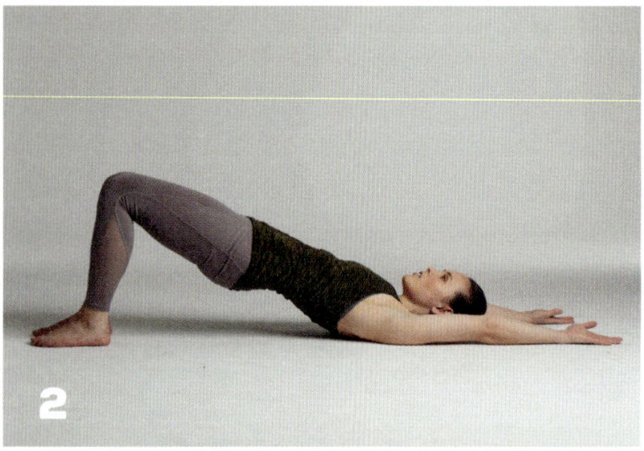

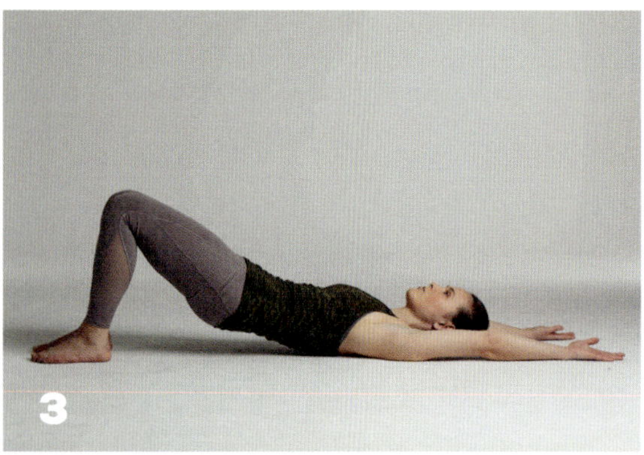

Häufig können Bewegungseinschränkungen, sogenannte Restriktionen, im Zwerchfell dazu führen, dass deine Einatmung ebenfalls eingeschränkt ist und sich dadurch negativ auf deine Beweglichkeit auswirkt. Dehne daher dein Zwerchfell und versuche, dadurch deine Mobilität zu verbessern. Dies wirkt vor allem sehr in gut in Bezug auf Beweglichkeitseinschränkungen in der Wirbelsäule.

1. Lege dich auf den Rücken und stelle deine Füße auf. Strecke deine Arme nach hinten über den Kopf aus und lege sie auf dem Boden ab.
2. Atme zur Vorbereitung ein und rolle bei der Ausatmung durch die Nase deine Wirbelsäule in die Schulterbrücke auf.
3. Rolle dich während der Einatmung wieder ab, bis du zurück in der Rückenlage angekommen bist.

Hinweis: Wiederhole diese Übung ein paarmal. Du wirst das Gefühl haben, dass deine Atmung nicht zu der Rollbewegung passt. Dies liegt daran, dass du versuchst, dein Zwerchfell durch die Atmung in die entgegengesetzte Richtung der Bewegung zu bringen. Dies ist beabsichtigt, da sich das Zwerchfells dadurch dehnt.

Wie wichtig Entspannung ist

Die Fähigkeit, sich zu entspannen - oder fachsprachlich ausgedrückt »zu relaxieren« -, ist grundsätzlich eine sinnvolle Fähigkeit auch beim Bewegungslernen. Im Hinblick auf das Beweglichkeitstraining kann eine zu hohe Muskelspannung - im Fachjargon »Hypertonus« genannt - die gewünschte Bewegungsamplitude limitieren, was wiederum Einschränkungen in der Bewegungsausführung mit sich bringt. Viele Menschen, die unter einer systemischen Immobilität leiden, können sich häufig nur schlecht entspannen. Das ist vor allem bei Sympathikotonikern der Fall, Personen, die unter einem hohen Stressniveau oder unter nervösen Zuständen leiden. Eine schlechte Atmung oder häufige Hyperventilation führt ebenfalls in vielen Fällen zu einer schlechten Gesamtsituation in Bezug auf die Mobilität.

Das Training der Entspannung oder Relaxation ermöglicht, nur das Maß an Spannung aufzubauen, das für die jeweilige Bewegung erforderlich ist. Durch das verbesserte Verhältnis aus Anspannung und Entspannung funktioniert nicht nur der Körper effizienter und koordinativ besser. Die Fähigkeit, sich zu entspannen, wirkt sich auch positiv auf die Gesamtspannung der Person aus, was Stress reduziert und die Gefahr der Schmerzentstehung mindern kann. Unnötige Anspannung erleben wir häufig genug im Alltag. Beispiele sind ein verspannter Nacken durch die Arbeit am PC, Rückenschmerzen durch langes Stehen oder Spannungskopfschmerzen durch Probleme in der Halswirbelsäule oder im Kiefer. Diese Spannungsspitzen sind häufig ein Anzeichen für eine zu hohe Gesamtspannung und gleichzeitig ein Indiz für eine mangelnde Entspannungsfähigkeit.

Um den Körper und insbesondere den Muskeltonus zu entspannen, denken viele zunächst ans Dehnen. Dehnen führt bekanntermaßen zu einer Entspannung, so die weitverbreitete Meinung, wenn der Muskel zu stark arbeitet. Entspannung beziehungsweise Relaxation ist jedoch nicht das Gleiche wie Dehnen und Dehnen führt nicht zwingend zu einer Entspannung. Damit ein Muskel optimal entspannen kann, muss er gleichermaßen kontrahieren können. Das eine ist nicht ohne das andere möglich. Daher ist Muskelrelaxation meistens erst dann sinnvoll, wenn sie mit dem Training der Kontraktion kombiniert wird. Hierfür eignet sich Speed Relaxation, die Anspannung und Entspannung miteinander kombiniert. Die folgenden beiden Übungen erinnern an die progressive Muskelrelaxation mit dem Unterschied, dass Speed Relaxation explosiv ausgeführt wird.

Entspannung in der Rückenlage

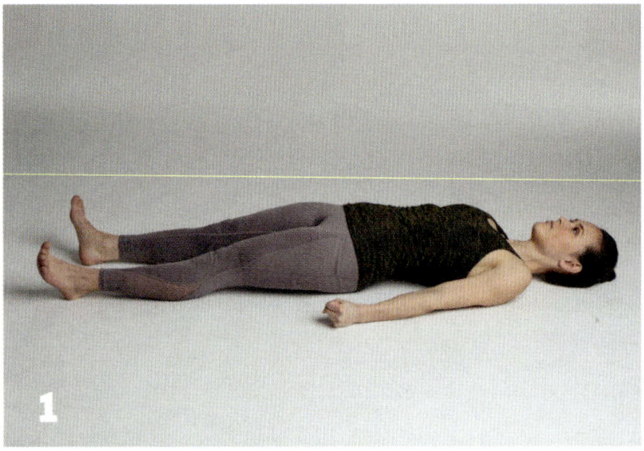

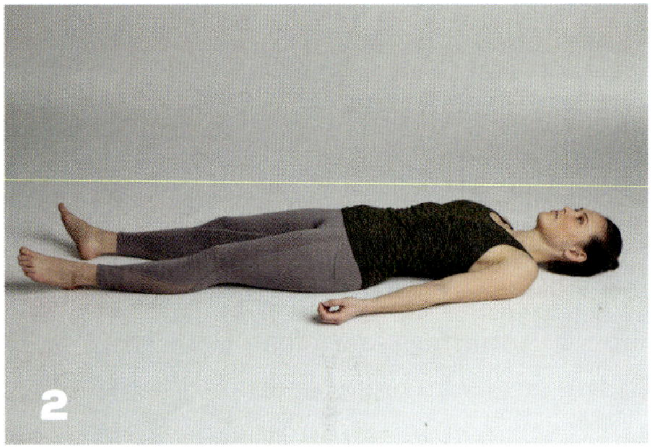

1. Lege dich für die einfache Variante der Entspannungsübung auf den Rücken. Spreize deine Beine leicht auseinander. Die Arme liegen neben dem Körper, die Handflächen zeigen dabei nach oben. Spanne nun deinen Körper maximal an, indem du deine Hände zu Fäusten ballst, die Pobacken zusammenziehst und damit dein Gesäß kontrahierst, deine Beine durchstreckst und deinen Bauchnabel kräftig Richtung Boden schiebst. Versuche, so viel Spannung wie möglich zu erzeugen.
2. Wenn du das Gefühl hast, dass du das maximale Level an Spannung erreicht hast, versuchst du, so schnell wie möglich deine Spannung wieder zu lösen. Atme dabei kurz und kräftig aus, wie ein Luftballon, der platzt. Genauso schnell, wie du deine Lunge entleerst, sollte auch die Spannung aus deinem Körper weichen, sodass du unmittelbar in die entspannte Position zurückkehrst. Wiederhole diese Übung dreimal.

Hinweis: Die Entspannung sollte so explosiv wie möglich erfolgen. Fühle danach in deinen Körper hinein und versuche wahrzunehmen, ob du noch irgendwo Spannung verspürst oder ob du tatsächlich entspannt bist. Je schneller du deinen Körper entspannen kannst, desto besser.

Muskelrelaxation im Stehen

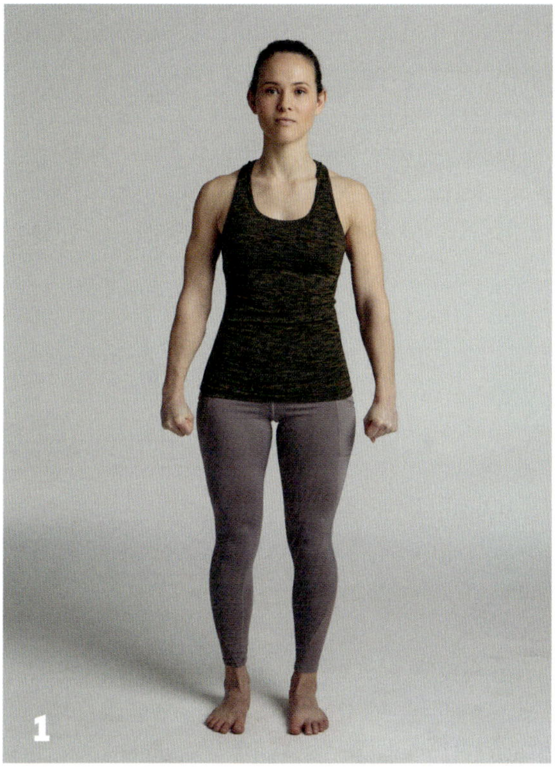

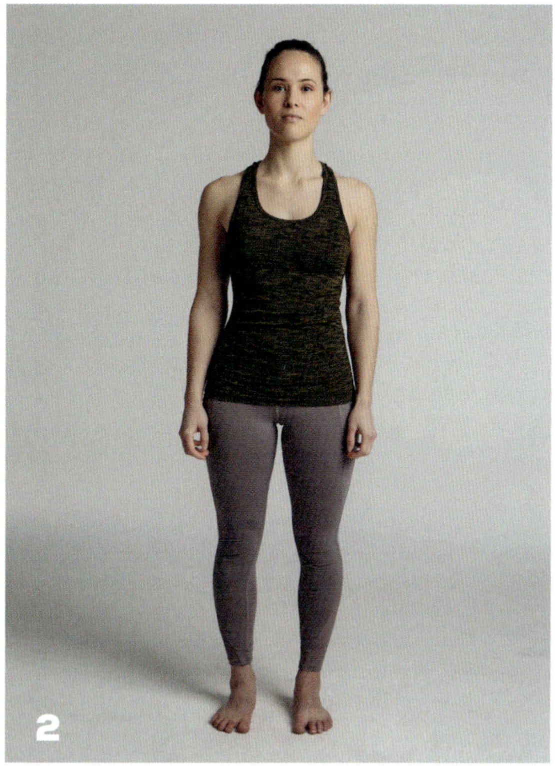

1. Stelle dich aufrecht in den neutralen Stand und balle deine Hände zu Fäusten, spanne deine Beine und dein Gesäß an, beiße deine Zähne zusammen und erzeuge in deinem Körper so viel Muskelspannung wie möglich.
2. Wenn du das maximale Level an Körperspannung erreicht hast, atme explosiv aus und entspanne deinen Körper so stark, dass du mit so wenig Körperspannung wie möglich aufrecht stehen bleibst. Wiederhole diese Übung dreimal.

Was Schmerz mit Bewegung zu tun hat

Schmerz ist ein stark unangenehmer Gefühlszustand und spielt sich auf psychischer und physischer Ebene ab. Die Entstehung von Schmerz erfolgt in unterschiedlichen Regionen im Gehirn. Der Ursprung des Schmerzes ist in der Regel immer die Aktivierung bestimmter Rezeptoren (Nozizeptoren) im Körper, auf die ich bereits eingegangen bin. Die Nozizeptoren werden immer dann aktiviert, wenn der Körper eine mögliche Bedrohung wahrnimmt. Bei einem akuten Problem läuft dies immer nach demselben Schema ab: Eine Verletzung führt zu einer Aktivierung der Nozizeptoren. Diese leiten die Signale der Nervenzellen über das Rückenmark weiter an bestimmte Zentren im Gehirn. Dazu zählt primär der Thalamus, der den Schmerz beziehungsweise die Bedrohung wahrnimmt, aber nicht genau lokalisieren kann. Erst der Parietallappen, der das Signal vom Thalamus erhält, ist zur Lokalisation in der Lage. Hier wird der Schmerz spezifisch wahrgenommen. Basierend auf dem Schmerzsignal reagiert nun das Gehirn mit einer Schmerzvermeidungsstrategie und der Freisetzung bestimmter Neurotransmitter, die den Schmerz in seiner Wirkung reduzieren (inhibieren). Eine Schmerzvermeidungsstrategie ist in der Regel eine Aktion, die eine weitere potenzielle Schädigung verhindern soll, zum Beispiel die Hand von einer heißen Herdplatte wegzuziehen. Eine andere Schmerzvermeidungsstrategie ist, eine Bewegung, die Schmerzen verursacht, zu unterlassen oder eine alternative Bewegung, die nicht oder weniger schmerzt, auszuführen. Der Schmerz ist also das Ergebnis einer individuellen Gefahrenmeldeanlage. Diese Gefahrenmeldeanlage hängt davon ab, wie du das Signal wahrnimmst.

Ob eine Bedrohung tatsächlich als Schmerz wahrgenommen werden kann, hängt von vielen Faktoren ab, die sich alle im Gehirn abspielen. Stelle dir zur besseren Veranschaulichung folgende Situation vor: Du führst zum ersten Mal das Kreuzheben aus und bist dir beim Bewegungsablauf sehr unsicher, da du erst vor Kurzem zum Krafttraining gefunden hast. Die Bewegung ist neu für dich und dein Körper und dein Gehirn sind noch im Lernmodus. Dein Gehirn kann in diesem frühen Stadium des Bewegungslernens noch nicht richtig abschätzen, wie sich die Bewegung anfühlen soll. Daher wird die Bewegung vielleicht eher als unangenehm empfunden. Dein Rücken muss sich fest anspannen, deinen Hüften forderst du mehr Beweglichkeit ab als sonst und das Gewicht der Langhantel schneidet in deine Handflächen. Du nimmst das Kreuzheben primär als potenzielle Bedrohung wahr. Dein Körper und dein Nervensystem können noch keine klare Aussage darüber machen, inwieweit diese Bewegung für dich bedrohlich sein kann. Du spürst nur ein hohes Maß an Anstrengung. Diese Anstrengung ist immer eine Form der Bedrohung, also eine Nozizeption.

Der Unterschied zwischen dir und einem erfahrenen Athleten ist, dass der erfahrene Athlet zwar dasselbe fühlt wie du, jedoch die »Bedrohung« nicht als Schmerz interpretiert wird. Als Anfänger ist es kaum möglich, eine Bedrohungssituation von Schmerz deutlich zu trennen. Neue Bewegungen werden als potenziell schädlich wahrgenommen und daher meist als Schmerz interpretiert. Je weiter du dich von deinen Fähigkeiten und deinem bestehenden Bewegungsrepertoire entfernst und es erweiterst, desto stärker ist die potenzielle Bedrohung. Dies ist auch einer der Gründe, warum Anfänger beim Training ihre Fähigkeiten nicht optimal einschätzen können. Die empfundene Belastung kann noch nicht adäquat eingestuft werden. Der Anfänger lernt noch, die Belastung einzuordnen. Dies geschieht im Laufe der Zeit mit wachsender Erfahrung.

Hypersensibilität und Hyposensibilität

Häufig kommt es vor, dass Anfänger daher zu wenig machen, da vielleicht jede neue Bewegung, die als unangenehm empfunden wird, gleichzeitig als Schmerz wahrgenommen wird – in der Trainingslehre sprechen wir von Hypersensibilität. Oder der Anfänger kennt nicht sein Limit, trainiert intensiver als notwendig und ignoriert die Warnsignale komplett – das ist dann das Gegenteil: Hyposensibilität. Beide Formen deuten auf eine nicht optimale Körperwahrnehmung hin – Körperwahrnehmung muss erlernt werden.

In der Praxis finden sich beide Menschentypen sehr häufig. Den Hypersensiblen fällt es oftmals schwer, überhaupt irgendeine Bewegung auszuführen, die sie nicht als schmerzhaft wahrnehmen. Sie empfinden beinahe jede Bewegung als unangenehm. Diese Athleten benötigen eher den Fokus auf parasympathische Aktivitäten, viel Fokus auf Atmung und Interozeption. Auf der anderen Seite befinden sich die Hyposensiblen. Meist sind diese in Sportarten wie CrossFit zu finden, wo Athleten häufig über das Ziel hinausschießen und sich zum Ende des Trainings hin gern »zerstören«, also in eine starke Ermüdung bis zum Muskelversagen hineintrainieren. Meistens sind diese Personen sogenannte Sympathikotoniker, die sich komplett verausgaben müssen, um überhaupt zur Ruhe kommen zu können. Beide Personengruppen leiden unter einer gestörten Körperempfindung und müssen zuerst lernen, Körperwahrnehmung angemessen einzuordnen, um ihr optimales Belastungsausmaß bestimmen zu können.

Chronischer Schmerz

Schmerz ist nicht zwingend an eine Schädigung geknüpft. Du kannst Schmerzen empfinden, auch wenn keine Schädigung vorliegt. Dies ist zum Beispiel häufig bei chronischen Schmerzen der Fall. Je länger Schmerzen andauern, desto geringer ist die Wahrscheinlichkeit, dass dafür eine strukturelle Ursache besteht. Chronischer Schmerz scheint sein Eigenleben zu haben. Der Schmerz kommt und geht, ist mal stärker, mal schwächer. Schmerz kann sogar abhängig von deiner Schlafqualität und deinem emotionalen Zustand sein. Die Gründe einer so hohen Variabilität der Schmerzen lösen bei den Leidenden oft Irritationen aus. Doch nicht nur chronische Schmerzpatienten kennen das: Stelle dir vor, du läufst regemäßig dieselbe Strecke und plötzlich schmerzen die Knie. Oder du führst im Fitnessstudio regelmäßig das Bankdrücken aus und aus heiterem Himmel schießt dir ein stechender Schmerz in die Schulter. Obwohl du immer das Gleiche gemacht hast, ist da plötzlich ein Schmerz. Was hat ihn ausgelöst?

Schmerz ist komplex und die Summe aus vielen verschiedenen individuellen Faktoren. Manche Neurowissenschaftler gehen sogar so weit zu behaupten, jede Bewegung sei von Natur aus schmerzhaft beziehungsweise schmerzauslösend und unser Gehirn würde den Schmerz nonstop unterdrücken. Diese konstante Schmerzunterdrückung läuft mal besser und mal schlechter ab, sodass es Situationen geben kann, in denen diese nicht optimal funktioniert und plötzlich auch eine gewohnte Bewegung als schmerzhaft wahrgenommen wird. Die Bewegung selbst ist aber nicht daran schuld, sondern die Schmerzwahrnehmung liegt einzig und allein in der Funktion unseres Nervensystems, das in diesem Moment nicht seine Arbeit tut. Unser Körper und unser Gehirn bilden laut dieser Erklärung ein stark fluktuierendes System.

Bewegungsarmut führt zu Schmerzen

Schmerz hat primär einen Aufforderungscharakter. Wir haben gesehen, dass sowohl spezifische Bewegungen als auch das Unterlassen von Bewegungen zu Schmerzen führen kann. Bewegungsarmut ist neben Verletzungen einer der häufigsten Gründe für Schmerzen. Beide Formen unterscheiden sich grundsätzlich voneinander: Verletzungen führen zu Schmerzen, um die verletzte Stelle vor einer weiteren Schädigung zu schützen. Wenn du beim Laufen umknickst und dir deine Bänder zerrst, empfindest du Schmerzen, da das Weiterlaufen zu einer weiteren Schädigung der Struktur führen würde. Schmerz ist daher sinnvoll und notwendig, um dich zu schützen. Doch häufig erleben wir Schmerzen nicht, weil wir uns verletzt haben, sondern weil wir Bewegungen ausführen, die unser Gehirn als starke Bedrohung empfindet. Bewegungsarmut führt langfristig zu einem Verlust der Fähigkeit, das Bedrohungsmaß adäquat einschätzen zu können. Ähnlich wie bei der bereits erwähnten Hyper- oder Hyposensibilität fehlt eine adäquate Einschätzung. Dies führt dazu, dass unser Gefahrenmeldesystem entweder zu früh oder zu spät aktiv wird – im Fall von Bewegungsarmut tendenziell eher zu früh. Hier liegt also normalerweise eine Hypersensibilität vor. Bestimmte Erkrankungen und gesundheitliche Zustände können diese Hypersensibilität verstärken oder das natürliche »Schmerzunterdrückungssystem« des Gehirns in seiner Funktion einschränken. Dazu gehören chronischer Stress, Autoimmunerkrankungen, Depressionen, Angstzustände und chronische Darmerkrankungen. Rückenschmerzen sind häufig mit einem schlechten Schlaf und Stress assoziiert. Im Alltag erleben Menschen oftmals stärker Schmerz als im Urlaub. Erholungsmaßnahmen führen daher häufig zu einer Schmerzreduktion.

Schmerzreduktion durch Beweglichkeitstraining

Beweglichkeitstraining ist zwar ein probates Mittel zur Bekämpfung von Schmerzen, sicherlich aber nicht das einzige. Grundsätzlich sollten bei der Bekämpfung von Schmerzen auch immer biopsychosoziale Faktoren wie Arbeit und die soziale Umgebung betrachtet werden, was jedoch an dieser Stelle den Rahmen des Buches sprengen würde. Wie kann Beweglichkeitstraining nun helfen, Schmerzen zu reduzieren? Gezieltes Beweglichkeitstraining kann auf zwei verschiedene Weisen helfen:

- **Es schafft Bewegungskompetenz.** In Bezug auf die genannte Theorie, dass Bewegungsarmut die Entstehung von Schmerzen begünstigen kann, verbessert Bewegungskompetenz unsere Körperwahrnehmung (Interozeption und Propriozeption) und verbessert unsere Sensibilität gegenüber neuen Bewegungen.
- **Es schafft Widerstandsfähigkeit.** Training schafft eine gewisse Widerstandsfähigkeit gegenüber Schmerzen. Die Körperstrukturen werden gestärkt und die neuromuskuläre Koordination wird verbessert. Mobilität und Stabilität werden durch das Training besser und machen den Körper so widerstandsfähiger gegenüber äußeren Einflüssen.

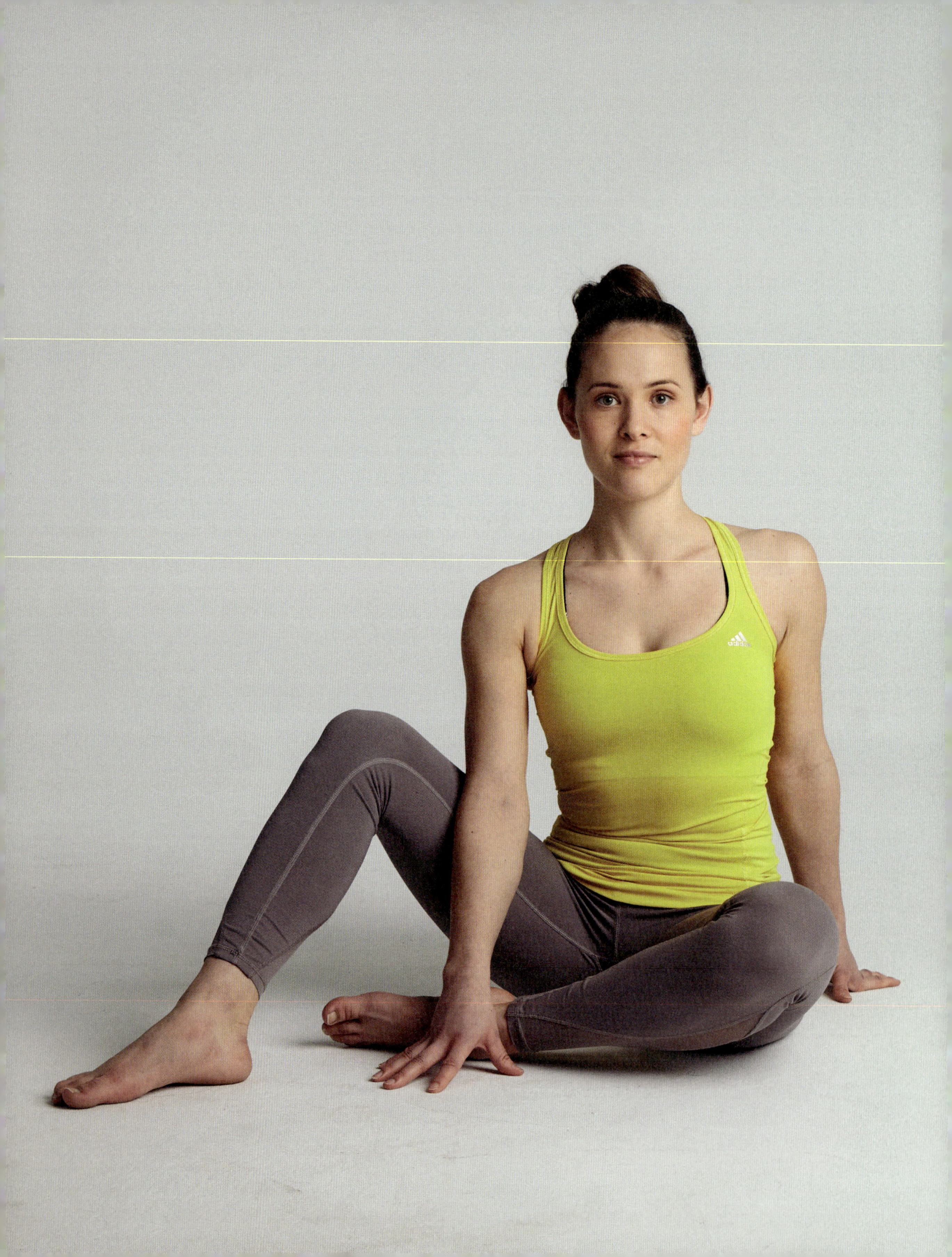

Kapitel 7

Beweglichkeit neu betrachtet

»Rhythm is something you either have or don't have, but when you have it, you have it all over.«

Elvis Presley

Rhythmus und Bewegung

Jede Bewegung setzt einen gewissen Rhythmus voraus. Jeder Mensch besitzt ein natürliches Bewegungstempo. Auch wenn es individuelle Unterschiede gibt, führen die meisten Menschen Mobility-Übungen immer in einem relativ ähnlichen Tempo aus. Abweichungen davon können auf Bewegungsdefizite hindeuten. Bei dem standardisierten Tempo spricht man auch von einer »natürlichen Periode«. Dagmar Sternad, die am College of Science an der Northeastern University unter anderem zum Thema Bewegung und Balance forscht, erklärt dies am Beispiel eines Pendels: Stelle dir vor, dass dein Arm wie ein Pendel einer Wanduhr ist. Das Pendel bewegt sich entsprechend seiner Länge, der Erdanziehung und eventuellen Restriktionen. Unser Arm ist ähnlich wie ein Pendel. Lassen wir den Arm locker vor und zurück schwingen, verhält er sich ähnlich wie das Pendel einer Uhr. Hierbei kann eine erhöhte myofasziale Spannung zu Einschränkungen führen, was sich negativ auf das Tempo auswirken kann. Oder wir bewegen den Arm vielleicht langsamer, weil eine schnellere Bewegung zu Schmerzen führt. Bewegung kann also restriktiv sein. Eindimensionale Bewegungen wie das Pendeln des Arms werden üblicherweise in einem internen Rhythmus abgespeichert. Dabei erzeugen wir ein Bewegungstempo, das nach einigen Wiederholungen relativ konstant ist. Dies ist unser eigener Bewegungsrhythmus, der unserer Bewegungsnatur entspricht und üblicherweise in allen Gelenken relativ gleich ist.

Neben dem Aufbau einer ausreichenden motorischen Kapazität (Bewegungsvariabilität) wird im Training häufig der Rhythmus vernachlässigt. Der Rhythmus ist verantwortlich für eine effiziente Bewegung, die von außen betrachtet »fließend« erscheint. Ein Rhythmus bezieht sich auf eine spezifische Abfolge von Bewegungen innerhalb einer bestimmten Zeiteinheit. Gleichzeitig ist der Rhythmus ein Indikator für Bewegungsqualität. Der ehemalige Sprinter und Trainer Brooks Johnson sagt: »Keeping a steady time means that you are on the beat ... and that is rhythm.« – Eine feste Zeit zu halten, bedeutet, dass du auf den Takt genau bist ... und das ist Rhythmus.

Gleichzeitig ist die Wiederholung einer spezifischen regelmäßigen Bewegung bereits Rhythmus. Ein Rhythmus ist nur dann möglich, wenn die Bewegung routiniert beziehungsweise automatisiert ablaufen kann. Automatisierte Bewegungsabläufe sind effizienter und in der Regel besser koordiniert. Man kann sagen, dass der Rhythmus ein Indikator für eine gute koordinative Fähigkeit ist. Sportler benötigen einen Rhythmus in ihrer Bewegung für eine optimale Leistung. Sprinter benötigen einen optimalen Laufrhythmus, die Kombination aus muskulärer Anspannung und Entspannung, für optimale Ergebnisse. Einen Rhythmus können wir nur dann kreieren, wenn wir eine optimale Abfolge von Entspannung und Anspannung erzeugen können.

Rhythmische Bewegungsmuster ermöglichen es über effiziente und koordinative Bewegungen hinaus, gleichzeitig den Fokus auf andere Bereiche zu legen. Durch die Automatisierung von Bewegungsabläufen kann sich zum Beispiel ein Sportler auf andere Spielsituationen konzentrieren. Besitzt ein Fußballer etwa einen optimalen Rhythmus beim Laufen mit dem Ball, hat er mehr kognitive Kapazität für den Fokus auf die Spielsituation, seine Mitspieler und Gegner.

Und hier kommt wieder die Entspannung ins Spiel, denn Rhythmus und Entspannungsfähigkeit bedingen sich gegenseitig. Ein Rhythmus lässt sich nur dann erreichen, wenn wir im richtigen Moment entspannen können. Das Training mit einem Rhythmus hilft uns auf der einen Seite, besser zu entspannen, und Entspannung hilft uns, besser einen Rhythmus zu finden. Beides gehört zusammen, so wie Agonist und Antagonist, zwei Muskeln, die bei jeder Bewegung zusammenarbeiten und in einem aufeinander abgestimmten Rhythmus agieren. Die Entspannungsfähigkeit ist sogar eine Notwendigkeit, wenn wir neue Bewegungen erlernen beziehungsweise unsere Bewegungen kontrolliert ausführen wollen. Die Fähigkeit, im richtigen Moment anzuspannen und zu entspannen, schafft Bewegungsqualität. Zu Beginn des Bewegungslernens sind wir meistens sehr angespannt. Die Muskulatur kontrahiert übermäßig, da wir die ungewohnten Bewegungen noch nicht optimal steuern können. Unser Gehirn reagiert mit einer zu starken Kontraktion, die von außen als ungeschickt oder tollpatschig wahrgenommen werden kann. Oft wird deshalb versucht, die mangelnde koordinative Fähigkeit mit Kraft zu kompensieren, was vor allem bei Männern zu beobachten ist. Frauen versuchen eher, eine Bewegung technisch sauber zu erlernen.

Training mit dem Metronom

Musik ist ein häufiger Begleiter beim Training und aus dem klassischen Fitnessstudioalltag nicht mehr wegzudenken. Dabei wirkt die Musik für viele motivierend und fördert die Lust auf Bewegung. Doch die Musik dient nicht nur der Motivation, sondern auch der Rhythmisierung. Sie wird ebenso in der Bewegungstherapie und bei neurodegenerativen Erkrankungen wie Parkinson eingesetzt. Vor allem der Rhythmus ist bei der Bewegungssteuerung oder sogar bei der Bewegungsverbesserung der ausschlaggebende Faktor. Der akustische Stimulus kann genutzt werden, um zum Beispiel auch Bewegungsstörungen nach einem Schlaganfall zu verbessern.

Doch auch ohne neurodegenerative Erkrankung kommt es zu verbesserten Bewegungsabläufen und einer besseren Koordination. Dass Rhythmus und Bewegung intuitiv miteinander verknüpft sind, kann man gut beobachten, wenn irgendwo Musik läuft und die Menschen anfangen, mitzuwippen oder mitzuschwingen. Dabei müssen verschiedene Muskeln kontrolliert und koordiniert zusammenspielen. Je komplexer eine Bewegung ist, desto stärker ausgeprägt ist die jeweilige »Muskelsinfonie«. Daher erfordert jede Bewegung immer präzises Timing.

Zumindest teilweise lässt sich das mit einer neuronalen Verbindung zwischen dem Hörzentrum, dem sogenannten auditorischen Kortex, und dem motorischen System erklären. Aufgrund dieser Verbindung können sich akustische Signale direkt auf die Beweglichkeit auswirken. Die akustischen Reize müssen aber nicht unbedingt rhythmisch sein, es muss sich also nicht zwingend um Musik handeln. Doch Rhythmus hat über den akustischen Reiz hinaus noch einen weiteren Nutzen: Rhythmus stimuliert die Basalganglien, Kerne im Gehirn, die auch als »Architekten der Bewegungssteuerung« betrachtet werden. Die Stimulation der Basalganglien kann sich positiv auf das Zusammenspiel der Muskeln und somit auf die koordinativen Fähigkeiten auswirken. Für die Erzeugung eines Rhythmus reicht ein Metronom aus, das einen Takt vorgibt. Wir neigen dazu, uns automatisch einem Takt anzupassen. Ähnlich wie wir ein konkretes Bewegungstempo bevorzugen, bevorzugen wir meistens auch einen bestimmten Taktbereich, der weder zu langsam noch zu schnell ist. Daraus lässt sich ableiten, dass die meisten Menschen einen inneren Rhythmus zu haben scheinen. Der äußere Rhythmus – egal, ob er von einem Metronom oder von Musik ausgeht – sollte dem inneren Rhythmus ähnlich sein, ein ähnliches Tempo haben, sodass unsere Bewegungsqualität davon profitiert.

An der Verarbeitung eines akustischen Rhythmus sind schließlich verschiedene Areale im Gehirn beteiligt. Dazu gehören das supplementär-motorische Areal, das im oberen hinteren Frontallappen sitzt – dieser Teil des Gehirns ist unter anderem an der

Vorstellung, der Planung und der Auswahl erlernter Bewegungen beteiligt sowie am Lernen von Bewegungen –, die eben erwähnten Basalganglien und Bereiche innerhalb des Kleinhirns.

Wer Takt beziehungsweise Rhythmus gezielt zum Bewegungstraining einsetzen möchte, sucht sich am besten ein Musikstück, in dem der Takt deutlich zu erkennen ist, oder verwendet ein Metronom. Hier gibt es auch eine Vielzahl kostenloser Apps, die die Generierung eines Takts ermöglichen. Je nach Bewegung ist eine Frequenz von 60 bis 140 Schlägen pro Minute sinnvoll. Einen optimalen Takt gibt es jedoch nicht. Es ist ratsam, den Takt zu wählen, der bei einer bestimmten Übung zu einer verbesserten Koordination führt oder der dich in einen Flow bringt, einen Zustand, in dem du über einen längeren Zeitraum, ohne groß nachzudenken, üben kannst. Der Takt wird dir, wie gesagt, helfen, eine Bewegung neu zu lernen sowie die Bewegungsqualität zu verbessern.

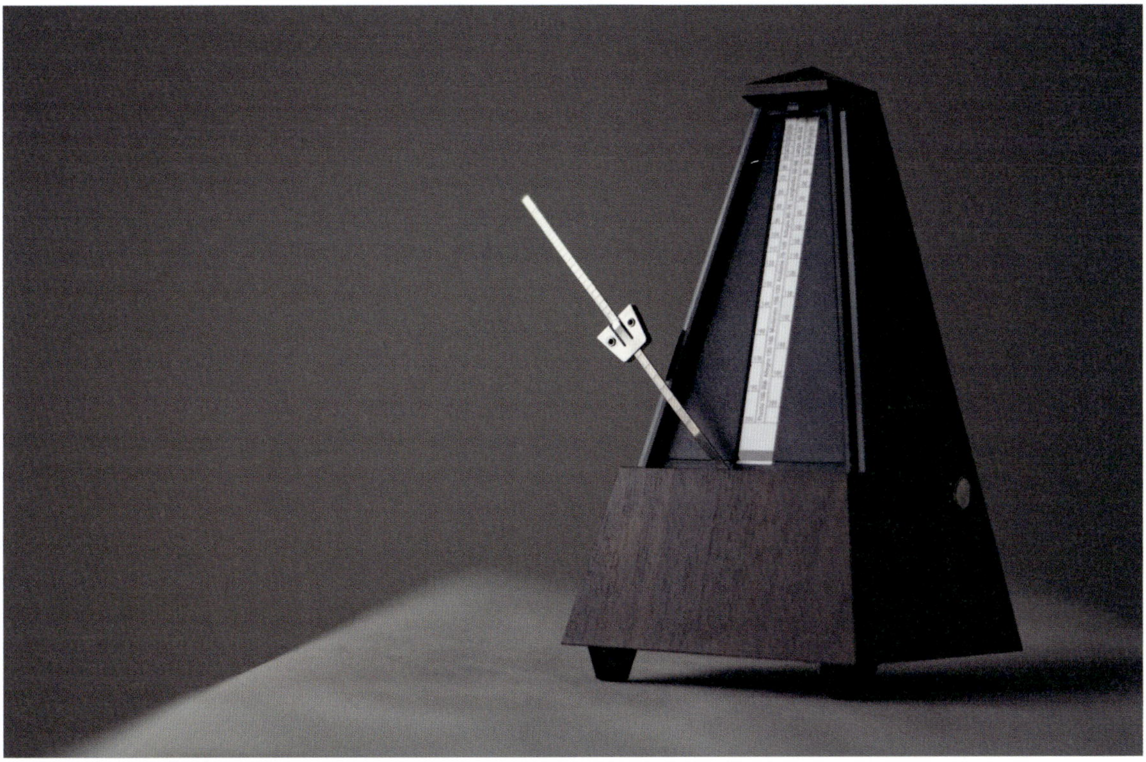

Ein klassisches Metronom – das auch mit einer App simuliert werden kann – gibt durch beständige akustische Impulse ein konstantes Tempo vor.

Lineare und nicht lineare Bewegungen

Die Grundlage dafür, dass wir uns in allen drei Ebenen - dreidimensional - im Raum, in dem wir uns aufhalten, bewegen können, liegt in unserer Anatomie begründet: Unsere Gelenke, die in vielerlei Richtungen beweglich sind - wir sprechen auch von multiplen Freiheitsgraden -, Muskeln und Vorgänge im Nervensystem sowie von außen auf uns einwirkende Kräfte schaffen eine unbegrenzte Anzahl von Bewegungsmustern. Uns steht damit eine unbegrenzte Anzahl an Variationen zur Verfügung. Obwohl das Prinzip der Variabilität nichts Neues ist, wird es im Training, aber auch in der Therapie nur selten berücksichtigt. Wir suchen häufig den einen »richtigen« Weg, fokussieren uns auf Effizienz im Hinblick auf die Biomechanik und vergessen dabei, dass es so viele andere Optionen gibt. Variation ist der Schlüssel zum Erfolg und der Schlüssel zu Bewegungskompetenz. Je größer unsere Bewegungskompetenz ist, desto eher finden wir den für uns in dieser Situation passendsten Weg zu unserem (Bewegungs-)Ziel. Der Körper findet seinen Weg mit maximaler Effizienz auf eine natürliche Art und Weise. Man muss ihm nur das richtige Werkzeug in die Hand drücken.

Gehen wir näher auf die Bewegungsrichtungen ein, so sprechen wir von linearen und nicht linearen Bewegungen. »Linear« bedeutet eine direkte Verbindung von A nach B. Hierbei ist häufig die Bewegung innerhalb einer Ebene gemeint. Dabei kann einfach in vor und zurück, seitwärts, rauf und runter unterschieden werden. Jede Bewegung, die zwei oder mehr Ebenen miteinander kombiniert, wird als »nicht linear« bezeichnet. Dabei sind zum Beispiel Drehbewegungen von Natur aus nicht linear.

Mehrdimensionale nicht lineare Bewegungen sind von Natur aus sensorisch und motorisch komplexer als lineare Bewegungen. Mehrdimensionale Bewegungen bedingen automatisch eine größere Bewegungsvariabilität als lineare Bewegungen. Eine Reduktion der Bewegungsvariabilität führt eher zu Verletzungen und abnormalen Bewegungsmustern als komplexe nicht lineare Bewegungen. Häufig wird dies von außen betrachtet als mechanisches Problem gesehen, es hat jedoch sensorische und motorische Gründe, wenn es zu einer reduzierten Variabilität und somit zu einer reduzierten Bewegungsfähigkeit kommt. Ist das der Fall, dann sind vielmehr die motorische Kapazität im Motorkortex sowie die Neuroplastizität, dank derer wir lernen und umlernen können, eingeschränkt. Nicht lineare Bewegungen fördern nun die Plastizität des Gehirns und somit die Funktion des Motorkortex, was wiederum hilft, Verletzungen zu reduzieren.

Nicht lineare Bewegungen – die manchmal auch »multiplanar« genannt werden, ein Wort, in dem das englische *planar* für »eben«, »flächig« vorkommt – fördern unter anderem die Kommunikation beider Großhirnhälften miteinander. Durch Bewegungen, die in zwei oder drei Ebenen gleichzeitig stattfinden, ist die Anforderung an das zerebrale Netzwerk größer, was zu einer stärkeren Anpassung führt.

Das Beweglichkeitstraining beinhaltet sowohl lineare als auch nicht lineare Übungen. Dabei folgen wir den Prinzipien »einfach vor schwierig« und »unkompliziert vor komplex«. Eine Bewegung zu Beginn des Trainings in nur einer Ebene auszuführen, ist sinnvoll, sollte aber immer nur der erste Schritt bleiben. Hier sind wir wieder bei der bereits beschriebenen Isolation angekommen (Seite 91) – dem ersten Schritt –, während Integration ein Riesensprung in der Entwicklung ist und Improvisation die ganze Reise.

Komplexe Bewegungen erfordern ein optimales Zusammenspiel aus Propriozeption, dem Motorkortex und dem Kleinhirn. Dabei dient das Kleinhirn dem Feintuning der Bewegung und sorgt nicht nur für akkurate Bewegungen, sondern auch für Fehlerkorrekturen. Während der Motorkortex Bewegungen initiiert und grob anpeilt, übernimmt das Kleinhirn in Abhängigkeit von allen sensorischen Informationen die effiziente Bewegung und verhindert zum Beispiel ein »Überschießen« (Hypermetrie) der Bewegung. Je komplexer die Bewegung ist, desto stärker muss das Kleinhirn kontrollierend eingreifen. Dabei ist das Kleinhirn auch für das Timing der Bewegung verantwortlich, unter anderem für das muskuläre Zusammenspiel.

Das Kleinhirn arbeitet vorausschauend, das heißt, es erwartet die sensorischen Informationen regelrecht. Dank der Koordination im Kleinhirn arbeiten auch unsere Muskeln, Agonisten und Antagonisten, synergistisch zusammen. Im Prinzip kann man sich das Kleinhirn als einen Dirigenten vorstellen und die Summe aller bewegungsrelevanten Muskeln sind die Musiker, während das Musikstück die vom Motorkortex gewünschte Bewegung darstellt. In dieses Bild lässt sich das Timing optimal einsetzen. Das Zusammenspiel aller Musiker erfordert ein optimal aufeinander abgestimmtes Timing. Auch hierfür ist der Dirigent verantwortlich. Timing bedeutet in diesem Kontext einen zeitlich optimalen Ablauf bezüglich der Zielerreichung und der Bewegungseffizienz. Ein vorgegebener Rhythmus kann sich hierbei positiv auf die Stimulation des Kleinhirns auswirken und die Funktion in Bezug auf das Timing optimieren.

Rhythmus in die Praxis einbauen

Jedes gute Mobility-Programm sollte Übungen für die Hände, die Füße und den Kopfbereich beinhalten. Deshalb wird im Folgenden für jeden Bereich jeweils eine Übung vorgestellt. Diese Übungen eignen sich gut für die Arbeit mit einem Metronom. Natürlich kannst du auch andere Mobility Drills mit einem Metronom kombinieren. Bleib kreativ und probiere es aus! Und so funktioniert es:

- Stelle ein Metronom an, während du deine Übungen machst. Passe deine Bewegungen dem Takt an, den das Metronom vorgibt. Je nach Übung und vielleicht auch je nachdem, wie geübt du bist, ist es auch sinnvoll, das Tempo zu verlangsamen oder zu beschleunigen. Spiele mit der Geschwindigkeit und wähle intuitiv das für dich richtige Tempo.
- Die folgenden Übungen sind alle in einzelne Schritte untergliedert. Gehe pro Metronomschlag einen Schritt weiter, bis du durch die ganze Übung gegangen bist. Wiederhole jede Übung gern mehrere Male.

Finger Waves

Die Finger Waves sind eine hervorragende Übung für die Finger sowie für die Handgelenkbeuger und -strecker. So bleiben oder werden sie beweglich und einsatzfähig.

1. Strecke einen Arm nach vorn aus und schiebe die Handfläche von dir weg, sodass deine Finger nach oben zeigen.
2.+3. Strecke die Finger nach vorn und beuge sie nun so, als würdest du wie ein Bagger Sand aufnehmen wollen.
4.+5. Strecke nun mit locker eingerollten Fingern dein Handgelenk.
6.+7. Rolle die Finger auf und spreize sie schließlich bis in dein erstes Fingerglied. Damit bist du wieder bei der Ausgangsposition.

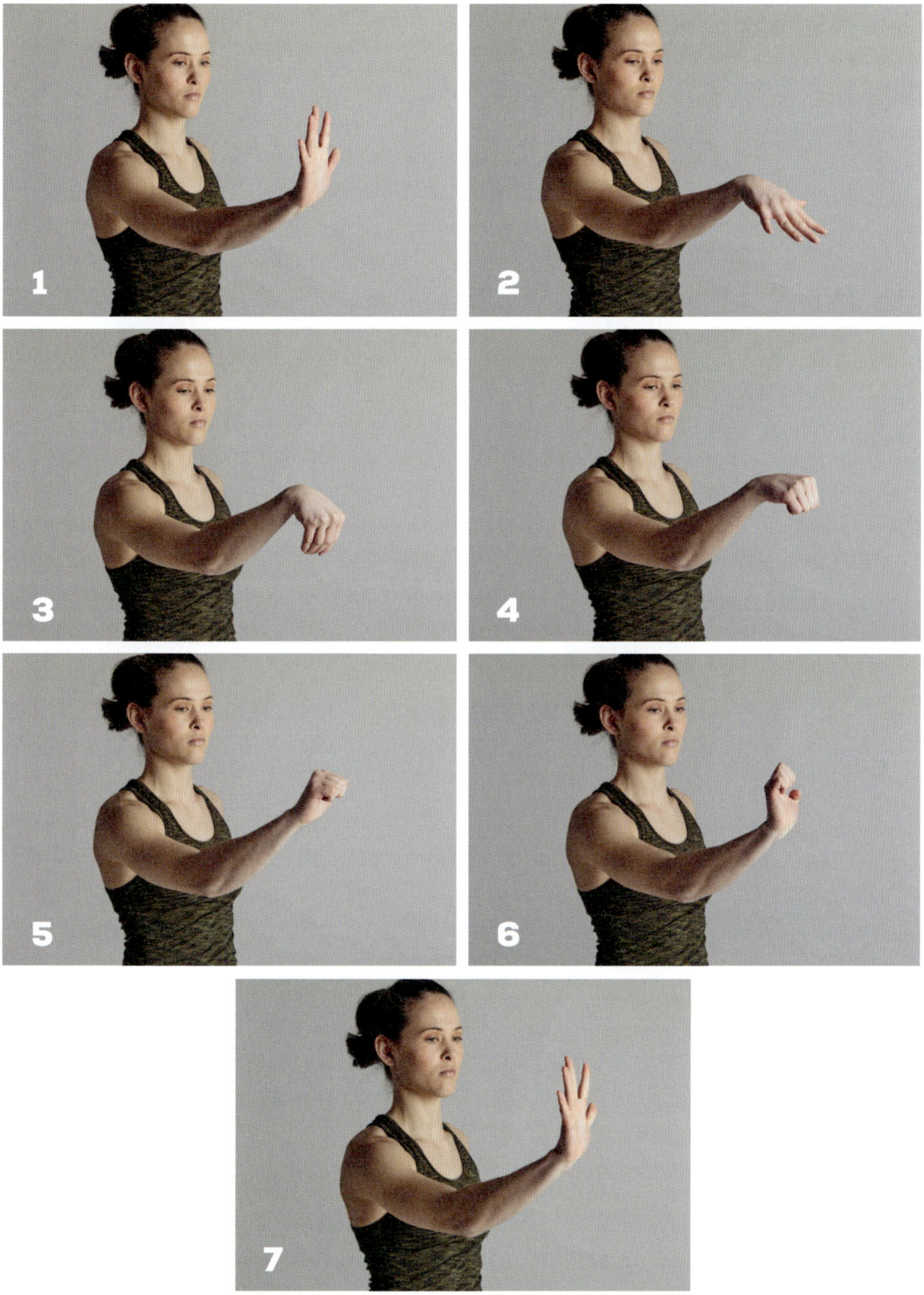
1
2
3
4
5
6
7

Becken-Shift

Während des Gehens muss sich das Becken nicht nur kippen und aufrichten, sondern auch in der Lage sein, sich von Seite zu Seite zu schieben. Das kannst du dir mit dem folgenden Bewegungsablauf bewusst machen.

1. Stelle dich aufrecht hin.
2. Schiebe dein Becken zuerst nach rechts.
3. Anschließend schiebst du es nach links. Achte dabei darauf, deine Knie leicht gebeugt zu halten und keine Bewegung in der Wirbelsäule zuzulassen.

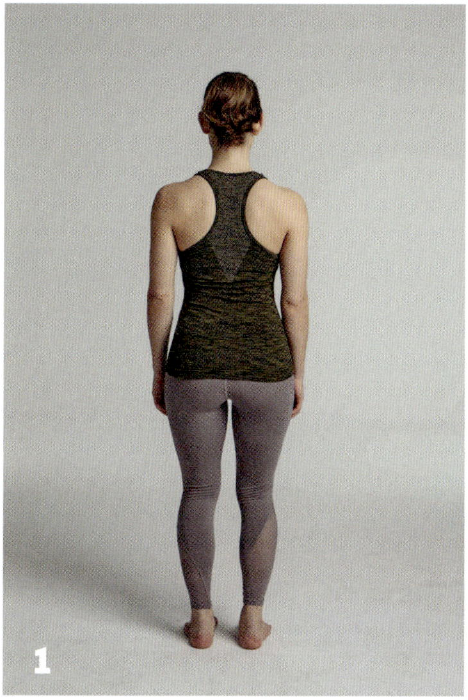
1

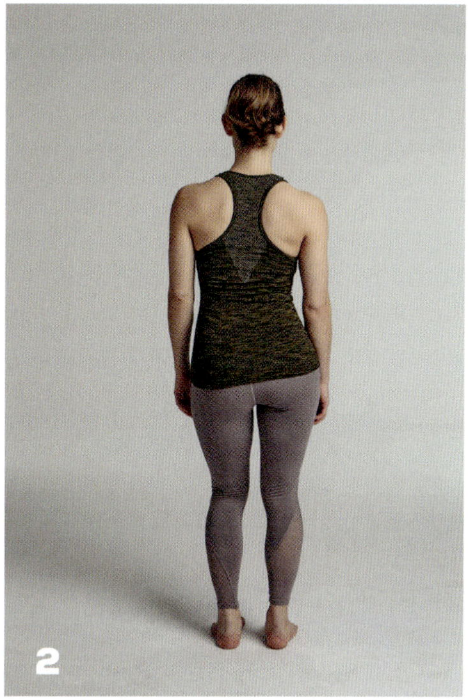
2

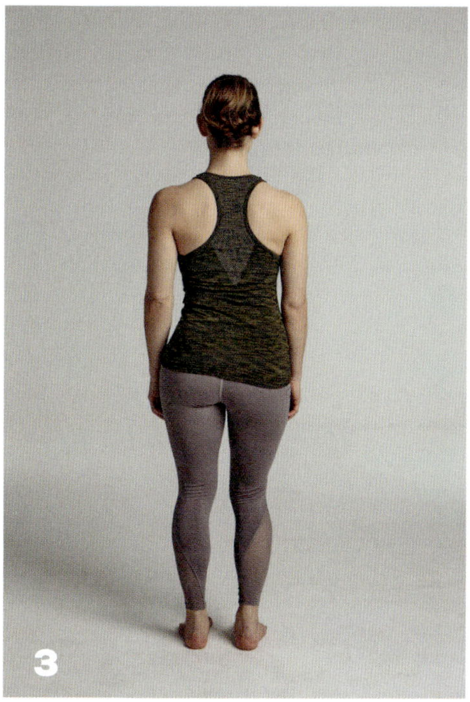
3

Feet Figure 8

Vor allem die Sprunggelenke sollten aufgrund ihrer anatomischen Struktur dreidimensional mobilisiert werden. Dadurch werden sie geschmeidiger und du beugst Verletzungen vor.

1. Verlagere dein Gewicht auf ein Bein und hebe deinen freien Fuß wenige Zentimeter vom Boden ab. Halte den Fuß in einer neutralen Position. Beuge dann deinen Fuß bis in die Zehen hinein nach vorn.
2. Schiebe deinen Fuß nun nach innen, sodass er sich eindreht.
3. Ziehe in dieser eingedrehten Position die Zehen etwas höher Richtung Schienbein.
4. Ziehe den Fuß noch mehr zum Schienbein, sodass die Fußspitze nach oben zeigt.
5. Führe den Fuß dann über oben nach außen, also zur anderen Seite.
6. Senke den Fuß in dieser leichten Auswärtsdrehung ab.
7. Dein großer Zeh berührt nun den Boden. Tippe den Zeh kurz auf.
8. Hebe den Fuß wieder an und drehe ihn diesmal nach außen.
9. Führe den Fuß weiter nach oben, die Zehen darfst du dabei anziehen.
10. Ziehe den Fuß maximal nach oben.
11. Senke ihn einwärts gedreht wieder ab, sodass er den Kreis über außen unten in der Mitte beendet.

Hinweis: Stelle dir vor, dass du mit deinem Fuß eine Schleife in die Luft malst. Einmal in die eine Richtung, dann in die andere. Beide Schleifen ergeben zusammen eine Achterbewegung.

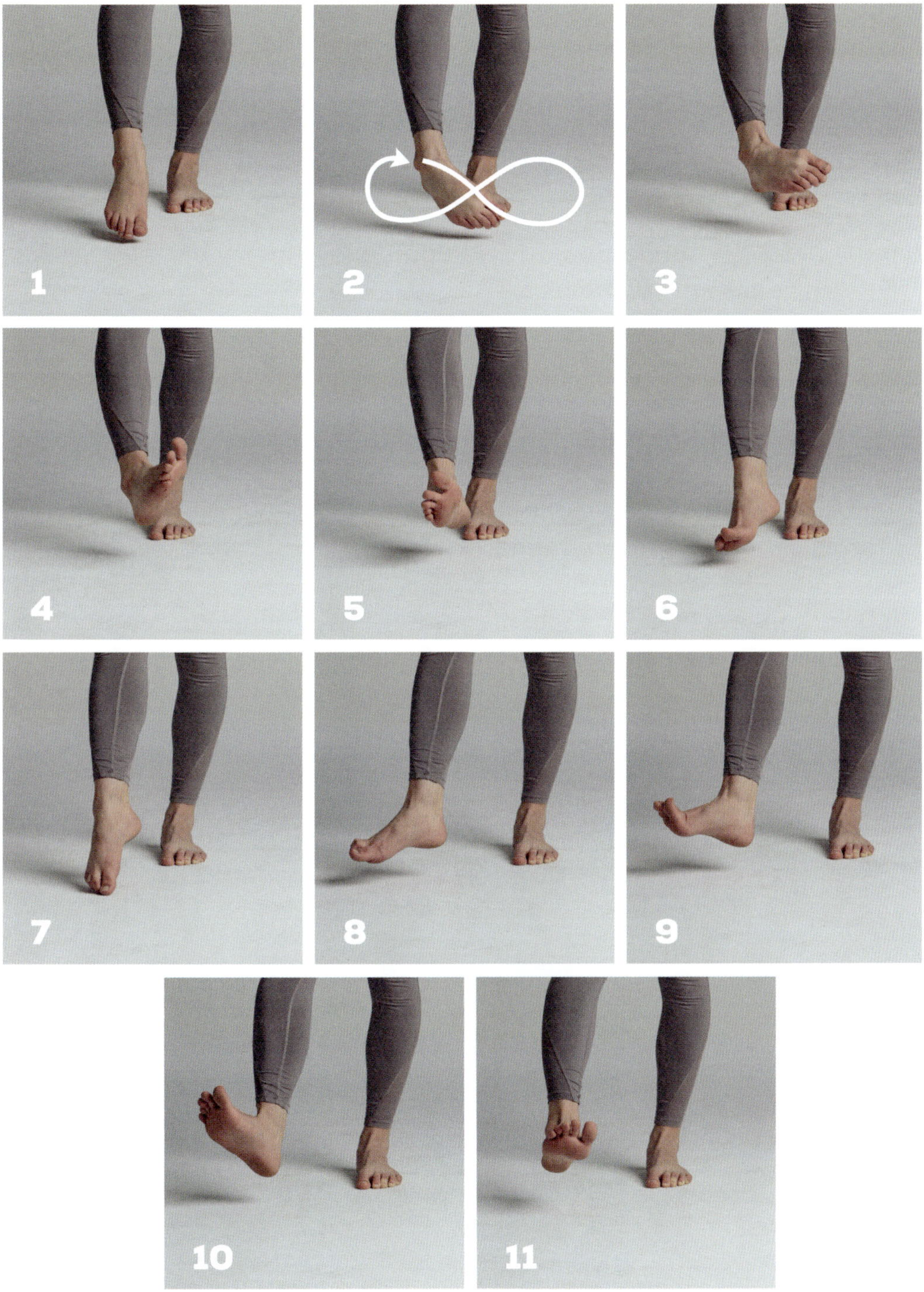
1
2
3
4
5
6
7
8
9
10
11

Head Figure 8

Auch die Kopfgelenke eignen sich für eine zirkulierende Mobilisation in allen drei Bewegungsebenen. Das tut deiner Halswirbelsäule und deinem Nacken gut.

1. Halte deinen Kopf lang und aufrecht.
2. Schiebe deinen Kopf nun leicht nach vorn und führe ihn leicht rotiert nach rechts.
3. Schiebe auch dein Kinn auf die rechte Seite.
4. Hebe den Kopf auf dieser Seite an.
5. Neige ihn dann über oben nach links.
6. Der Kopf sinkt auf der linken Seite nach unten.
7. Dann drehst du den Kopf ganz bewusst nach links, sodass dein Kinn zur linken Schulter zeigt.
8. Hebe den Kopf auf dieser Seite erneut an.
9. Führe ihn über oben zur rechten Seite weiter.

Hinweis: Dein Kopf zeichnet eine schleifenförmige Bewegung. Konzentriere dich dabei auf die Bewegung in deiner ganzen Halswirbelsäule.

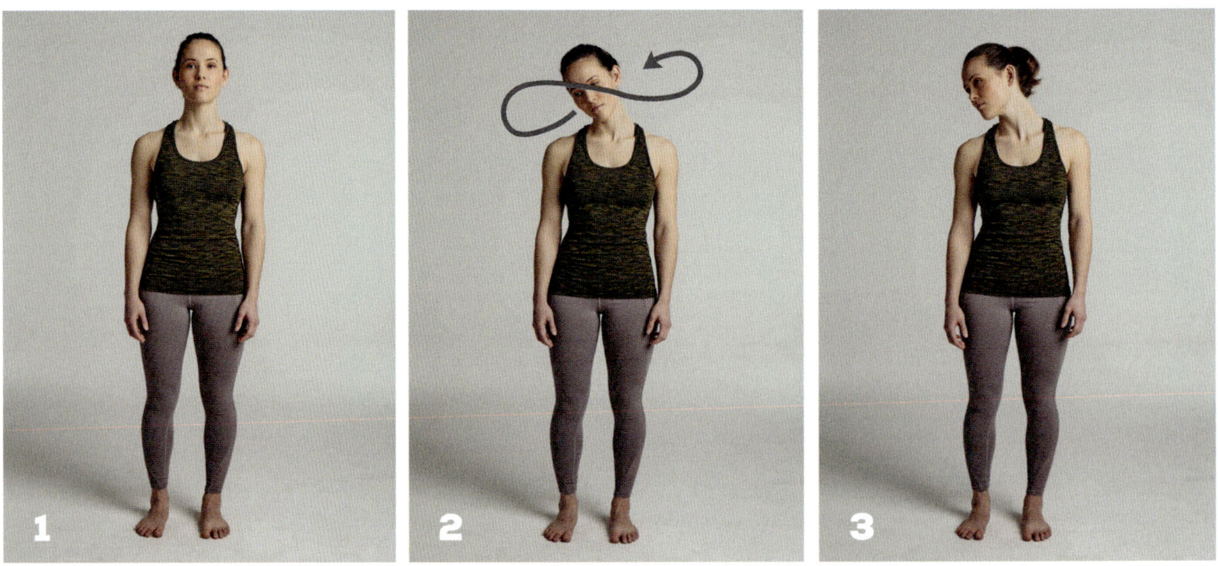

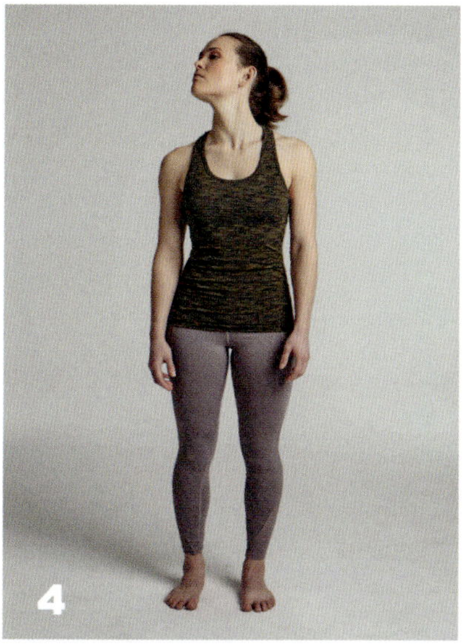
4

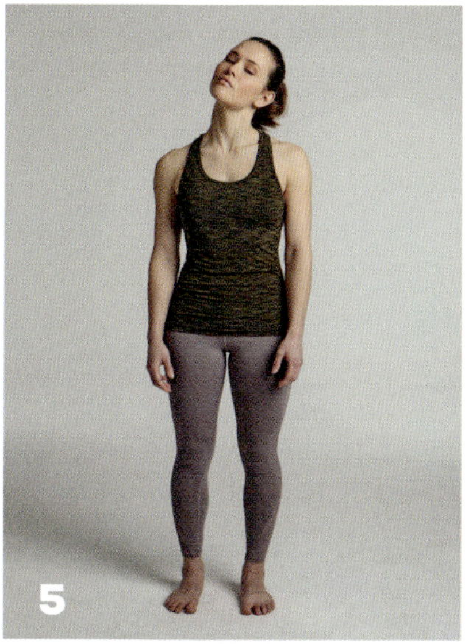
5

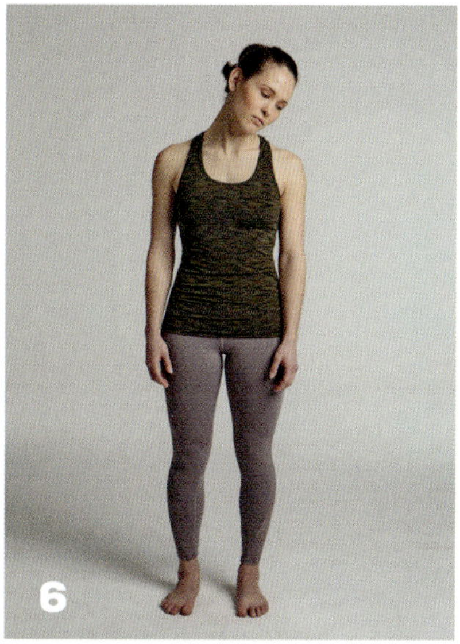
6

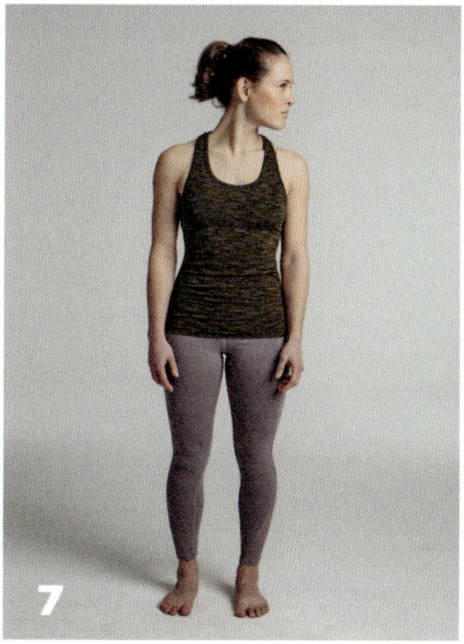
7

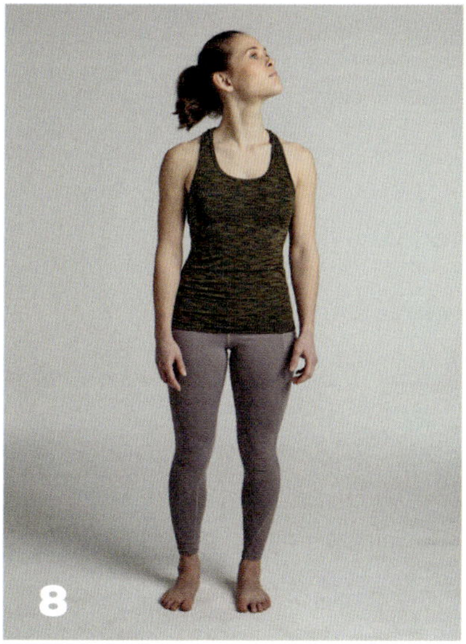
8

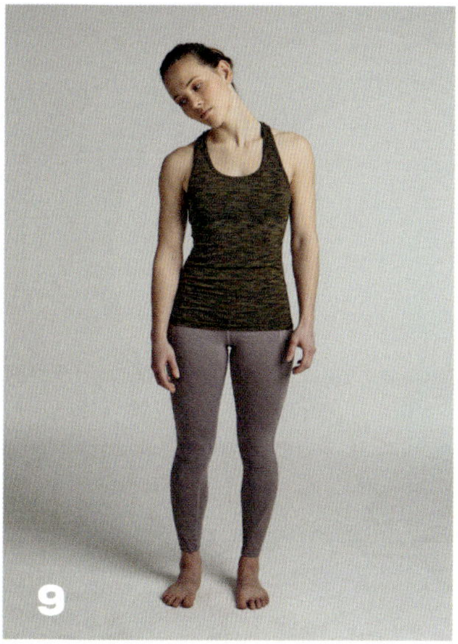
9

Thoracis Circle im Vierfüßlerstand

Hier zeige ich dir eine einfache Mobilisationsübung für die Brustwirbelsäule, die im Vierfüßlerstand ausgeführt wird.

1. Begib dich in den Vierfüßlerstand. Positioniere deine Hände unterhalb der Schultergelenke und die Knie senkrecht unter den Hüften. Deine Finger sind leicht aufgefächert und bilden eine leichte Bogenspannung in deinem Handgewölbe. Stelle dir vor, dass deine Hände eine flache Schale bilden. So erzeugst du mehr Spannung in deinen Handflächen und schützt deine Handgelenke vor einer Überbelastung. Die Füße sind abgelegt.
2. Strecke die Brustwirbelsäule durch, sodass dein Rücken in ein Hohlkreuz kommt.
3. Schiebe die gestreckte Brustwirbelsäule nach rechts.
4. Beuge sie nun Richtung Decke, ohne die Seite zu verlassen.
5. Führe sie dann gebeugt über die Mitte, also nach oben wie in einen Katzenbuckel, zur linken Seite.
6. Senke sie dann auf dieser Seite ab.

Hinweise

- Prüfe zuerst deine aktive Handbeweglichkeit (Handgelenkpronation). Wenn du keine 90-Grad-Streckung im Handgelenk schaffst, kann es sein, dass deine Handgelenke im Laufe der Zeit schmerzen werden, da dir die notwendige Beweglichkeit fehlt oder du deine mangelnde Beweglichkeit mit dem Druck durch dein Körpergewicht kompensierst. Achte daher auf die Gesundheit deiner Handgelenke und trainiere niemals in den Schmerz hinein.
- Sobald du den Circle in eine Richtung ausgeführt hast, ändere die Richtung und führe ihn in die andere Richtung aus.

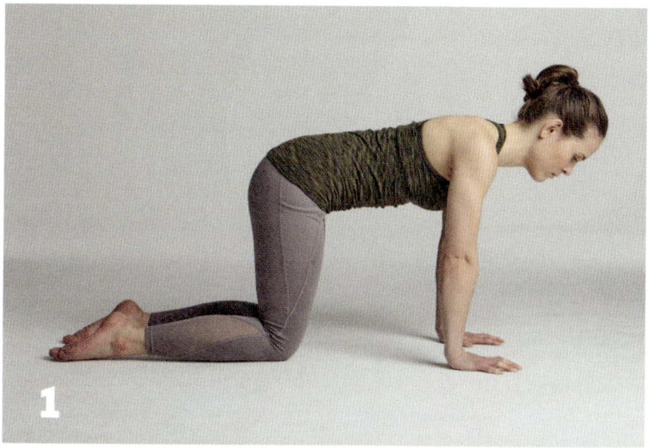
1

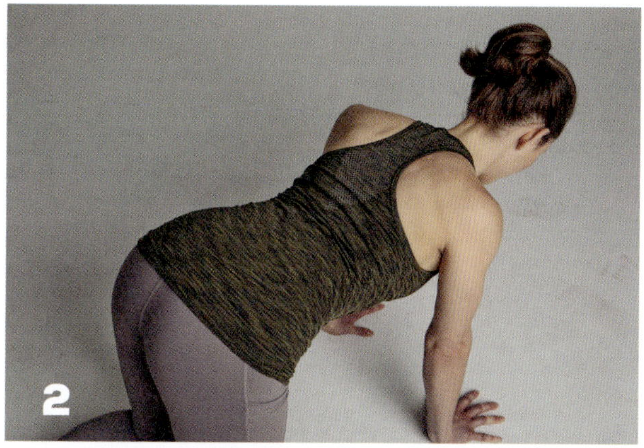
2

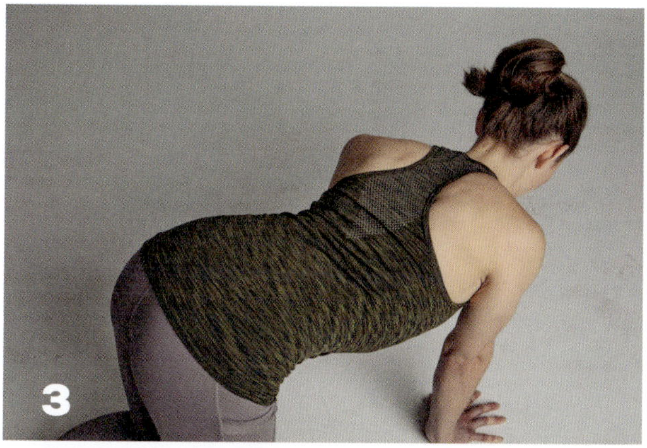
3

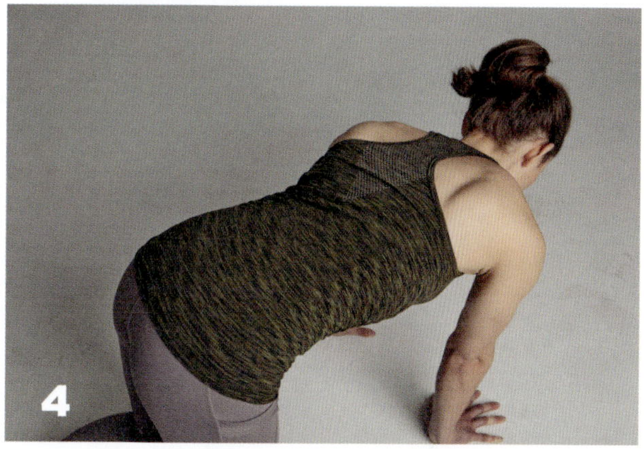
4

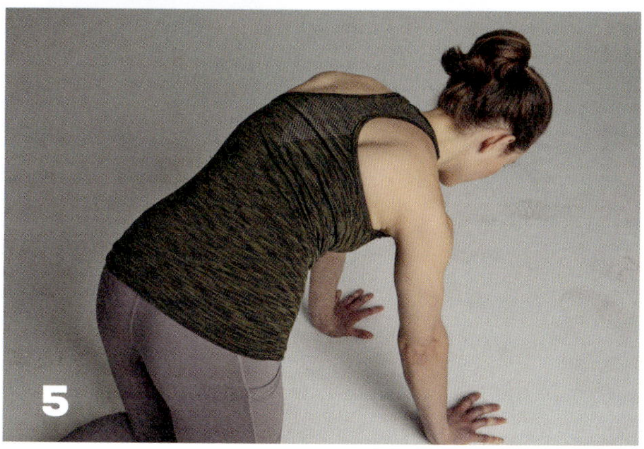
5

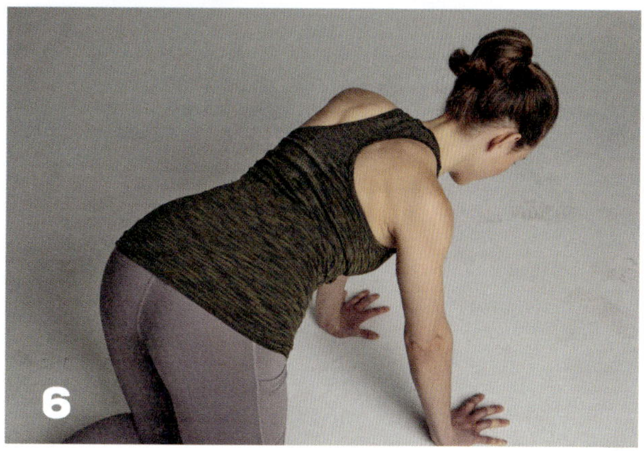
6

Hip Circle im Vierfüßlerstand

Diese Übung für die Hüfte ähnelt etwas einem Hund, der sein Bein hebt. Sie ist eine tolle Übung, um die Hüfte zu mobilisieren und dabei die Gesäßmuskulatur optimal arbeiten zu lassen.

1. Begib dich in den Vierfüßlerstand, wie beim Thoracis Circle auf Seite 174 beschrieben.
2. Hebe dein rechtes Bein in einem 90-Grad-Winkel nach hinten an.
3. Schiebe dein Bein über die Seite nach vorn, ohne die Stabilität deiner Wirbelsäule zu verlieren.
4. Lasse das angewinkelte Bein nun nach vorn unten sinken und drehe es leicht nach innen ein.
5. Führe das Bein dann wieder in die Ausgangsposition, ohne das Knie abzulegen, und wiederhole die Bewegung.

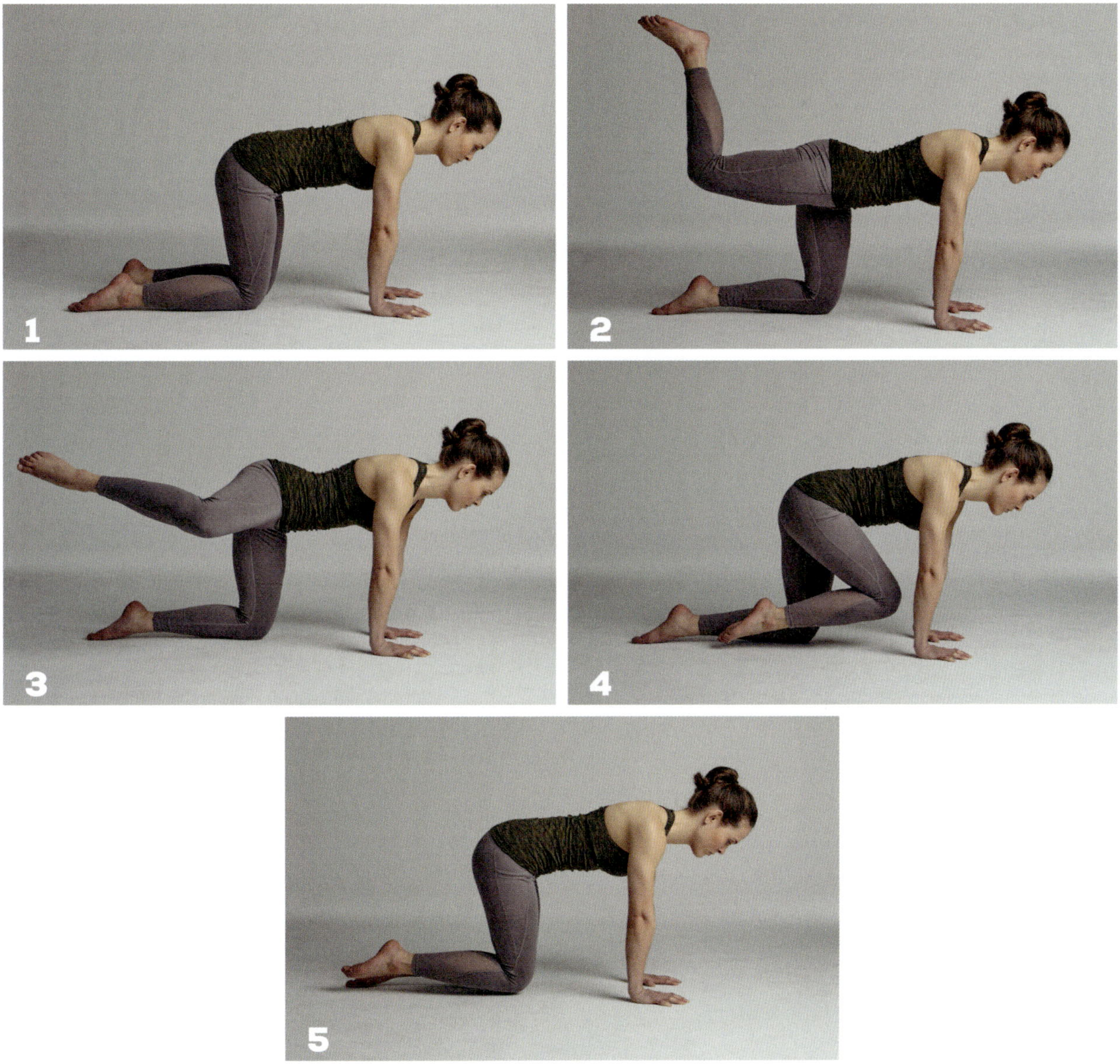
1
2
3
4
5

Lunge-Matrix

Der Ausfallschritt ist Ausgangsposition verschiedenster Übungen, die nicht lineare oder multiplanare Bewegungen beinhalten. Die Lunge-Matrix umfasst mehrere statische oder dynamische Fußpositionen, die sich an Bewegungen orientieren, die in unterschiedlichen Sportarten eine Rolle spielen. Ziel hier ist, eine Vielzahl an Variationen in der Fußposition einzunehmen und mögliche Bewegungsmuster zu simulieren. Im Sinne des Beweglichkeitstrainings bietet die Lunge-Matrix eine große Bandbreite an Variabilität. Durch unterschiedliche Standbreiten und Schrittlängen ändern sich immer wieder die Position der Gelenke zueinander und somit auch die Gelenkwinkel. Durch die Kombination der Lunge-Matrix mit unterschiedlichen Beweglichkeitsübungen kannst du unzählige Bewegungskombinationen ausprobieren. Die hier vorgestellten einzelnen Fußpositionen lassen sich mit vielen Mobilitätsübungen kombinieren. Ein Beispiel dafür ist der Knee Circle auf Seite 180.

1. Bei der Lunge-Matrix dient der neutrale Stand als Basis. Aus dieser Position können alle anderen Fußstellungen erreicht werden.
2. Für den Ausfallschritt nach vorn machst du mit einem Fuß einen großen Schritt nach hinten. Oder du steigst mit einem Schritt direkt nach vorn.
3. Der Ausfallschritt lässt sich variieren, indem du mit einem Bein einen Schritt in einem 45-Grad-Winkel zur Seite machst.
4. Der Ausfallschritt ist auch direkt zur Seite möglich.
5. Die nächste Variante des Ausfallschritts wird nach hinten ausgeführt.
6. Oder du steigst in einem 45-Grad-Winkel in den Ausfallschritt nach hinten.

Hinweis: Die Veränderung der Fußposition in Kombination mit der jeweils gleichen Beweglichkeitsübung schafft ein neues Bewegungsmuster. Allein durch die veränderte Körperposition ändert sich die Beweglichkeitsübung, auch wenn du sie identisch ausführst.

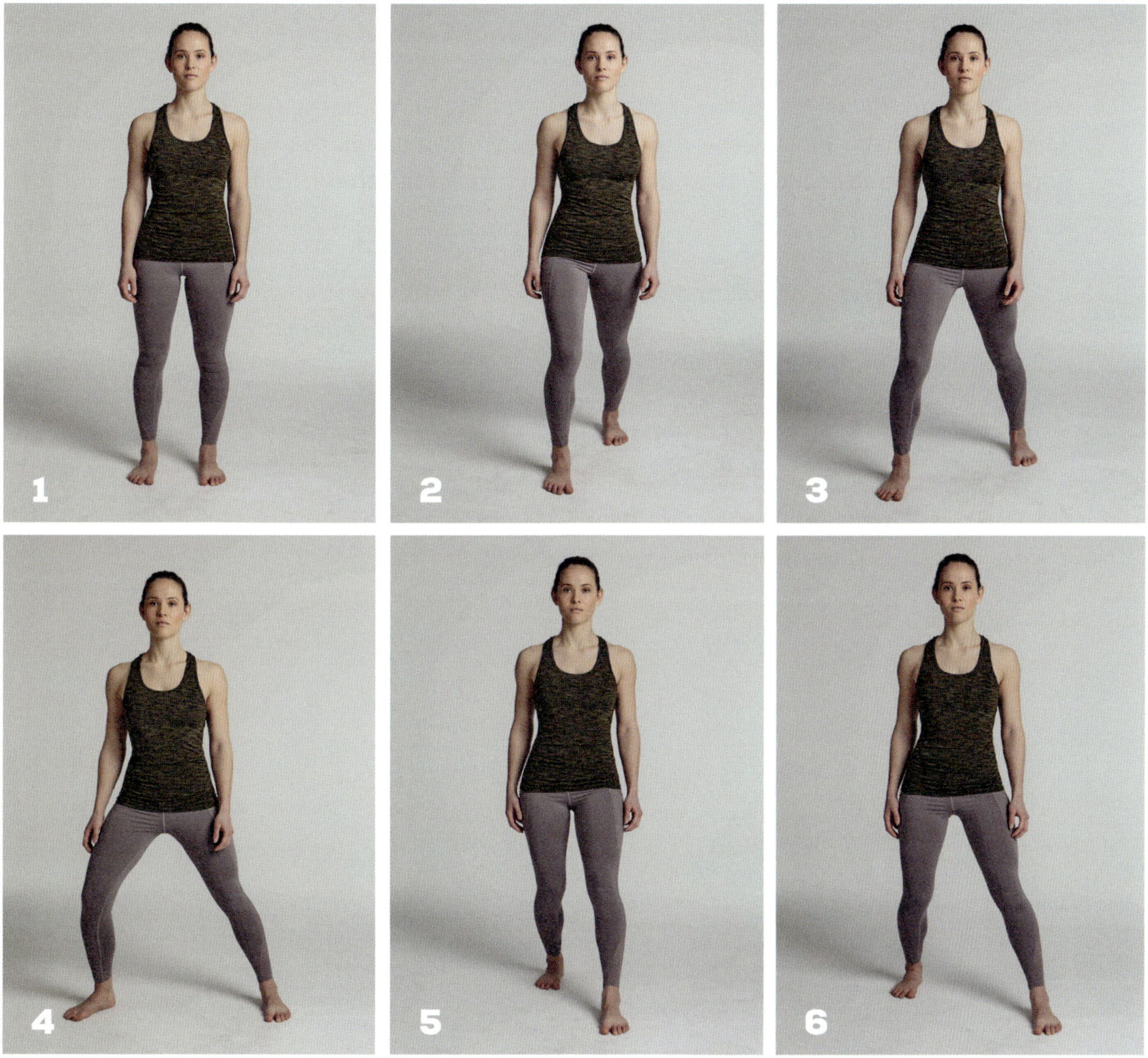
1
2
3
4
5
6

Knee Circles in der Lunge-Matrix

Hier siehst du Kniekreise in den jeweiligen Fußpositionen der Lunge-Matrix. Du kannst dabei das vordere oder das hintere Bein als Arbeitsbein wählen. Achte hierbei darauf, dass dein Becken während der Bewegung stabil bleibt und du es nicht unkontrolliert mitbewegst.

1. Komme in einen Lunge im 45-Grad-Winkel. Strecke das hintere Bein, das vordere ist gebeugt. Das Knie des vorderen Beins zeigt in die gleiche Richtung wie der Fuß, nämlich geradeaus.
2. Schiebe nun das Knie des vorderen Beins nach außen. Dein Fuß bleibt dabei ganz stabil an seinem Platz.
3. Schiebe das Knie etwas zurück, sodass sich das Bein mehr streckt.
4. Lasse das Knie dann etwas nach innen wandern. Wenn du mit dem Knie wieder vorn ankommst, hast du einen ganzen Kniekreis vollendet.

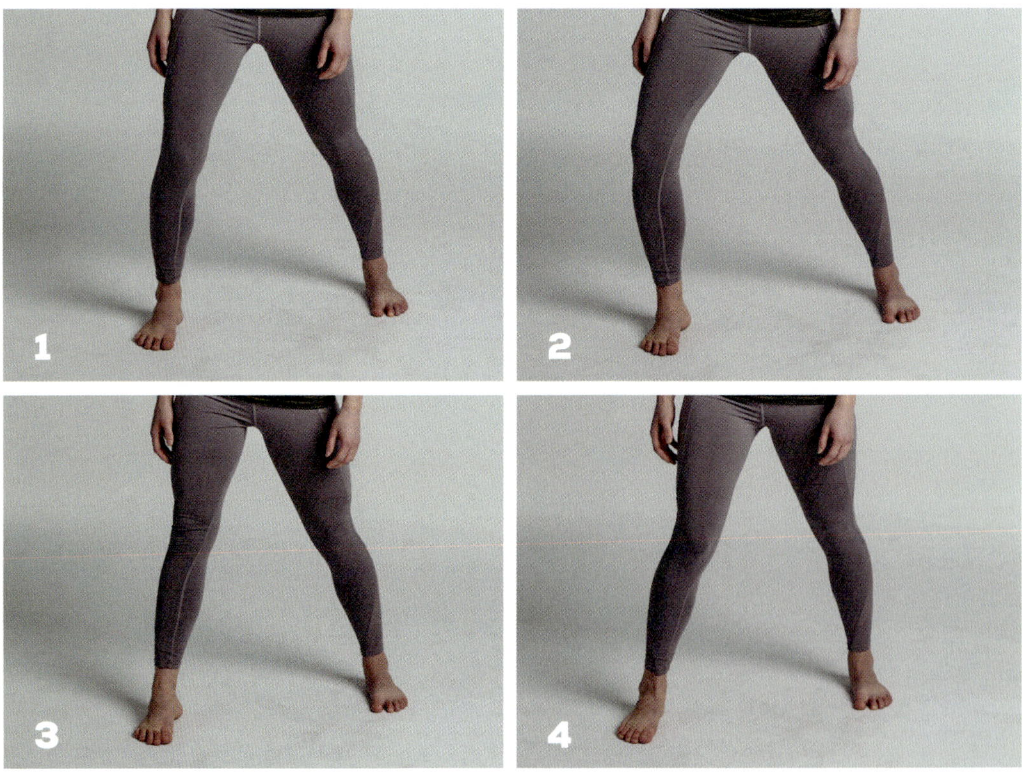

Der Infinity Walk

Der Infinity Walk ist eine Kombination aus visuellem, vestibulärem und propriozeptivem Training zur Verbesserung der Kommunikation beider Gehirnhälften miteinander und zur Verbesserung der Beweglichkeit. Der Infinity Walk verbindet sensorische und motorische Komponenten miteinander und formt daraus ein komplexes Zusammenspiel. Die Psychologin Deborah Sunbeck hat diese Übung in den 1980er-Jahren entwickelt, um dadurch Lernschwächen effizient zu bekämpfen. In den 1990er-Jahren wurde die gleiche Übung auch von Augenoptikern verwendet, weil sie erkannt haben, dass sich damit auch diverse visuelle Fähigkeiten verbessern lassen. In Bezug auf das neurozentrierte Training waren es vor allem der bereits erwähnte Eric Cobb und der Bewegungsspezialist und Personal Trainer Taylor Kruse, die diese Übung im Athletikbereich populär gemacht haben.

Beim Infinity Walk werden vor allem vestibuläre, also das Gleichgewicht betreffende, visuelle und propriozeptive, die (Körper-)Wahrnehmung betreffende, Fähigkeiten gefordert. Durch die Integration dieser fundamentalen Eigenschaften wird eine komplexe Übung geschaffen, die dem Athleten ein direktes Feedback zu seinem Erfolg und möglichen Schwachstellen liefert. Der Infinity Walk verbessert unter anderem die visuellen Fähigkeiten, vor allem die Fokussierung von Objekten und die periphere Sicht, also alles, was neben dem Objekt mit den Augen fixiert werden kann. Zur selben Zeit befindet sich der Körper in Bewegung, daher muss der Blick während des Gangs stabilisiert werden. Dies erfordert unter anderem das Zusammenspiel von Gleichgewichtssystem und visuellem System, das unter anderem im Hirnstamm reguliert wird. Diese Fähigkeit wird vestibulookulärer Reflex genannt. Deine visuelle Wahrnehmung geht also nicht verloren, während du beispielsweise schnelle Kopfbewegungen machst.

Aufgrund der Kombination von Bewegung und visuellen Fähigkeiten eignet sich der Infinity Walk optimal als Trainingstool im Bereich der Sturzprophylaxe. Diese Übung ist also nicht nur für jüngere Athleten sinnvoll, sondern auch für Best Ager, die zum Beispiel ein höheres Sturzrisiko haben.

Für den Infinity Walk benötigst du entweder zwei Stühle oder Hütchen, die in einem Abstand von etwa drei bis vier Metern aufgestellt werden. Stühle sind anfangs etwas besser, da diese peripher einfacher wahrzunehmen sind. Du benötigst außerdem einen

Fokuspunkt, auf den du konstant deinen Blick gerichtet hältst. Entweder schaust du deinen Trainer oder Coach an, der gleichzeitig deine Bewegungen im Auge behält, oder du bringst ein feststehendes Objekt auf Augenhöhe an einer Wand an und fokussierst es. Beim Infinity Walk gilt es immer, den Fixpunkt auf der Seite im Auge zu behalten und währenddessen geradeaus zu laufen. Die Hüfte zeigt dabei immer in Laufrichtung.

Achte, während du übst, darauf, dass du ganz natürlich gehst. Gehe ein paar Schritte ganz ungezwungen geradeaus und beobachte dich dabei. Wie schwingen deine Arme, wie groß fallen deine Schritte aus? Wenn du dich beim Infinity Walk auf andere Dinge konzentrierst, können diese natürlichen Bewegungsanteile verloren gehen, und das wollen wir vermeiden. Meistens werden die Schritte kleiner und vorsichtiger. Viele wackeln sogar mehr mit dem Oberkörper. Wenn sich dein Gangbild während des Infinity Walks verschlechtert, kannst du – oder dein Trainer – daran ersehen, welche Struktur im Gehirn überfordert ist. So ist zum Beispiel Wanken ein mögliches Zeichen für mangelnde Stabilität der Mittellinie, was mit dem Kleinhirn in Verbindung stehen kann. Eine stärkere Arminnenrotation mit gleichseitiger Beinaußenrotation deutet eher auf eine Dysfunktion im Hirnstamm hin. Durch die erschwerte Belastung während des Infinity Walks werden kleine Gangfehler schneller sichtbar gemacht, was mehr Aufschluss über diverse neuronale Dysfunktionen bieten kann.

Infinity Walk

Stelle zwei Stühle, Hocker oder Hütchen in einem Abstand von drei bis vier Metern auf und platziere einen Fixpunkt, der seitlich – in diesem Übungsbeispiel rechts – von der Linie zwischen beiden Objekten liegt.

1. Stelle dich seitlich zum Fixpunkt auf. Behalte den Coach oder den Fixpunkt während der Übung, wie bereits beschrieben, im Auge.
2. Gehe los und stelle dir vor, dass du eine liegende Acht oder eine Schleife am Boden abläufst.
3. Gehe um dein erstes Hindernis herum.
4. Komme wieder in die Ausgangsposition zurück.
5. Du kreuzt nun den Weg, den du zu Beginn genommen hast.
6. Gehe um das zweite Hindernis herum und komme zur ersten Ausgangsposition zurück.

Hinweis: Laufe die Schleife mehrere Male ab. Damit gibst du dir die Zeit, dich an die neue Herausforderung zu gewöhnen und um festzustellen, ob du Bewegungsfehler sofort korrigieren kannst oder ob sie auch bei den Wiederholungen bestehen bleiben. Du kannst auch gern das Tempo variieren. Zu Beginn empfiehlt sich das Tempo, wie du im Alltag gehst. Athleten mit einem sportorientierten Ziel sollten auch in der Lage sein, den Infinity Walk zu laufen beziehungsweise zu joggen. Dies entspricht mehr den Praxisanforderungen der meisten Sportarten mit dynamischen Richtungswechseln.

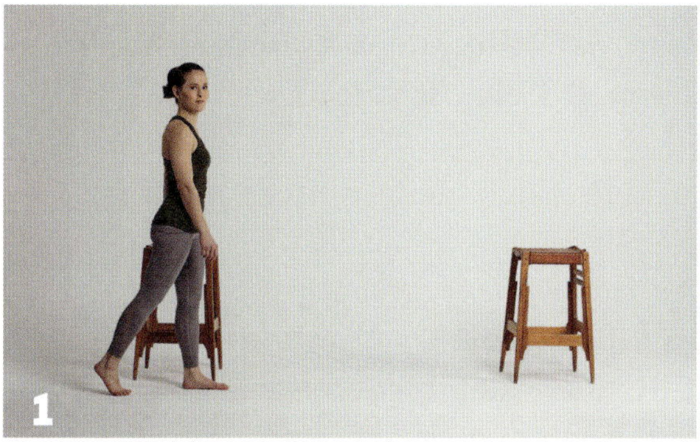

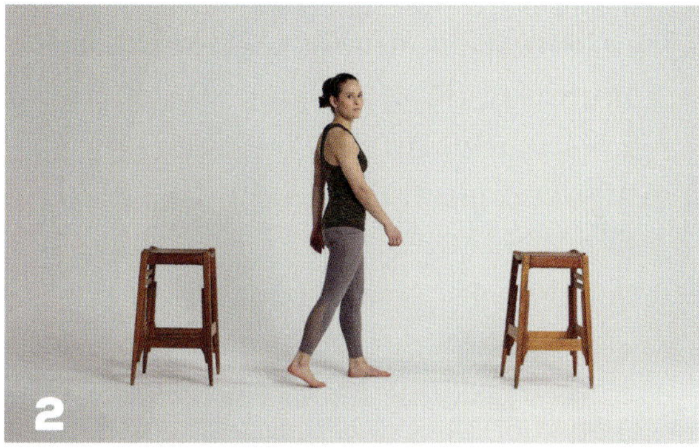

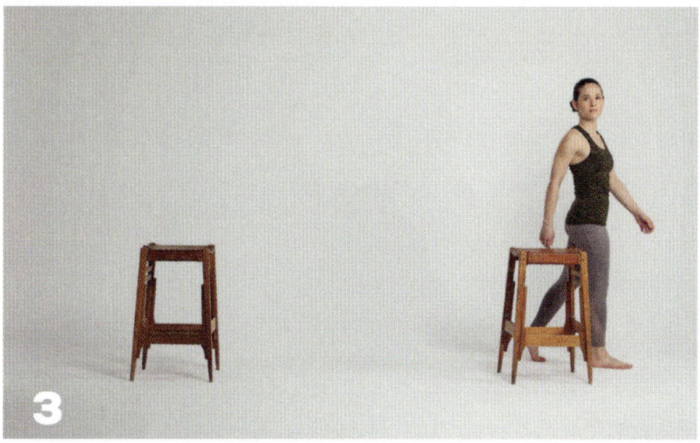

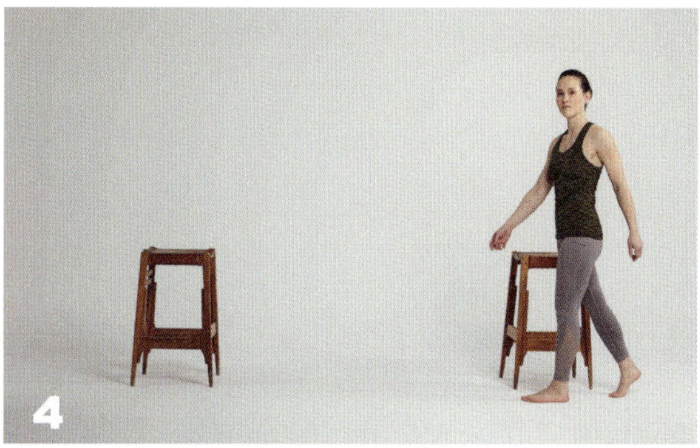

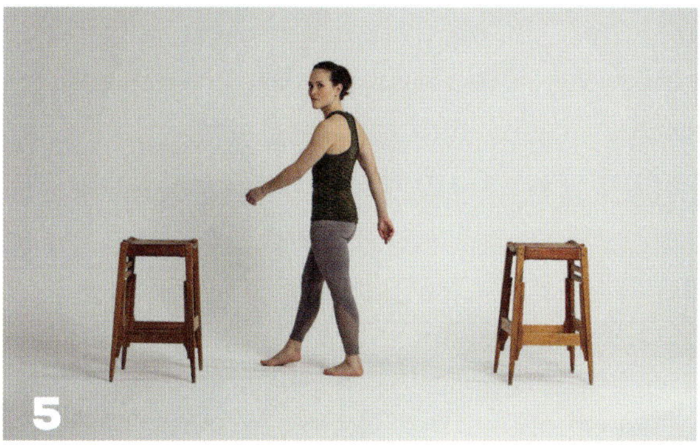

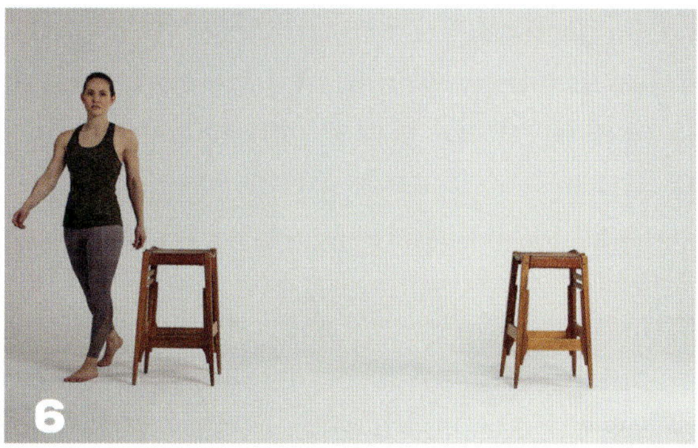

Variante des Infinity Walks

Diese Variante ist etwas schwieriger und komplexer als die vorherige.

1. Stelle dich zu Beginn so auf, dass du dem Fixpunkt abgewandt bist, das heißt, dein erstes Hindernis steht zwischen dir und dem Fixpunkt.
2. Wie bei der einfachen Variante beginnst du, die Acht abzulaufen und schaust dabei immer auf deinen Fixpunkt.
3. Nun musst du eine Art Seitschritt ausführen, damit du um das Hindernis herumkommst, ohne es aus den Augen zu verlieren. Du bleibst jedoch weiterhin in der Vorwärtsbewegung.
4. Am Wendepunkt der Acht drehst du dich – dein Blick bleibt weiterhin auf das Objekt gerichtet.
5. Nach dem Seitschritt führst du deinen Weg fort. Kurz vor der Startposition machst du erneut einen Schritt zur Seite, bei dem du dich wieder umwendest, ohne dein Objekt aus den Augen zu verlieren, damit du auch hier wieder in der gleichen Bewegungsrichtung weitergehen kannst. Du befindest dich nun wieder in der Ausgangsposition.

Hinweis: Manche neigen bei dieser Variante dazu, an den Wendestellen rückwärts weitergehen zu wollen. Du solltest jedoch immer vorwärts gehen. Vielleicht stellst du auch eine Mobilitätseinschränkung vor allem in der Halswirbelsäule fest, manchmal auch in der Brustwirbelsäule durch eine mangelnde Rotationsfähigkeit in der Wirbelsäule. Wenn du den Kopf nur unzureichend drehen kannst und/oder den ganzen Rumpf rotieren musst, um den Fixpunkt weiter betrachten zu können, ist das ein Zeichen dafür. Wenn du hingegen deinen Armschwung verlierst oder du automatisch kleinere Schritte machst, sind das Anzeichen dafür, dass die höhere kognitive Belastung ungewohnt ist. Jede einzelne Abweichung vom normalen, ungezwungenen Gehen weist auf ein anderes Problem hin und gibt Aufschluss über sinnvolle »Correctives«, also Korrekturhinweise und -hilfen, mit denen du arbeiten kannst, um die etwaige Dysfunktion zu beheben.

Tipp: Wenn du noch mehr Abwechslung möchtest, befestige den Fixpunkt nicht quer zu der gelaufenen Acht, sondern längs, also in einer Reihe mit den Hindernissen. Dann musst du zusätzlich auch rückwärts gehen. Zusätzlich kannst du beim Infinity Walk ein Metronom verwenden. Passe das Tempo des Metronoms zuerst deinem natürlichen Tempo beim Gehen an und orientiere dich dann an dem akustischen Rhythmus. Das kann zu mehr Sicherheit im Gangbild und zu einer gewissen Leichtfüßigkeit führen.

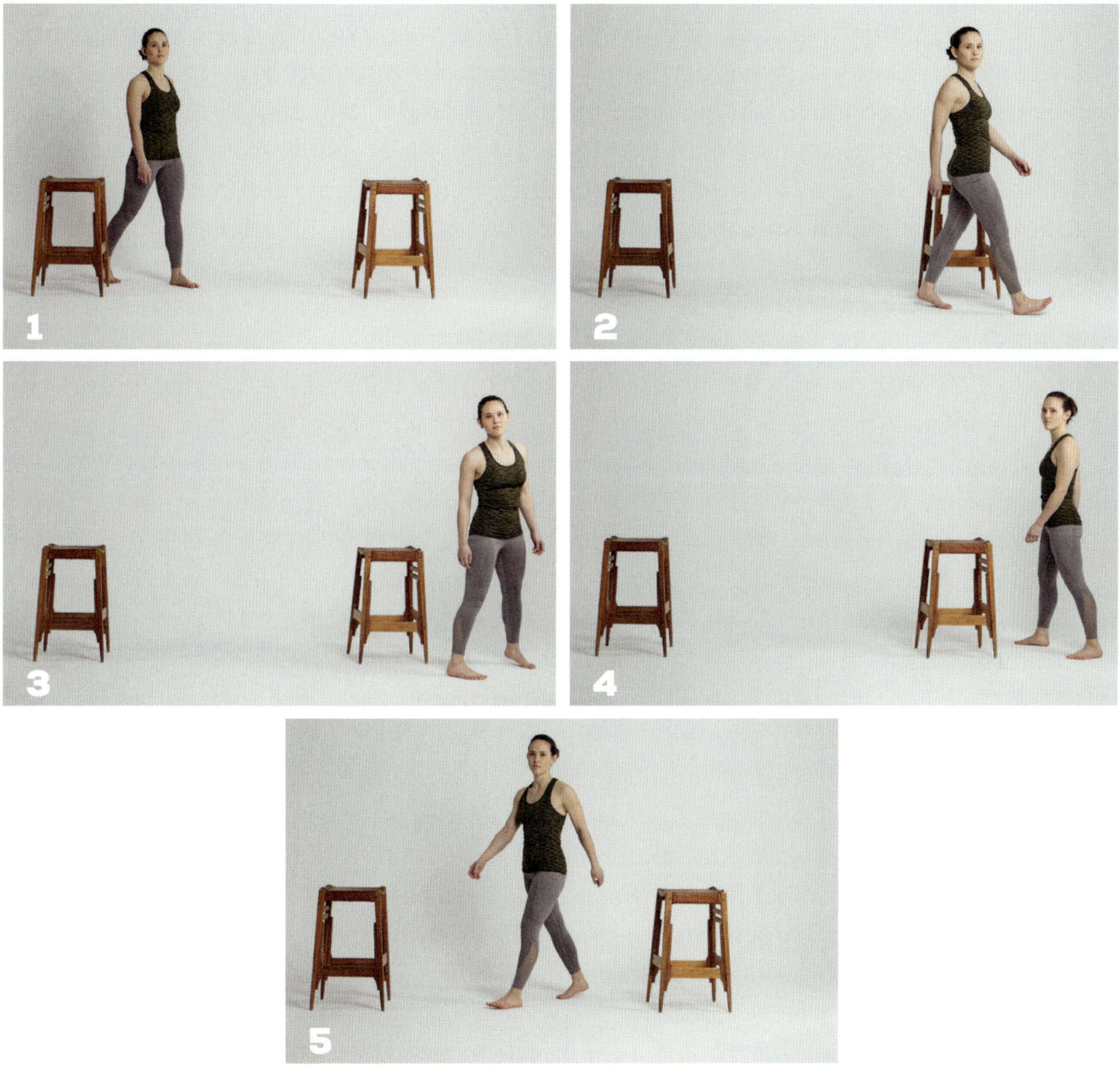

Dual Tasking

Dual Tasking meint die Kombination von zwei Aufgaben zur Verbesserung der motorischen Steuerung durch eine erhöhte Aktivierung des Frontallappens. Ein positiver Effekt auf die Motorik kann sich positiv auf deine Beweglichkeit und Bewegungskontrolle auswirken. Daher verwende ich Dual Tasking sehr gern, um Bewegungsabläufe zu harmonisieren, aber auch, um Bewegungsfehler aufzudecken, die zum Beispiel durch Überforderung entstehen. Wird eine Aufgabe oder werden beide Aufgaben schlechter bewältigt, wenn sie nicht mehr einzeln, sondern gleichzeitig ausgeführt werden, dann interferieren die beiden Aufgaben miteinander, das heißt, sie »überlagern« und beeinflussen oder stören sich gegenseitig.

Willentlich gesteuerte Bewegungen - auch Willkürmotorik - obliegen einer kognitiven Kontrolle. Bewegungen, die wir kontrolliert ausführen, haben eine höhere motorische Kontrollleistung. Anzeichen für eine schlechte motorische Kontrolle sind oft langsame Bewegungen - außer diese werden absichtlich in langsamem Tempo ausgeführt, wie ich dies bereits im Zusammenhang mit Rhythmus und Bewegung angesprochen habe (Seite 166). Schmerzpatienten legen beispielsweise einen starken Fokus auf ihre Bewegungen und bleiben besonders achtsam in den Momenten, in denen es schmerzhaft für sie wird. Da sie Angst haben, Schmerzen auszulösen, sind ihre Bewegungen selten automatisiert, da alles, was automatisiert abläuft, unbewusst funktioniert - das Gegenteil bewusster Achtsamkeit. Beweglichkeit sollte jedoch primär ein automatisierter und nicht ein kontrollierter Vorgang sein. Selbstverständlich können wir nicht immer jede Bewegung automatisieren und kontrollieren, weder im Alltag noch im Sport, wo wir immer wieder in Situationen geraten, die spontane Reaktionen erfordern. Doch wenn wir versuchen, jede Bewegung zu kontrollieren, arbeiten wir an einer reflexiven Stabilität - Stabilität, während wir in Bewegung sind - und einer natürlichen, harmonischen Bewegungsausführung vorbei, was die Wahrscheinlichkeit von Verletzungen erhöhen kann, da wir unsere Aufmerksamkeit nicht für andere Dinge »frei« haben.

Wenn wir Bewegungen, die wir aus dem Effeff beherrschen, mit zusätzlichen kognitiven Aufgaben koppeln, benötigen wir in der Regel unsere vollständige Aufmerksamkeit für die kognitive Aufgabe. Das Dual Tasking setzt voraus, dass Informationsverarbeitungsressourcen im Gehirn nur begrenzt vorhanden sind, die zwischen verschiedenen Aufgaben aufgeteilt werden müssen. Der Fokus liegt beispielsweise nicht mehr auf einer koordinierten Bewegung, sondern auf der kognitiven (Zusatz-) Aufgabe. Die koordinierte Bewegung kann automatisiert und wie nebenher ablaufen. Wir entfernen quasi unsere achtsame Kontrolle von der Bewegung. Tauchen dann Bewegungsfehler auf, können wir sie zielgerichtet beheben. Durch einen solchen veränderten Fokus und die Arbeit an unseren Bewegungsmustern können wir insgesamt ein besseres Bewegungsverhalten erreichen, da die Verschiebung des Fokus für viele Bewegungseinschränkungen zu einer freieren Motorik führt.

Darf es eine kleine Herausforderung sein? Dann versuche dich an den folgenden Aufgaben, die genau ein solches Dual Tasking bedeuten.

Variante 1: 7er rückwärts

Führe eine Mobility-Übung deiner Wahl aus und zähle dabei von 100 in 7er-Schritten rückwärts. Dabei solltest du im besten Fall in einem gleichmäßigen Bewegungstempo bleiben. Automatisierte Bewegungsabläufe werden durch das Zählen kaum gestört. Fällt dir die Mobility-Übung jedoch auch unabhängig vom Zählen schwer, wird diese Übungsvariation eher zu Problemen führen. Wähle daher eine Übung, die du ohne das Dual Tasking gut beherrschst. Nutze im bereits erläuterten Sinne das Dual Tasking, um die Mobility-Übung zu verbessern beziehungsweise die motorische Kontrolle zu verbessern. Dieses Training ermöglicht es dir, eine Übung deiner Wahl zu automatisieren und die bewusste Kontrolle zu reduzieren. Das führt zu einer verbesserten reflexiven Kontrolle, was dein Bewegungsspektrum vergrößert und verbessert.

Reflexive Kontrolle

Wenn von reflexiver Kontrolle gesprochen wird, bedeutet das, dass wir unsere Körperhaltung kontrollieren, was auf einer unbewussten Ebene abläuft. Die reflexive Kontrolle ist abhängig von vielen verschiedenen automatischen Abläufen in unserem Nervensystem. Ziel ist immer, die Stabilität unseres Körpers während aller Bewegungen zu erhalten, ohne uns auf die jeweilige Haltung konzentrieren zu müssen.

Variante 2: Jeden zweiten Monat rückwärts aufsagen

Wähle eine Mobility-Übung, die du gut beherrschst. Führe die Bewegung mehrfach aus und beginne dann, von einem beliebigen Monat aus die Monate in ihrer Abfolge rückwärts laut aufzuzählen, indem du immer einen auslässt. Du kannst mit dem aktuellen Kalendermonat beginnen oder jeden anderen beliebigen Monat wählen. Als Coach rufe ich meinem Kunden immer einen Monat zu und lasse ihn quasi ein Kalenderjahr durcharbeiten, bis ich ihm wieder einen neuen Monat nenne. Seine Aufgabe ist es, sich auf das Rückwärtsnennen zu konzentrieren und den Bewegungsablauf dabei flüssig und unbeeinflusst ablaufen zu lassen.

Freezing

Fehler entstehen, wenn entweder die Person ohnehin kognitive Probleme mit dem Zählen oder Aufsagen hat oder die Mobility-Übungen so schwer sind, dass sie nicht automatisiert oder annähernd automatisiert ablaufen können. Wähle in diesem Fall eine einfachere Übung aus oder lasse dir beim Aufsagen mehr Zeit. Häufig ist auch ein »Freezing« – ein »Erstarren«, »Einfrieren« – während der Übung zu beobachten. Das ist dann der Fall, wenn du mitten in der Übungsausführung plötzlich abstoppst und dich überhaupt nicht mehr bewegst. Nimm das als einen Indikator für einen erhöhten Übungsbedarf. Ähnliches findet sich auch bei Parkinsonpatienten. Dort nennt es sich »Freezing of Gait«, was beschreibt, dass Bewegungen plötzlich ausbleiben. Das kann bei Betroffenen bereits beim einfachen Vorwärtsgehen der Fall sein. Natürlich bedeutet ein kurzer Halt beim Dual Tasking nicht, dass man unter Parkinson leidet, dennoch zeigen bisherige Studien, dass Dual-Tasking-Übungen auch Parkinsonpatienten helfen können. Kommt es zu einem solchen Freezing, solltest du auf jeden Fall weiterüben, um die kognitive Beteiligung an Bewegungen zu reduzieren und die Motorik zu automatisieren.

Vor allem im Alter lassen kognitive Reserven nach, was Dual Tasking zu einer großen Herausforderung macht. Das sieht man häufig daran, dass ältere Personen Probleme damit haben, sich zu unterhalten und sich gleichzeitig zu bewegen. Doch bereits in jungen Jahren kann es erste Anzeichen einer Überforderung geben. So lasse ich als einfache Variante meine Kunden häufig nur gehen und gebe ihnen eine der beiden Varianten als Aufgabe. Viele sind dadurch zu sehr gefordert und müssen diese Übung häufiger trainieren, um kognitiv oder motorisch besser zu werden. Sich während des Trainings zu unterhalten, reicht jedoch für junge Trainierende häufig nicht aus. Die Aufgaben sollten schon etwas fordernder sein. Dann sind Rechenaufgaben gekoppelt mit Beweglichkeitstraining sicherlich sinnvoller als ein Gespräch über das Wetter.

Dual Tasking lässt sich als fortgeschrittene Variante auch mit dem Infinity Walk (Seite 181–185) kombinieren. Wähle dafür eine Variante des Infinity Walks aus und kombiniere diese mit der Übung »7er rückwärts« oder »Jeden zweiten Monat rückwärts aufsagen«.

Weitere Herausforderungen schaffen

Optimale Beweglichkeit hängt stets von einer optimalen Funktion des motorischen Systems ab. Dabei spielen sich immer auch komplexe Abläufe in unserem Nervensystem ab. Im Prinzip handelt es sich dabei um ein Gleichgewicht aus Muskelaktivität und Muskelinhibition, also die Hemmung einer Muskelaktivität. Aus diesem Zusammenspiel von Anspannung und Entspannung, das in einem Sekundenbruchteil abläuft, ergeben sich nicht nur fließende Bewegungen, sondern auch koordinierte Bewegungen, die zu sicheren Bewegungen in einem kontrollierten Bewegungsumfang führen. Diese koordinierten Fähigkeiten benötigen wir nicht nur im Sport, sondern auch im Alltag. Bewegungen sind nie isoliert, sondern bilden immer eine Abfolge von Bewegungen und gleichzeitig eine Inhibition von Bewegungen. Wenn wir zum Beispiel in der Küche nach einem Glas aus dem Hochschrank greifen, müssen bestimmte Muskeln unwillkürlich zusammenarbeiten. Dabei sind nicht nur die Muskeln des Arms relevant, sondern auch die gegenüberliegende Muskulatur, die den Rumpf stabilisiert. Häufig wird diese als Core-Muskulatur bezeichnet.

Bewegungen auf einer Seite können nur so weit oder so gut ausgeführt werden, wie die gegenüberliegende Seite stabilisiert wird. Stelle dir vor, du trägst in einer Hand schwere Einkäufe. Deine gegenüberliegende Rumpfseite und deine Hüfte müssen dieses Gewicht austarieren, damit dich das Gewicht seitlich nicht zu Boden zieht. Natürlich musst du dich nicht auf diese Stabilisation konzentrieren. Sie kommt unwillkürlich und reflexiv. Würde dich deine Rumpfmuskulatur nicht stabilisieren, könntest du deine schweren Einkäufe nicht in einer Hand tragen – egal, wie stark dein Arm ist.

Das Gleiche gilt für alle koordinierten Beweglichkeitsbewegungen. Deine Kontrolle ist nur so gut, wie du dich adäquat stabilisieren kannst. Und dies erfordert ein optimales Zusammenspiel aus vielen Muskeln, die entweder aktiviert oder inhibiert werden. Dabei steuert unser Gehirn alle Muskeln innerhalb einer Bewegung wie ein Dirigent ein Orchester. Aus dem Zusammenspiel aller Musiker ergibt sich eine wohlklingende Symphonie. Nur wenn jede Note zur korrekten Zeit gespielt wird, ergibt sich ein Ablauf, den wir als harmonisch bezeichnen können. Disharmonie sorgt für Störungen. Das Gleiche gilt für unseren Körper, wenn eine disharmonische Bewegung zu körperlichen Beschwerden und Disbalancen führt.

Die Unterdrückung von Bewegungen gehört also ebenso zu einer fließenden Bewegung wie die Bewegungsausführung, die mehr oder weniger kontrolliert wird oder automatisiert abläuft. Auch im Bereich der Psychologie sind diese Eigenschaften zu finden, zum Beispiel im Bereich der Unterdrückung von Gelüsten oder Süchten. Sehr wahrscheinlich sind für die Unterdrückung von Verhalten und Bewegungen dieselben Bereiche im Gehirn verantwortlich. Daher könnte die gezielte Bewegungsunterdrückung auch hilfreich bei der Unterdrückung von unerwünschten Verhaltensweisen oder Handlungen sein. Zukünftige Studien müssen dies jedoch noch beweisen. Unabhängig von der psychologischen Komponente hilft die gezielte Bewegungsunterdrückung oder die Unterdrückung von reflexiven Mechanismen, die Steuerung und die Qualität von Bewegungen durch eine höhere Aktivität im Frontallappen zu verbessern. Über das rein Körperliche kann dies zum Beispiel auch in Bezug auf Stressreduktion und impulsives Verhalten sinnvoll sein, da in beiden Fällen die Aktivität im Frontallappen herabgesetzt ist.

Im Folgenden betrachten wir die Bewegungsunterdrückung auf Bewegungsebene mit dem Ziel, die Synergie, also das Zusammenspiel von verschiedenen Muskeln zu verbessern und dadurch Bewegungsabläufe in ihrer Qualität zu optimieren. Du hast bereits erfahren, dass trainierte Handlungen überwiegend automatisch erfolgen. Im Gym widmen wir uns in der Regel immer denselben Abläufen. Selten bewegen wir uns außerhalb der Komfortzone und lernen neue Bewegungsabläufe. Erst bei hohen Gewichten steigt meistens das Maß der Aufmerksamkeit, aber in der Regel folgen wir beim Training einer automatisierten Routine. Doch es lohnt sich, immer wieder aus solchen Routinen auszubrechen. Ungewohnte Handlungen führen zu einer stärkeren Aufmerksamkeit und erfordern eine verstärkte neuronale Aktivität.

Stroop-Test

Beim Stroop-Test handelt es sich um eine Farb-Wort-Interferenz. Bei diesem Test geht es um das Zuordnen von Wörtern und Farben. Dabei besteht ein Widerspruch zwischen dem jeweiligen Wort und der Farbe. So ist das Wort »Rot« etwa in blauer Farbe geschrieben etc. Je länger jemand benötigt, um die Farbe zu benennen und nicht das jeweilige Wort vorzulesen, desto höher ist die Interferenz, die Überlagerung. Bei dieser Übung gilt es, so schnell wie möglich die Farbe zu nennen und den automatisierten Vorgang des Vorlesens des Wortes zu unterdrücken, also zu inhibieren. In diesem Fall geht es nicht nur um die Unterdrückung einer automatisierten Handlung, sondern auch um die Ausführung einer Ersatzhandlung, die einen Gegensatz oder Widerspruch zur automatisierten Handlung bildet.

Den Stroop-Test kannst du gut mit regulären Mobility Drills kombinieren. Auch das ist eine zusätzliche Dual-Tasking-Herausforderung. Suche dir einen bestimmten Drill und wiederhole ihn mehrmals. Fokussiere währenddessen das Übungsblatt, das im besten Fall auf Augenhöhe positioniert ist. Nenne die jeweiligen Farben, in denen die Wörter gedruckt sind. Du kannst es dir schwerer machen, wenn du Reihenfolge änderst: Statt von oben beginnst du von unten, gehe zeilenweise durch das Übungsblatt oder von Spalte zu Spalte. Daraus ergibt sich eine Vielfalt an Variationsmöglichkeiten, sodass du von Trainingseinheit zu Trainingseinheit neue Reize für dein visuelles System schaffst.

GELB	**BLAU**	**SCHWARZ**	**GRÜN**
BLAU	**SCHWARZ**	**ROT**	**GELB**
GRÜN	**ROT**	**GELB**	**SCHWARZ**
ROT	**GELB**	**GRÜN**	**BLAU**
SCHWARZ	**GRÜN**	**BLAU**	**ROT**

Schmerzen lindern mit Anti-Sakkaden

Bei Anti-Sakkaden handelt es sich um Blicksprünge, die nicht dem Reiz, einem bewegten Objekt, folgen, sondern bei denen der Fokus entgegengesetzt zur eigentlichen Reizsetzung bei einem unbewegten Objekt bleibt. Du darfst dich also nicht durch ein bewegtes Objekt ablenken lassen. Du lernst, dich nicht auf das zu konzentrieren, was eigentlich die Aufmerksamkeit auf sich zieht. Anti-Sakkaden werden nicht nur im Frontallappen gesteuert, sondern auch im Thalamus, dem Gehirnbereich, der für die Verarbeitung von Bedrohungsreizen wie Schmerz aus der Umgebung verantwortlich ist. Daher kann die Ausführung von Anti-Sakkaden auch bei chronischen Schmerzen sinnvoll sein.

Anti-Sakkaden

1. Für diese Übung brauchst du einen Partner. Dieser präsentiert dir zwei unbewegliche Objekte. Du schaust nach vorn auf deinen Trainingspartner.
2. Bewegt dein Partner eines der Objekte, so schaust du nicht zu dem Objekt, das sich bewegt hat (direkte Reaktion, Sakkade), sondern zum entgegengesetzten Objekt, das nicht bewegt wurde (Anti-Sakkade). Setzt dein Partner den »Blickreiz« auf der rechten Seite, springst du mit den Augen nach links.
3. Erfolgt der Reiz auf der anderen Seite, reagierst du erneut mit einem Blickwechsel zur gegenüberliegenden Seite.

Hinweise

- Die Bewegung eines Objekts führt in der Regel dazu, dass wir reflexartig dorthin schauen, wo sich etwas bewegt hat. Bei den Anti-Sakkaden ist das Ziel jedoch, den Blicksprung zu unterdrücken und stattdessen den Blick zum anderen, unbewegten Objekt zu lenken. Je mehr Fehler gemacht werden, desto schwächer ist die Funktion des Frontallappens oder der anderen begleitenden Systeme auf kortikaler Ebene. Du wirst mit dem Training aber immer besser werden.
- Diese Übung eignet sich hervorragend als Warm-up vor dem eigentlichen Training. Die Kombination mit Mobility-Übungen ist jedoch schwierig, wenn sich der Kopf bewegt, da dies zu einer deutlichen Erschwernis für die Augen führt. Selbstverständlich kannst du zuerst reguläre Sakkaden ausführen, bevor du dich an die schwierigere Variante wagst.

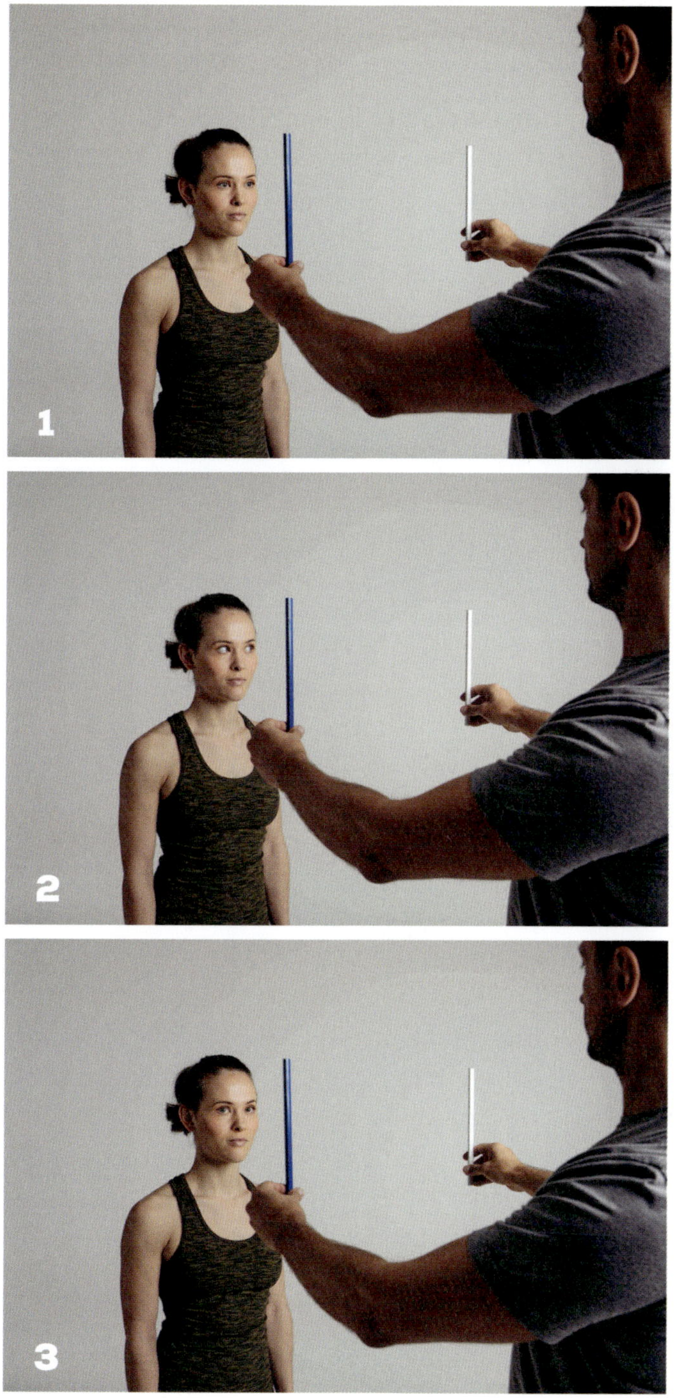
1
2
3

Bewusstes Nichtspiegeln – Anti-Mirroring

Bei dieser Partnerübung kopierst du die Bewegungen deines Trainingspartners (Mirroring). In der klassischen Variante stehen sich beide Personen gegenüber (Abbildung 1), sodass der Athlet die Bewegungen des Coaches spiegeln kann. Dabei sollte zuerst mit einfachen Bewegungen begonnen werden, indem der Coach zum Beispiel nur eine Hand bewegt (Abbildung 2). Danach werden auch die Beine bewegt (Abbildung 3).

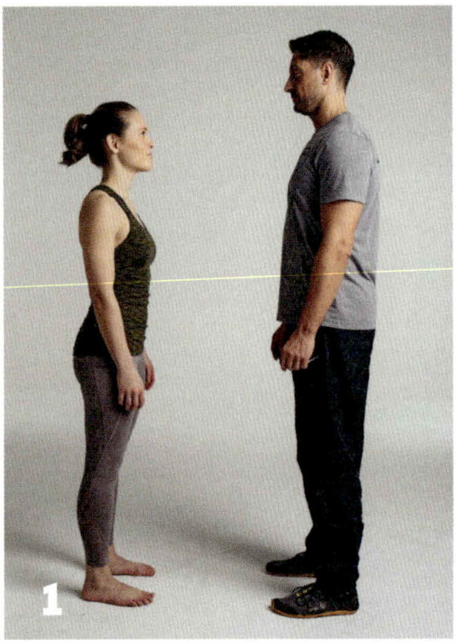

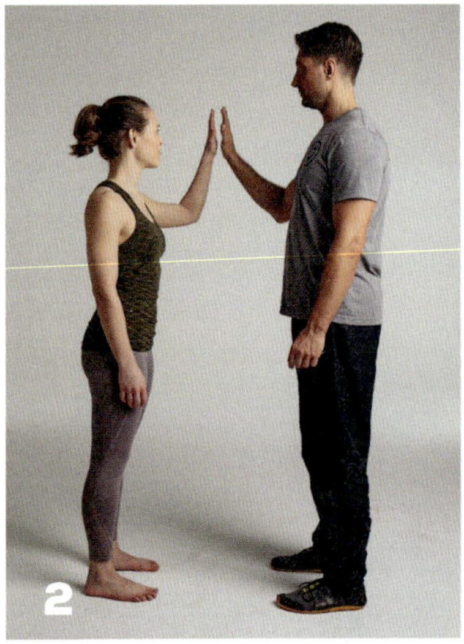

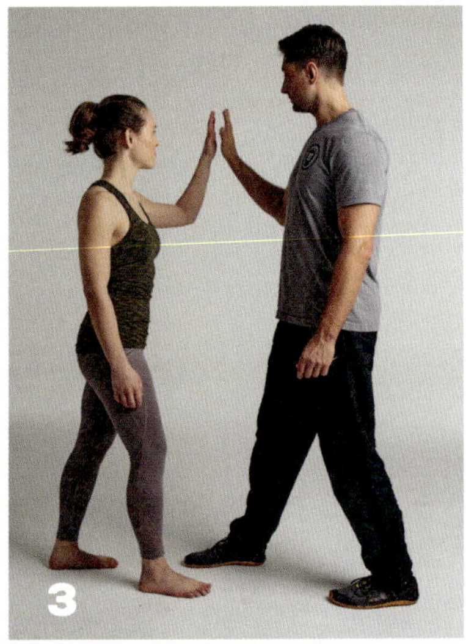

Statt nun die Bewegungen des Partners spiegelverkehrt zu wiederholen (klassisches Mirroring), ist der Athlet dazu angehalten, die Bewegungen bewusst nicht zu spiegeln. Hebt dein Partner den rechten Arm, hebst du auch den rechten Arm – und nicht den linken (Anti-Mirroring). Während das klassische Spiegeln bereits eine hervorragende Übung für die externe Wahrnehmung und das Bewegungslernen ist, stellt das Anti-Mirroring den Athleten vor eine hohe kognitive und motorische Herausforderung.

Hinweis: Du kannst gern zunächst einmal mit dem Spiegeln anfangen und erst in einem zweiten Schritt dazu übergehen, den gleichen Arm zu heben und damit umzudenken. Bereits das klassische Mirroring stellt eine starke motorische und kognitive Herausforderung dar, in der Automatisierung ausgeschlossen ist. Da beim klassischen Spiegeln bereits die Aufmerksamkeit viel höher ist als bei automatisierten Prozessen, kann beim Anti-Mirroring von der Unterdrückung automatisierter Handlungen nicht die Rede sein, wie es beispielsweise beim Stroop-Test (Seite 191) der Fall ist. Das Anti-Mirroring erweitert jedoch deine Trainingsmöglichkeiten noch einmal. Probiere unterschiedliche Bewegungsmuster aus. Du bist frei in deiner Bewegungsauswahl. Möglich sind auch verschiedene Krabbelmuster auf dem Boden. Lass dich von den Bildern inspirieren.

Pfeile zeigen dir die Richtung – (Anti-)Arrow-Chart

Anti-Arrow-Chart ist eine Übung, die mithilfe eines Arrow Charts ausgeführt wird (vergleiche dazu die Übung »Swipe« auf Seite 118/119). Auf diesem Chart – das kann ein einfaches DIN-A4-Blatt sein – sind verschiedene Pfeile aufgezeichnet, die einer bestimmten Mobility-Übung zugeordnet werden. Prinzipiell kann man für jeden Pfeil eine eigene Übung oder Bewegung auswählen. Ich verwende das Arrow Chart auf zwei verschiedene Weisen, um die Beweglichkeit meiner Kunden zu steigern.

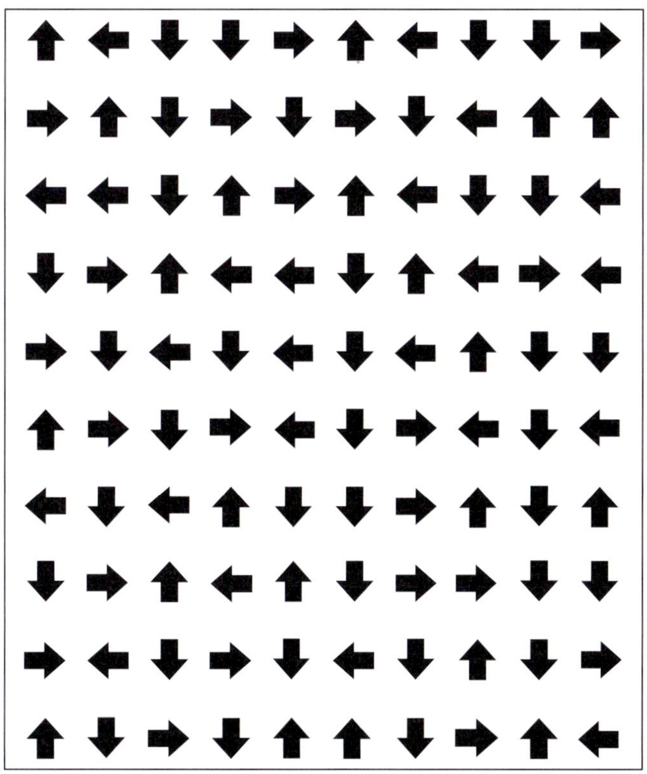

Arrow Chart und Anti-Arrow-Chart

1. Dein Coach oder Trainingspartner steht mit dem Arrow Chart vor dir, sodass du das Chart auf Augenhöhe gut erkennen kannst.
2. Führe entsprechend der Pfeilrichtung eine Bewegung mit einem Fuß oder einer Hand aus. Zeigt der Pfeil nach oben, streckst du deine Arme hoch über den Kopf und machst einen Ausfallschritt mit einem Bein nach vorn.
3. Zeigt der Pfeil zur Seite, greifst du mit dem entsprechenden Arm zur Seite oder führst einen Ausfallschritt in die angegebene Richtung aus. Zeigt der Pfeil nach rechts, geht es nach rechts.
4. Zeigt der Pfeil nach links, führst du deine Bewegungen nach links aus.
5. Zeigt der Pfeil nach unten, führst du einen Ausfallschritt nach hinten aus und streckst deine Arme nach hinten.

Hinweis: Bei dieser Übung wird einmal mit dem rechten Arm und dem rechten Bein beziehungsweise mit dem linken Arm und linken Bein trainiert. Ich verwende diese Übung, um Bewegungsdefizite vor allem in der Schulter oder in der Hüfte zu beheben. Der Fokus auf den Pfeilen erleichtert die automatisierte Bewegungsausführung und lenkt von möglichen Problemen oder Schmerzen ab.

Variante: Bei der Gegenvariante werden die Bewegungen in der entgegengesetzten Richtung ausgeführt, wie es die Pfeile vorgeben. Zeigt der Pfeil nach rechts, bewegst du den Arm nach links. Ähnlich wie beim Anti-Mirroring auf Seite 194 ist dies keine klassische Bewegungsinhibition, sondern bereits die Grundübung erfordert ein hohes Maß an kognitiver Bewegungskontrolle. Übe daher zuerst die einfache Arrow-Chart-Variante, bevor du dich an die Anti-Arrow-Chart-Bewegungen wagst.

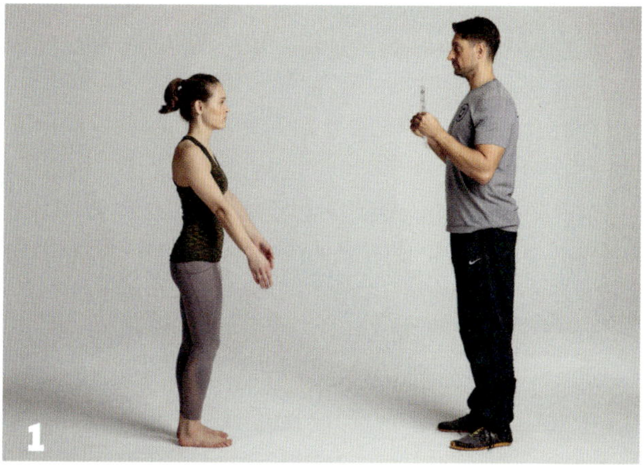
1

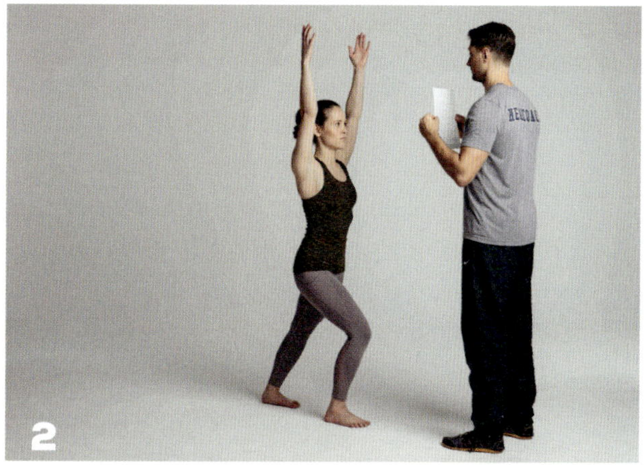
2

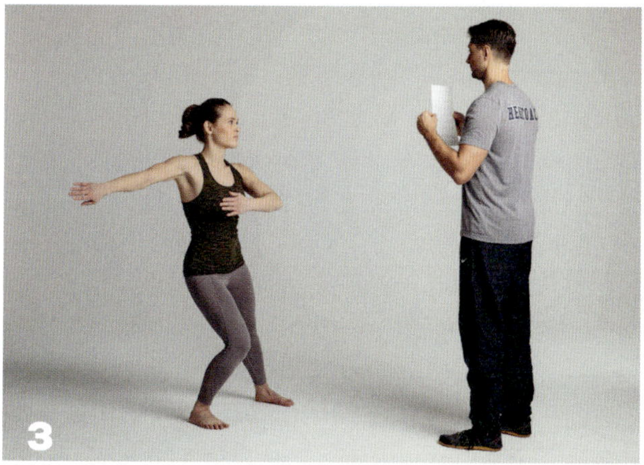
3

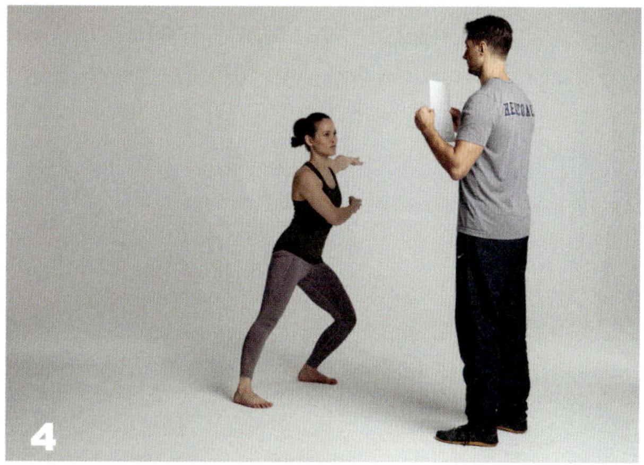
4

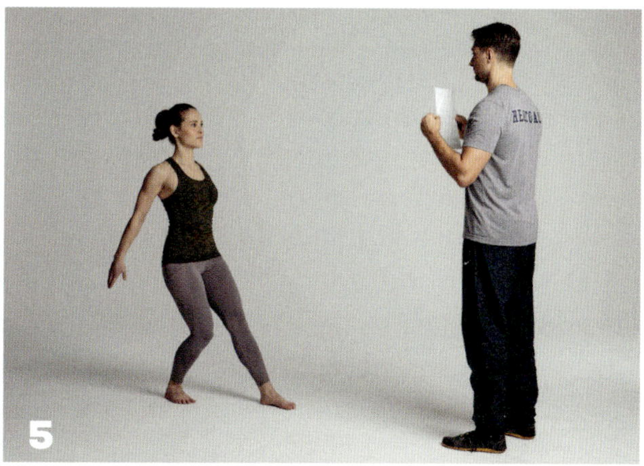
5

Fortbewegung am Boden

Bodenarbeit stellt in vielen Bewegungskonzepten einen elementaren Bestandteil ihres Übungsrepertoires dar. Egal ob Animal Move oder Animal Flow – viele Konzepte imitieren Tierbewegungen als Grundlage der Fortbewegung am Boden. Die Intention dahinter ist, fundamentale Bewegungsmuster aus der frühkindlichen Entwicklung nicht nur zu kopieren, sondern in ihrer Komplexität und ihrem Niveau weiterzuentwickeln. Die Lokomotion – so wird die freie, aktive (Fort-)Bewegung genannt, wenn wir uns von einem Ort zu einem anderen bewegen – auf dem Boden ist ein Training, das von klassischen Ausdauersportarten und im alltäglichen Training in Fitnessstudios häufig ignoriert wird. Ein solches Training am Boden dient nicht nur der Verbesserung von Mobilität und Stabilität, es schafft auch eine bessere Kommunikation zwischen beiden Großhirnhälften und fordert unseren Gleichgewichtssinn stärker heraus als die meisten Übungen im Sitzen oder im Stehen. Der Vorteil ist eine dynamische Bewegung in allen drei Ebenen, wobei der Kopf ebenfalls durch Rotationsbewegungen in verschiedene Positionen gebracht wird, was sich wiederum positiv auf das vestibuläre System auswirkt. Zudem werden die Füße und die Hände durch unterschiedliche Fußstellungen und Handpositionen vielfältig beansprucht, was zu einer verbesserten kinästhetischen Empfindung führt. Viele Bodenbewegungen integrieren auch Rotationen und Rollbewegungen, die sich ebenfalls vorteilhaft auf unser Gleichgewichtsorgan auswirken, da sich unsere Lage im Raum jedes Mal verändert und wir uns neu orientieren müssen.

Bei vielen Bodenübungen wie beim sogenannten Crawling, dem Krabbeln und Kriechen, bewegt sich die Wirbelsäule um die Extremitäten herum und es bewegen sich nicht die Extremitäten, wie bei den meisten Übungen, um die Wirbelsäule. Bei klassischen Übungen wie dem Kreuzheben, bei Kniebeugen oder beim Bankdrücken ist die Wirbelsäule fixiert und die Gliedmaßen führen die Bewegung. Bewegungen in der Wirbelsäule werden absichtlich limitiert mit der Begründung, die Wirbelsäule nicht zu sehr zu belasten und stabil zu halten. Dabei wird jedoch vernachlässigt, dass die Bewegung der Wirbelsäule unser Nervensystem ernährt und Mobilität und Beweglichkeit der Wirbelsäule zu einem gesunden und resilienten Gehirn beitragen.

Krabbeln hingegen besteht häufig aus einem Kreuzmuster zwischen einer Schulter und der gegenüberliegenden Hüfte. Dabei bildet die Wirbelsäule das Zentrum der

Bewegung, während die Extremitäten auf der gegenüberliegenden Seite stabilisieren. Gleichzeitig handelt es sich um ein unilaterales Bewegungsmuster, was ebenfalls ein häufiger Unterschied zu regulären Bewegungen bei vielen Trainingsmethoden ist. Durch das Kreuzmuster im Krabbeln bewegt sich die Schulter um den Fixpunkt der Hand und die Hüfte um den Fixpunkt des Fußes. Bei vielen Übungen ist es andersherum. Beim Schulterdrücken bewegt sich die Hantel in der Hand (Punctum mobile), während die Schulter stabilisiert (Punctum fixum). Beim Krabbeln bewegt sich die Schulter, während die Hand die stabile Auflagefläche ist. Erinnerst du dich noch an die Abbildungen der Kleinkinder auf Seite 6? Anhand der frühkindlichen Entwicklung und den jeweiligen Bewegungsmustern kannst du sehr gut die unterschiedlichen Fixpunkte erkennen. Durch diesen Wechsel von Punctum fixum und Punctum mobile ändern wir das Ansteuerungsmuster der Muskulatur und schaffen dadurch eine neue Bewegung, die bei der Beseitigung von Schmerzen hilfreich und bei der Erzeugung eines größeren Bewegungsrepertoires sinnvoll sein kann.

Im Folgenden sind einige Basisübungen aus der Bodenarbeit aufgeführt. Für fortgeschrittene Übungen oder komplexe Bewegungsmuster gibt es bereits entsprechende Bücher auf dem Markt oder du schaust dir einige der zahlreichen Videos im Internet an.

Grundsätzlich sollte das Training am Boden barfuß ausgeführt werden. Suche dir dafür am besten einen weichen Untergrund wie eine große Matte, einen Rollrasen oder einen weichen Teppich bei dir zu Hause. Du kannst die Übungen auch auf einem Holz- oder Betonboden machen, für viele Anfänger kann das aber für Füße und Knie auf Dauer unangenehm werden.

Vierfüßlerstand

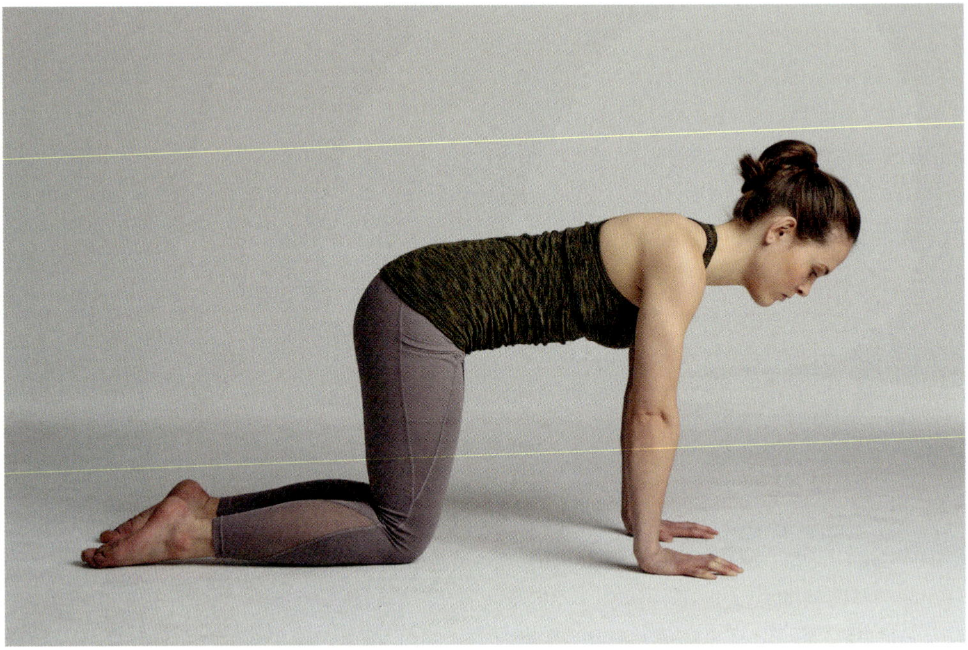

Der Vierfüßlerstand ist eine Basisposition aus der Bodenarbeit. Es wird unterschieden zwischen dem Vierfüßlerstand mit abgelegten Knien (einfach, wie auf dem Foto abgebildet) und angehobenen Knien (schwierig).

Drücke deine Arme kräftig in den Boden und halte zu Beginn deinen Kopf neutral. Ziehe dabei dein Kinn leicht ein, sodass du mehr Spannung im Nacken spürst. Dies sollte nicht unangenehm, sondern nur etwas anstrengend sein. Dein Rücken sollte eine leichte Kurve aufweisen.

Hinweis: Finde die für dich am besten geeignete Beckenposition, die dir die meiste Stabilität bietet. Im Training führe ich dazu gern einen Stabilitätstest aus, den du auf dem Boden im Vierfüßlerstand oder im Stand in einer eher athletischen Position ausführen kannst (siehe Übung »Die optimale Beckenposition finden – mit Partner« auf Seite 34). Versuche deine für dich beste Beckenposition auf alle Übungen am Boden zu übertragen und denke daran, immer entsprechend dein Becken aufgerichtet oder gekippt zu halten.

Contralateral Stretch

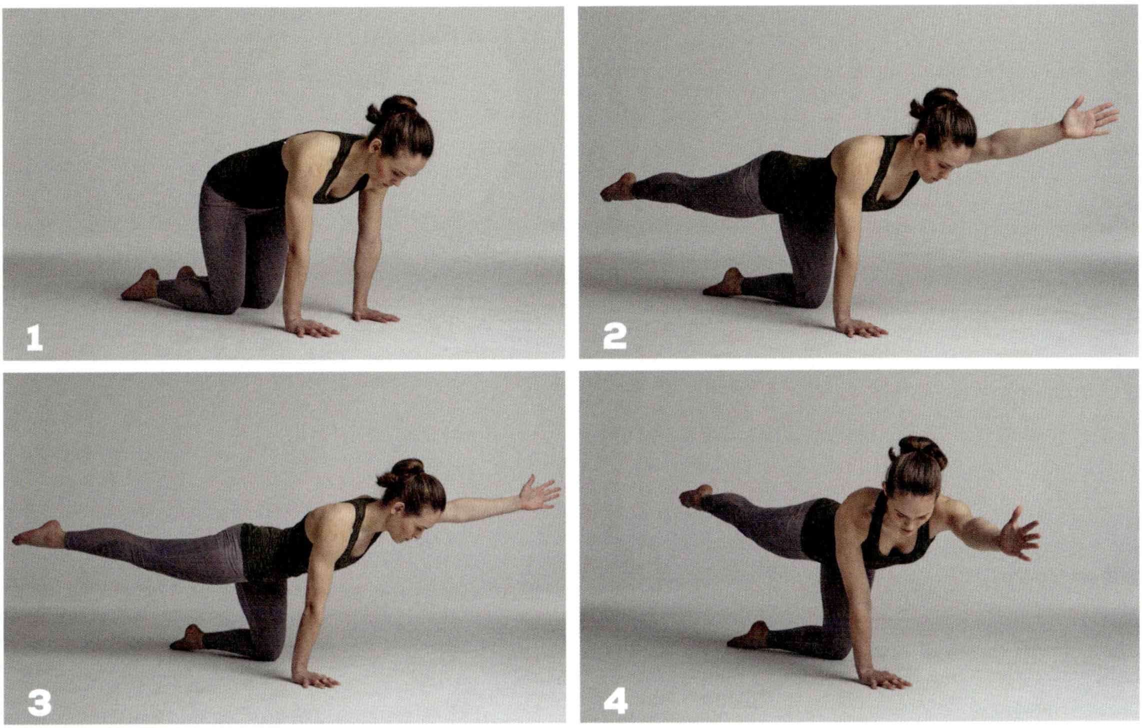

Mit dieser Übung mobilisierst du die Wirbelsäule und verbesserst die Stabilität und das Gleichgewicht aus dem Vierfüßlerstand heraus.

1. Komme in den Vierfüßlerstand. Platziere beide Hände unter den Schultern und die Knie unter den Hüften. Berücksichtige dabei die Beckenposition, die für dich optimal ist.
2. Hebe den linken Arm und das gegenüberliegende rechte Bein an.
3. Rotiere nun auf Standbein und Stützarm aufliegend zur Seite nach links.
4. Komme über die Mitte zurück und rotiere nach rechts.

Soft Roll

Ich habe bereits auf Stuart McGill hingewiesen, der sagt, dass die Mobilität immer von der Stabilität der Wirbelsäule beziehungsweise von der Core-Muskulatur abhängig ist. Die Übung »Soft Roll« ist eine einfache Kombinationsübung aus Rumpfkontrolle und Beweglichkeit.

1. Lege dich auf den Bauch und strecke deine Arme nach vorn aus. Stelle dabei die Handkanten auf. Die Füße sind abgelegt.
2. Hebe nun den rechten Arm und führe ihn nach oben. Dabei drehst du dich wie eine Schraube zur Seite auf und blickst deiner Hand nach, die die Bewegung führt.
3. Dein Arm zieht in dieser Richtung weiter nach hinten, sodass jetzt auch das Becken vom Boden gelöst wird. Mit deinem Blick verfolgst du weiterhin deine Hand.
4. Drehe dich dann komplett auf, sodass du auf dem Rücken liegst. Die Beine sind nebeneinander abgelegt.
5. Führe die Bewegung zurück in umgekehrter Reihenfolge aus. Starte mit dem rechten Bein. Hebe es an und bewege es über das linke Bein.
6. Lasse Becken, Oberkörper und rechten Arm folgen, bis du in der Seitenlage bist. Dein ganzer Körper lässt sich quasi von deinem Bein mitziehen.
7. Ziehe dein Bein immer weiter, bis du wieder zurück in der Bauchlage gelandet bist.

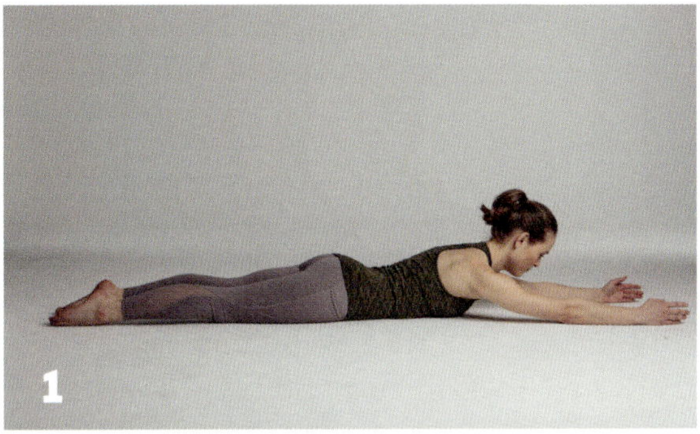
1

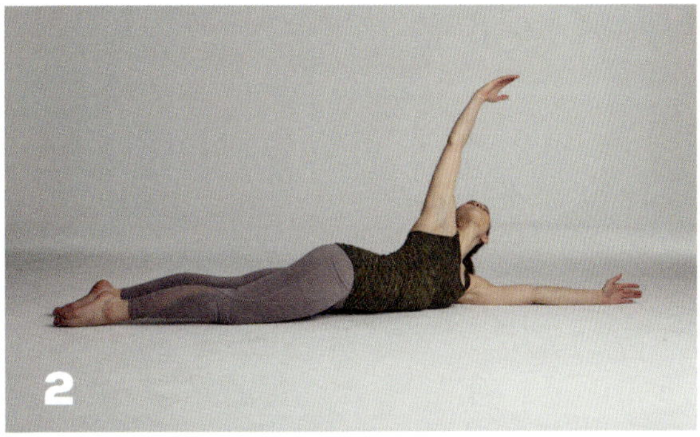
2

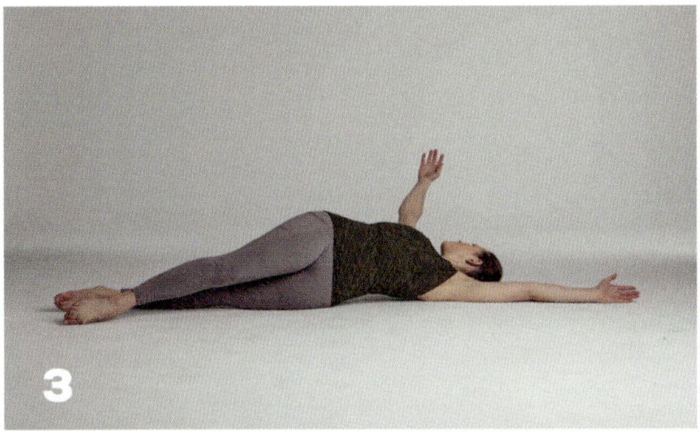
3

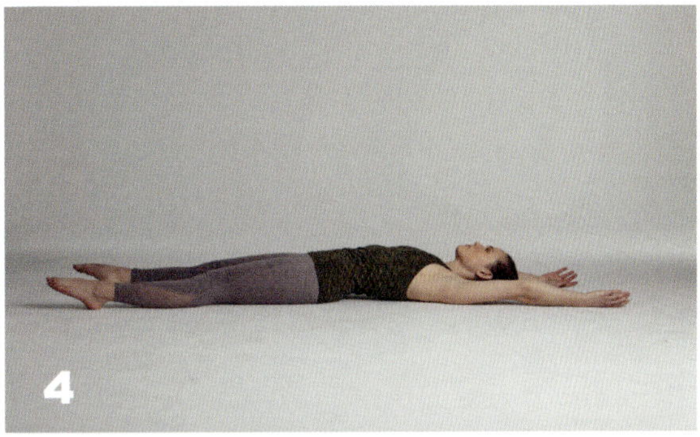
4

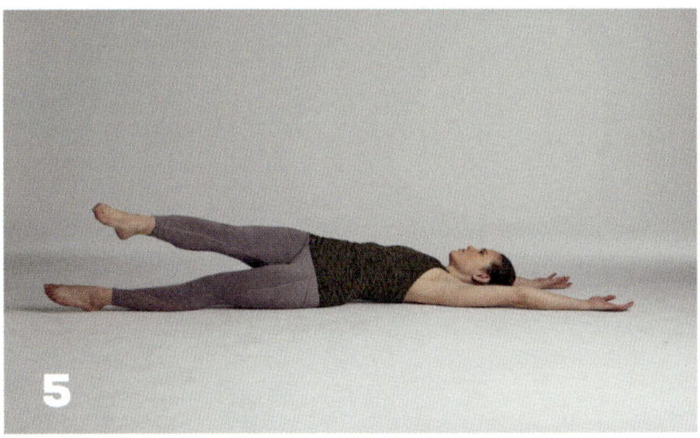
5

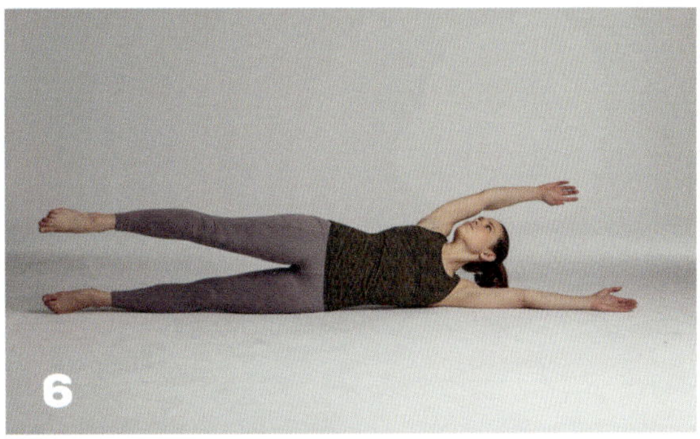
6

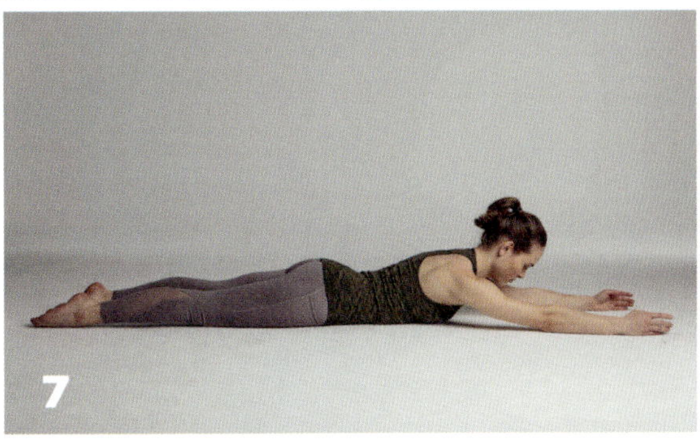
7

Hard Roll

Diese Übung ist eine fortgeschrittene Variante der Soft Roll. Sie verlangt dir Beweglichkeit in der Hüfte und eine ausreichende Rumpfkontrolle ab. Zusätzlich benötigst du eine Foam Roll oder einen ähnlichen Gegenstand.

1. Lege dich auf den Rücken. Strecke dein rechtes Bein aus und ziehe das linke angewinkelt Richtung Oberkörper. Positioniere eine Foam Roll zwischen deinem linken Knie und dem gegenüberliegenden rechten Ellenbogen, wofür du den rechten Arm anwinkelst. Lege den linken Arm nach hinten am Boden ab.
2. Drehe dich auf die rechte Seite. Die Foam Roll bleibt dabei zwischen Knie und Ellenbogen. Der linke Arm bleibt weiterhin am Boden.
3. Nutze deine Bauchmuskulatur, um wieder zurück in die Rückenlage zu kommen. Drehe dich dann auf die andere Seite, also nach links, die du als deutlich schwerer empfinden wirst. Die Foam Roll ist immer noch an ihrem Platz.

Hinweis: Diese Übung wird aufgrund ihrer Schwierigkeit oft recht ruckartig ausgeführt. Als Ergänzung kannst du hierbei ebenfalls zum Metronom greifen. Stelle etwa 60 bmp (= beats per minute) ein und versuche, dich innerhalb von vier Takten zu drehen, für vier Takte liegen zu bleiben und dich wieder innerhalb von vier Takten zurückzudrehen. Prüfe, ob dir der Rhythmus hilft, die Übung fließender auszuführen.

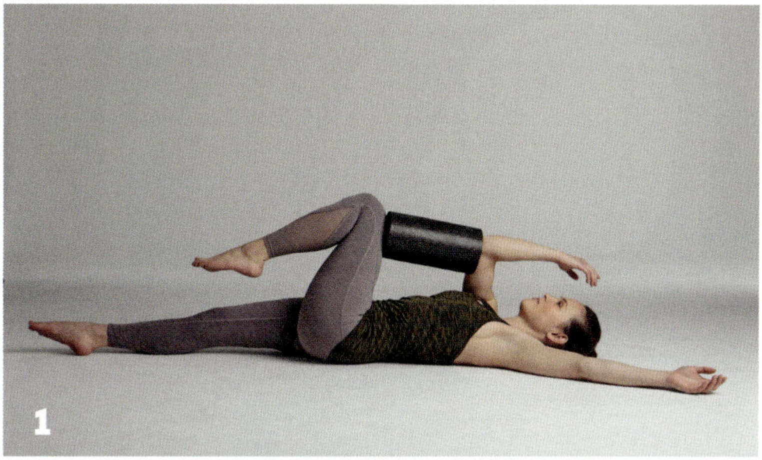

1

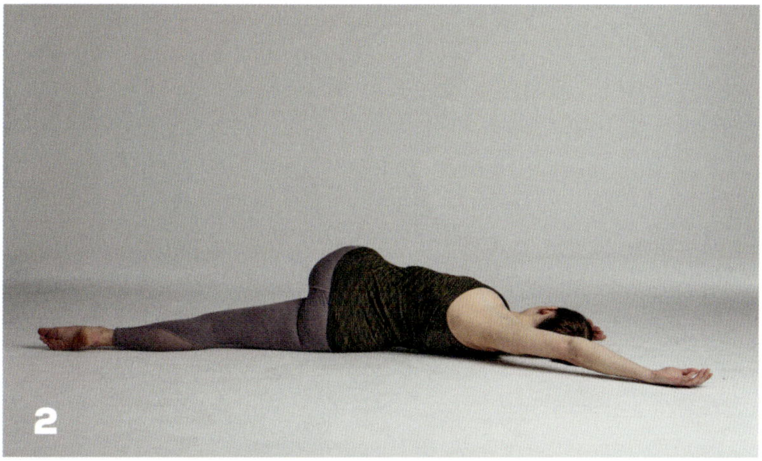

2

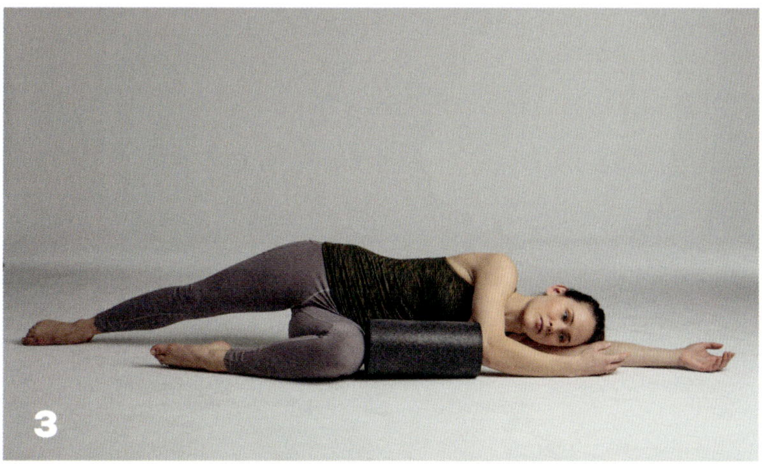

3

Four-Feet Rock-up

Der Four-Feet Rock-up trainiert das vestibuläre System und ist gleichzeitig eine gute Ganzkörperübung.

1. Komme in die Rückenlage und ziehe deine Knie leicht an. Dein Kopf ist angehoben.
2. Rolle dich in den Sitz nach oben und stelle den linken Fuß vor dem rechten Fuß nach vorn auf. Das rechte Bein ist angewinkelt am Boden. Stütze dich mit der linken Hand vorn, mit der rechten Hand hinter dem Gesäß ab. Wiederhole das Hochrollen ein paarmal.
3. Rolle dich dann in eine aufrechte Position auf und stütze dich mit beiden Händen vorn ab. Wiederhole auch das ein paarmal.
4. Danach kommst du noch weiter nach vorn, verlagerst dein Gewicht auf die Hände, sodass dein Gesäß abhebt. Führe auch diesen Bewegungsablauf einige Male aus.
5. Bringe im nächsten Schritt dein rechtes Bein in eine halb kniende Position nach hinten. Dein Gewicht lagert auf deinen Händen und dem nach vorn aufgestellten Fuß.
6. Als letzten Schritt kommst du in den Vierfüßlerstand mit angehobenen Knien. Aus dieser Position kommst du Schritt für Schritt zurück in die Rückenlage. Wiederhole den Ablauf, bis du ihn komplett beherrschst.

Hinweis: Übe auch die andere Seite – vielleicht stellst du fest, dass es dir auf einer Seite leichter fällt als auf der anderen. Möchtest du dein vestibuläres System zusätzlich fordern, versuche folgende Variante: Drehe deinen Kopf beim Aufrollen (Abbildung 2) nach rechts oder links. Dadurch stimulierst du mehrere Bereiche deines Gleichgewichtsorgans gleichzeitig, was eine stärkere Wirkung auf deine Beweglichkeit haben kann.

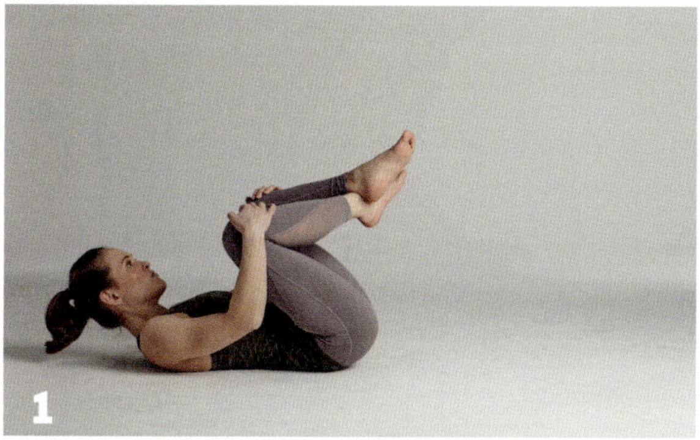
1

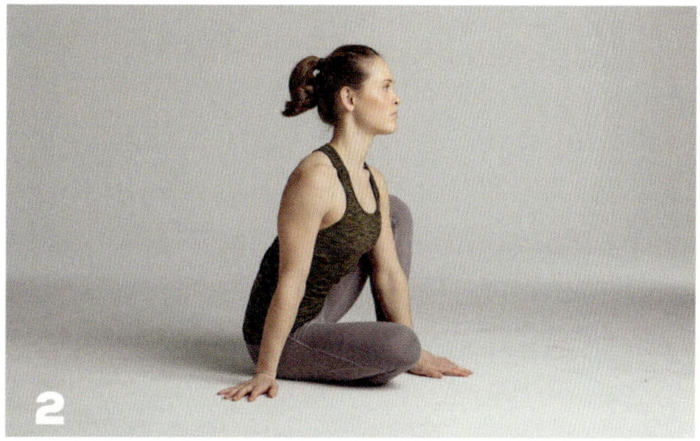
2

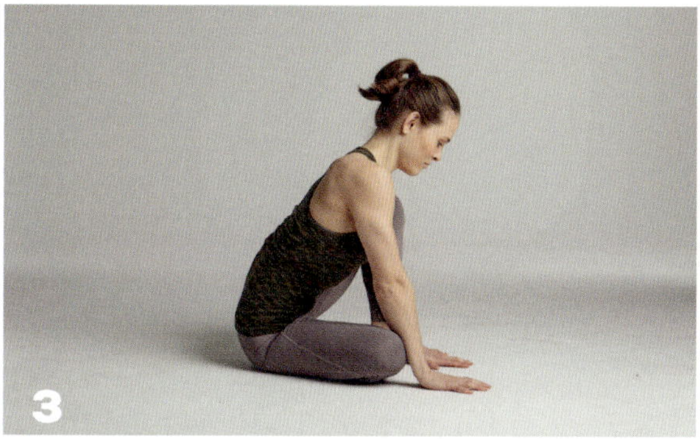
3

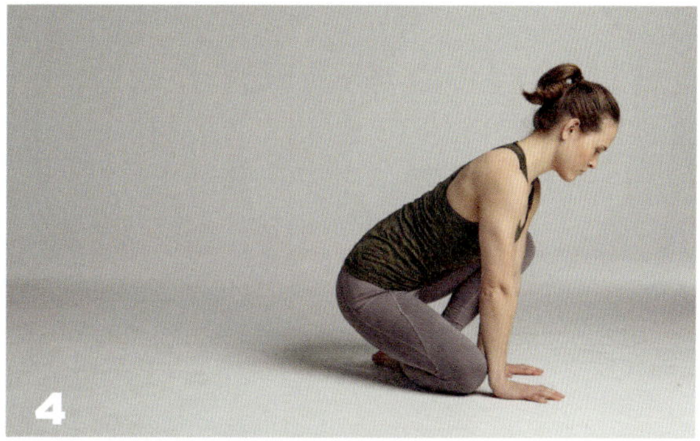
4

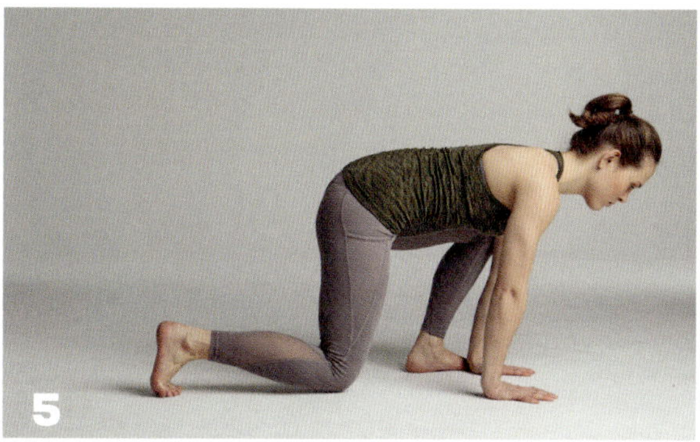
5

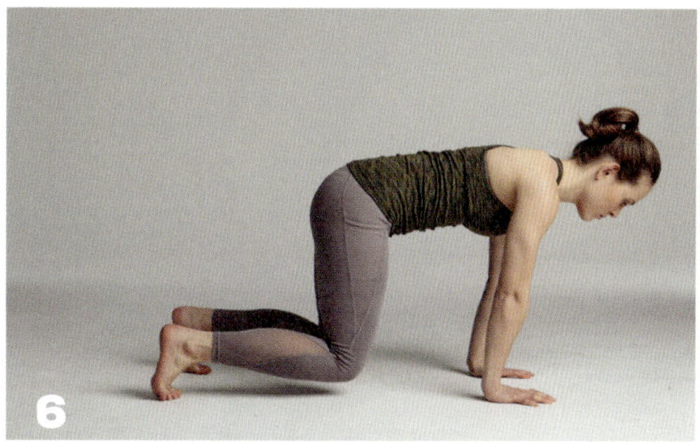
6

Dank

Mein tiefster Dank gilt Patricia Janßen, ohne die ich 2018 mein erstes Buch *Mobility – das große Handbuch*, das ebenfalls im riva Verlag erschienen ist, nie geschrieben hätte, und meinem Vater, der mich nicht nur auf den Geschmack gebracht hat, Sport zu treiben, sondern auch für meinen ersten Job in der Fitnessbranche gesorgt hat. Darüber hinaus danke ich allen Kollegen und Trainern, die mich auf meinem Weg die letzten Jahre begleitet haben. Ohne sie wäre dieses Buch hier nicht möglich gewesen.

Über den Autor

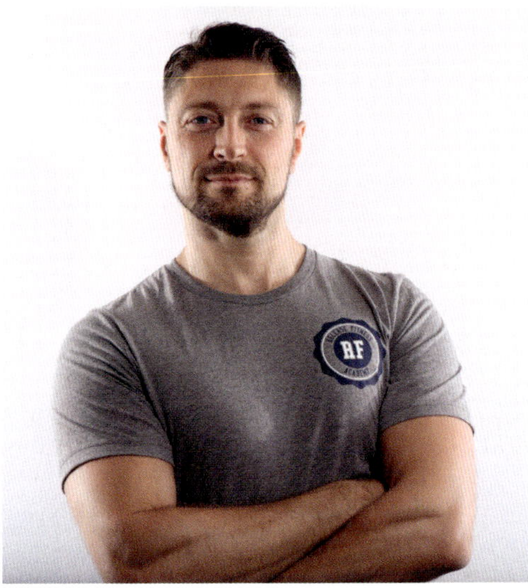

Patrick Meinart hat Psychologie und Sport in Köln studiert. Seit 2012 führt er das Ausbildungsinstitut Release Fitness Academy, das schwerpunktmäßig Fortbildungen im Bereich Mobility und im neurozentrierten Training anbietet. Jährlich schult er bis zu 1000 Trainer in Seminaren und Vorträgen. Als Redner und Referent ist er europaweit tätig.

Glossar

Alignment: Ausrichtung der Gelenke zueinander, die den Körper in eine optimale Aufrichtung bringt.

Antagonist: Gegenspieler des Arbeitsmuskels. Beispiel: Wenn der Bizeps kontrahiert, ist der Trizeps ein Gegenspieler dieser Bewegung.

Basalganglien: unter der Großhirnrinde gelegene Kerne, die eine wichtige Bedeutung für die Regelung motorischer und kognitiver Mechanismen haben.

BDNF: *brain-derived neurotrophic factor*, zu Deutsch: vom Gehirn stammender neurotropher Faktor. Das Protein gilt als Wachstumsfaktor und hat eine wichtige Funktion bei der Erhaltung kognitiver Fähigkeiten. Seine Produktion kann über Bewegung angeregt werden.

Body Maps: innere Bilder unseres Körpers, die unser gesamtes Bewegungsrepertoire, etwa erlernte Bewegungen, wie auf einer »Landkarte« im Gehirn abspeichern.

CRAC (Contract-Relax-Antagonist-Contract): Dehnmethode, die Kontraktion und Relaxation des zu dehnenden Muskels miteinander kombiniert.

EMG: Elektromyografie ist eine elektrophysiologische Methode, bei der die Muskelaktivität anhand von Aktionsströmen der Muskeln gemessen wird.

Extensoren: Muskeln, die eine streckende Funktion für die Gelenke haben.

Exterozeption: Wahrnehmung von äußeren Reizen aus der Umgebung.

Flexoren: Muskeln, die eine beugende Funktion für die Gelenke haben.

Foam Rolling: Kompressionstechnik mit einer Schaumstoffrolle zur Mobilisation des Gewebes und Förderung der Gelenkbeweglichkeit.

Freezing: plötzliches Innehalten während einer Bewegung aufgrund von Störungen in motorischen Abläufen.

Frontallappen: Bereich im Gehirn, der für Bewegungsabläufe relevant ist.

Gelenkzentrierung: optimales Zusammenspiel von verschiedenen Muskeln, um die am Gelenk beteiligten Knochen in einer optimalen Position zueinander zu halten.

Hyperextension: Überstreckung eines Gelenks.

Hypertrophie: Muskelaufbau durch eine Faservergrößerung.

Inhibition: Einschränkung der Funktion der Muskulatur, zum Beispiel durch Störung der Ansteuerung.

Interozeption: Wahrnehmung von inneren Reizen wie Bauchkribbeln, Herzschlag und Puls.

Kompression: Zusammendrücken von Knochen innerhalb eines Gelenks.

Kontraktion: Anspannung der Muskulatur.

Lokomotion: Fortbewegung im Stand oder am Boden.

Microbreaking: kurze aktive Pausen im Alltag, in denen Beweglichkeitsübungen ausgeführt werden.

Movement Prep: Übungen und Maßnahmen zur Vorbereitung auf das Training, die auch der Verletzungsvorbeugung dienen.

(Muskel-)Relaxation: Entspannung des Muskels und Reduktion der Muskelspannung.

Muskoskelettal: sich auf das Muskel- und Skelettsystem beziehend.

Myelin(schicht): Membran aus Lipiden, die die Axone einer Nervenzelle ummantelt.

Neuroplastizität: Lernfähigkeit und Entwicklungsfähigkeit des Gehirns durch Bewegungsausführung oder Training.

Nozizeption: Wahrnehmung eines potenziell schädigenden Reizes.

Parasympathikus: Teil des autonomen Nervensystems, der für Ruhe, Entspannung und Verdauung verantwortlich ist.

Peak: höchste Amplitude einer EMG-Messung.

Progressive Muskelentspannung: Entspannungstechnik, die von Edmund Jacobson entwickelt wurde; durch bewusste An- und folgende Entspannung einzelner Muskeln wird ein tiefer Entspannungszustand des Körpers erreicht.

Propriozeption: (Eigen-)Wahrnehmung des Körpers im Raum und der Stellung der Gelenke zueinander.

Reflexive Kontrolle: Haltungskontrolle, die auf einer unbewussten Ebene abläuft. Sie ist abhängig von vielen verschiedenen automatischen Abläufen in unserem Nervensystem. Ziel ist die Stabilität unseres Körpers während verschiedener Bewegungen, ohne uns auf die jeweilige Haltung konzentrieren zu müssen.

Resilienz: Widerstandsfähigkeit gegenüber äußeren und inneren Stressoren.

ROM (Range of Motion): Bewegungsamplitude eines oder mehrerer Gelenke.

Sarkomer: kleinste funktionelle Einheit innerhalb einer Muskelfaser, die aus mehreren Proteinen besteht.

Sensorik: Wahrnehmung.

Sympathikus: Teil des autonomen Nervensystems, der für Aktivität und Erregung verantwortlich ist.

Synergist: Muskel, der eine bestimmte Bewegung nicht ausführt, aber daran unterstützend beteiligt ist.

Traktion: Zug zweier Knochen in eine der Gelenkfläche entgegengesetzte Richtung.

Vestibuläres System: Gleichgewichtssystem, das aus drei Teilen besteht: Propriozeption, visuelles System und Gleichgewichtsorgan.

Vestibulookulärer Reflex: Hirnstammreflex, der den Blick während Kopfbewegungen stabilisiert.

Zentralnervensystem (ZNS): Teil des Nervensystems, der aus Gehirn und Rückenmark besteht.

Zentrierung (siehe Gelenkzentrierung): optimale Position zweier Gelenkflächen zueinander.

Quellenverzeichnis

1 Stockard, Alan R.; Allen, Thomas Wesley. *Competence Levels in Musculoskeletal Medicine: Comparison of Osteopathic and Allopathic Medical Graduates*. The Journal of the American Osteopathic Association, Juni 2006, 106 (6): S. 350–355

2 Grundy, P. F.; Roberts, C. J. (1984). *Does unequal length cause back pain? A case-control study*. The Lancet, Vol. 324; 4. August 1984, 4; 2 (8397): S. 256–258.; doi.org/10.1016/S0140-6736(84)90300-3

3 Cramer, H.; Mehling, W. E.; Saha F. J., Dobos, G..; Wolf, E. M.; Lauche, R. (2018). *Postural awareness and its relation to pain: validation of an innovative instrument measuring awareness of body posture in patients with chronic pain*. BMC Musculoskeletal Disorders, 6. April 2018, 19 (1): S. 109

4 Cooper, Bob (2009). *The Rules Revisited*. Runner's World. September 2009, S. 59 [Übers. d. Red.]

5 Wiewelhove, T. et al. (2019). *A Meta-Analysis of the Effects of Foam Rolling on Performance and Recovery*. Frontiers in Physiology, Vol. 10, S. 376; doi.org/10.3389/fphys.2019.00376

6 Siff, Mel C., *Facts and Fallacies of Fitness* (1988). University of Witwatersrand. Im Original heißt es: *In other words every movement should be performed to enhance flexibility, strength, speed, local muscular endurance and skill, so that separate stretching sessions then become largely redundant.*

7 Nelson, Russell T.; Bandy, William D. (2004). *Eccentric Training and Static Stretching Improve Hamstring Flexibility of High School Males*. Journal of Athletic Training, Juli–September, 39 (3): S. 254–258

8 Law, Roberta Y. W. et al. (2009). *Stretch Exercises Increase Tolerance to Stretch in Patients With Chronic Musculoskeletal Pain: A Randomized Controlled Trial*. Physical Therapy, Vol. 89, 10, S. 1016–1026; doi.org/10.2522/ptj.20090056

9 Sands, William A. et al. (2006). *Flexibility Enhancement with Vibration: Acute and Long-term*. Medicine & Science in Sports & Exercise, April 2006, 38 (4): S. 720–725; doi: 10.1249/01.mss.0000210204.10200.dc

10 Kibler, W. B.; Press, J.; Sciascia, A. (2006). *The Role of Core Stability in Athletic Function*. Sports Medicine, Vol. 36 (3): S. 189–198, doi: 10.2165/00007256-200636030-00001

11 Zhu, N. et al. (2014). *Cardiorespiratory fitness and cognitive function in middle age: The CARDIA study*. Neurology 82 (15): S. 1339–1346, doi.org/10.1212/WNL.0000000000000310

12 Ahlskog, J. Eric (2011). *Does vigorous exercise have a neuroprotective effect in Parkinson disease?* Neurology, Vol. 77 (3): S. 288–294; doi: 10.1212/WNL.0b013e318225ab66

13 www.ted.com/talks/daniel_wolpert_the_real_reason_for_brains

14 www.psychologytoday.com/us/blog/what-body-knows/201511/exercise-movement-and-the-brain

15 Suacedo-Marquez, Cinthia Maria; Vanaudenaerde, Bart; Troosters, Thierry; Wenderoth, Nicole (2015). *High-intensity interval training evokes larger serum BDNF levels compared with intense continuous exercise.* Journal of Applied Physiology 119, S. 1363–1373

16 www.psychologytoday.com/us/blog/what-body-knows/201511/exercise-movement-and-the-brain [Übers. d. Red.]

17 Massi, Bart; Donahue, Christopher H.; Lee, Daeyeol (2018). *Volatility Facilitates Value Updating in the Prefrontal Cortex.* Neuron 99, 19. Juli 2018, S. 598–608; doi.org/10.1016/j.neuron.2018.06.033

18 www.painscience.com/articles/microbreaking.php

19 McGill, Stuart et al. (2019). *Evidence of a Double Peak in Muscle Activation to Enhance Strike Speed and Force: An Example With Elite Mixed Martial Arts Fighters.* The Journal of Strength and Conditioning Research 24 (2): S. 348–357

20 Wulf, Gabriele (2009). *Aufmerksamkeit und motorisches Lernen.* Urban & Fischer/Elsevier, München

21 Par, R. J.; Kim, Y. H. (2016). *Association Between Osteoporosis/Osteopenia and Vestibular Dysfunction in South Korean Adults.* Ear Hear. 37 (5): S. 615–619

Bildnachweis

Alle Fotos im Innenteil von Nils Schwarz, www.nilsschwarz.com, außer:

Seite 6: Shutterstock/NYS (re.), Oksana Kuzmina (Mi. u.), StockLite (Mi. o.), Syda Productions (li.)
Seite 14: Shutterstock/okili77
Seite 16: Shutterstock/Iryna Inshyna
Seite 21, 25: Shutterstock/Designua
Seite 22, 107: Shutterstock/Nina Puankova
Seite 44: Shutterstock/medicalstocks
Seite 52: Shutterstock/Dean Drobot
Seite 56: Shutterstock/MDGRPHCS
Seite 64: Shutterstock/Patrick Foto
Seite 67, 145, 147: Shutterstock/VectorMine
Seite 68: Shutterstock/lunamarina
Seite 77: Shutterstock/cowardlion
Seite 91, 138: Shutterstock/Blamb
Seite 98: Shutterstock/Daxiao Productions
Seite 135: Shutterstock/Yulia Glam
Seite 148: Shutterstock/fizkes
Seite 163: Shutterstock/Brett Holmes7
Seite 208: David Leonhardt

Alle Übungen im Überblick

Kapitel 2: Wofür Beweglichkeitstraining gut ist

Kapitel 4: Dein Training – die Grundlagen

Kapitel 5: Die Wahrnehmung schulen

Kapitel 6: Sicher und entspannt fühlen mit Beweglichkeitstraining

Kapitel 7: Beweglichkeit neu betrachtet

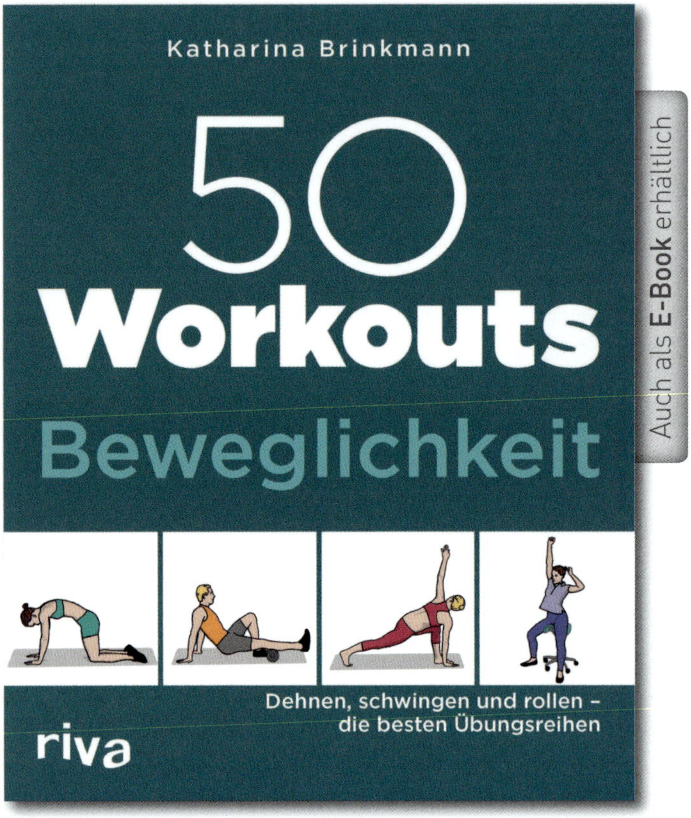

144 Seiten
12,00 € (D) | 12,40 € (A)
ISBN 978-3-7423-1026-2

Katharina Brinkmann

50 Workouts – Beweglichkeit

Dehnen, schwingen und rollen – die besten Übungsreihen

Beweglichkeit ist neben Kraft und Ausdauer eine weitere Grundvoraussetzung für einen gesunden und fitten Körper. Mit diesen 50 Workouts zeigt Katharina Brinkmann mit Dehn-, Mobilisations- und Schwungübungen, wie nicht nur Gelenke beweglicher, sondern auch Muskeln, Faszien und Bänder wieder elastischer und flexibler werden. Mit gezielten Übungsreihen für einzelne Körperbereiche wie Hüften, Schultern und Wirbelsäule sowie mit sportartspezifischen Routinen und Programmen, die sogar am Arbeitsplatz aus-geführt werden können, lässt sich die Beweglichkeit optimal trainieren. Diese Workouts, die zwischen 10 und 45 Minuten dauern und unterschiedliche Schwierigkeitsgrade haben, sorgen schon nach wenigen Übungseinheiten für schnelle Erfolge und spürbar mehr Leistungsfähigkeit in Alltag und Sport.

riva